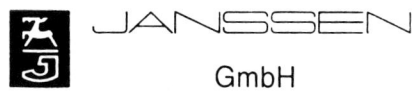

Enno Freye

Opioide in der Medizin

Wirkung und Einsatzgebiete zentraler Analgetika

3. Auflage

Mit 130 Abbildungen und 53 Tabellen

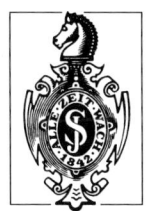

Springer-Verlag

Berlin Heidelberg New York
London Paris Tokyo
Hong Kong Barcelona
Budapest

Prof. Dr. med. Enno Freye
Heinrich-Heine-Universität Düsseldorf
Moorenstraße 5
40225 Düsseldorf

ISBN 3-540-58101-4 Springer-Verlag Berlin Heidelberg New York

Die Deutsche Bibliothek – CIP-Einheitsaufnahme
Freye, Enno: Opioide in der Medizin : Wirkung und Einsatzgebiete zentraler Analgetika /
Enno Freye. – 3. Aufl. – Berlin ; Heidelberg ; New York ; London ; Paris ; Tokyo ; Hong
Kong ; Barcelona ; Budapest : Springer, 1995
ISBN 3-540-58101-4

© Springer-Verlag Berlin Heidelberg 1995
Printed in Germany

Mitterweger Satz GmbH, Plankstadt bei Heidelberg
SPIN: 10471009   19/3130-5 4 3 2 1 0 – Gedruckt auf säurefreiem Papier

Vorwort zur 3. Auflage

Eine 3. Auflage ist notwendig geworden, da nicht nur die Nach-
frage groß war, sondern auch neuere Erkenntnisse über das pro-
nozizeptive System, die Schmerztherapie mit Opioiden und dem
Einsatz neuer Opioide im praktischen Alltag eine Überarbeitung
notwendig machten. Insbesondere wurde das Kapitel über
Sufentanil erweitert, ergänzt und vertieft, da dieses Pharmakon
für den Anästhesisten jetzt im breitesten Rahmen zur Verfügung
steht. Auch wurden Ausführungen zu einer neuen galenischen
Zubereitung von Fentanyl, dem Fentanyl-Pflaster (Fentany-
TTS), welches eine Bedeutung in der chronischen Schmerztherapie erlangt, in einem speziellen Kapitel mit eingefügt. Aufgrund
der wiederholten Anfragen aus der Psychiatrie ist ein Kapitel
über die Substitutionstherapie mit Levomethadon, seine Pharmakologie, die zu erwartenden Nebenwirkungen und mögliche
Interaktionen aufgenommen worden. Auch wurde auf alternative medikamentöse Therapiemöglichkeiten zum Drogenentzug
eingegangen. Die Behandlung dieses aktuellen Themas war auch
insofern notwendig, als Schmerzpatienten öfters mit Drogenabhängigen verwechselt werden und der sie behandelnde Arzt als
Dealer eingestuft wird. In diesem Zusammenhang sind alle
neuen Änderungen der BtMVV im einzelnen aufgeführt, die
aller Wahrscheinlichkeit nach jedoch noch nicht die Freiheit
einer ausreichenden Therapie beim Schmerzpatienten bringen
werden. Denn die BtmVVO-Novelle ist ohne Beteiligung der
betroffenen Patienten und behandelnden Algesiologen sowie
ohne Berücksichtigung der Bedürfnisse chronisch Schmerzkran-
ker zustandegekommen.

Düsseldorf, im Juli 1994   *E. Freye*

Inhaltsverzeichnis

1 Der Schmerz als Teil des protektiven Systems

1.1 Die Auswirkungen von Schmerz auf den Organismus

Der Schmerz als Warnsymptom, der die Aufmerksamkeit des Individuums auf die verletzte Stelle richtet, damit eine weitere Schädigung vermieden bzw. schützende Maßnahmen ergriffen werden, kann ein derartiges Ausmaß annehmen, daß die als Schutzmaßnahmen gedachten körperlichen Reaktionen Überhand nehmen und zu einer weiteren Belastung des Individuums führen. So führen Schmerz und Angst über eine Aktivitätssteigerung des adrenergen Nervensystems zu einer Ausschüttung von Adrenalin und Noradrenalin. Gleichzeitig werden über die Achse Kortex–Hypothalamus–Adenohypophyse–ACTH, die Gluko- und Mineralokortikoide aus der Nebenniere ausgeschüttet. Vom Hypophysenhinterlappen werden unter der den Schmerz begleitenden Streßreaktion die Hormone ADH (antidiuretisches Hormon) und STH (somatotropes Hormon) freigesetzt. Alle diese Abwehrreaktionen führen im kardiovaskulären System zu folgenden Veränderungen:

- Hypertonie,
- Tachykardie,
- Vasokonstriktion (peripher und im Splanchnikusgebiet),
- vermehrte Herzarbeit,
- gesteigerte kardiale Erregbarkeit,
- Zunahme des myokardialen Sauerstoffbedarfs.

Zu diesen durch die Hormone der Nebenniere ausgelösten Herz-Kreislauf-Effekten treten auch humorale Veränderungen hinzu:

- Vermehrung des Blutvolumens,
- Zunahme der Blutviskosität,
- Hyperglykämie (Glukokortikoid- und Adrenalineffekt),
- Milchsäureüberschuß (Hyperlaktatämie),
- Anstieg der freien Fettsäuren im Blut (Noradrenalineffekt),
- verminderte Na^+-Ausscheidung und
- vermehrter K^+-Verlust (Aldosteroneffekt).

Neben diesen hormonellen Veränderungen, die dem akuten Schmerz dicht folgen, sind es besonders die in der postoperativen Phase auftretenden Schmerzen, die nachteilig sind, da sie zusätzlich zu Störungen in folgenden Organen und Organsystemen führen:

– *Immunsuppression,* ein Effekt der auf eine Freisetzung von Glukokortikoiden über einen langen Zeitraum basiert und in eine erhöhte Anfälligkeit auf bakterielle und virale Erkrankungen mündet (Abb. 1.1).
– *Gesteigerte Vulnerabilität des myokardialen Erregungs- und Leitungssystems* bis hin zum Ventrikelflimmern.
– *Pulmonale Dysfunktionen* stellen eine der hauptsächlichsten postoperativen Komplikationen insbesondere nach thorakalen und intraabdominellen Eingriffen dar (Craig 1981; Spence 1980). Hierbei kommt es neben einer unzureichenden Ventilation, einer daraus resultierenden Ventilations-Perfusions-Störung mit Hypoxie auch zu einem ungenügenden Abhusten, wodurch Atelektasen auftreten und sich eine Pneumonie aufpfropfen kann.

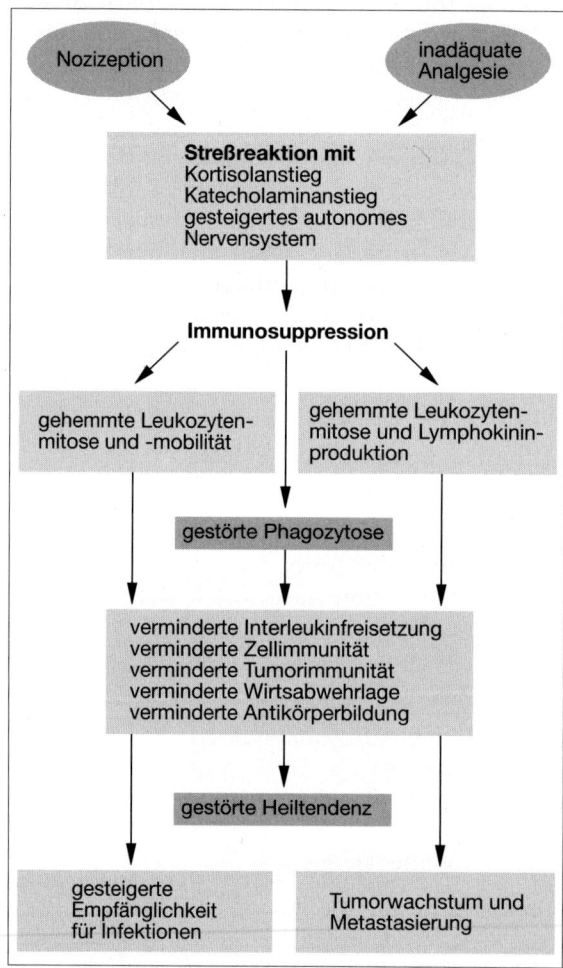

Abb. 1.1. Ineinandergreifen von ungenügender Analgesie und seine Folgezustände auf das Immunsystem

- Bei *zirkulatorischen und metabolischen Dysfunktionen* kommt es zu erhöhtem Herzschlagvolumen, Blutdruck und Metabolismus sowie einem gesteigerten Sauerstoffverbrauch.
- *Gastrointestinale und urologische Komplikationen* entstehen aufgrund einer reflektorischen Motilitätshemmung, wodurch sich Übelkeit und Emesis bis hin zum Ileus entwickeln, während eine durch Schmerzen ausgelöste reflektorische Hypomotilität der harnableitenden Wege und der Blase zu Harnretention führt.
- Eine *reflektorische Vasokonstriktion* kann nach Eingriffen im Bereich der großen Gelenke mit Neigung zu Inaktivitätsatrophie und Gelenkversteifung auftreten (Bonica 1983).
- *Thrombosen* entstehen nach operativen Eingriffen an den unteren Extremitäten bei ungenügender postoperativer Analgesie (Modig 1982), wobei die hormonell-induzierte Blutviskositätszunahme neben einer gesteigerten Fibrinolyse und Thrombozytenaggregation erschwerend hinzukommt (Bonica 1983).

Elektrophysiologische und morphologische Veränderungen, die das eigentliche Schmerzereignis überdauern (Katz 1992), sind dann später sehr schwer mit dem eigentlichen Entstehungsmechanismus in Verbindung zu bringen (Wall 1988). Das Schmerzgeschehen, welches die gesamte Aufmerksamkeit des Individuums beansprucht, verselbständigt sich und mündet schließlich, trotz Behebung des auslösenden Faktors, in ein chronisches Schmerzverhalten, das den Patienten über Jahre und Jahrzehnte begleitet (Cohen 1980; Marks 1973; Angell 1982). Der Schmerz hat dann seinen eigentlichen Sinn als Schadensmelder verloren, er ist als Krankheit sui generis anzusehen und muß entsprechend behandelt werden.

1.2 Gründe ungenügender Schmerztherapie

Da der Schmerz in vielen Fällen nicht verhindert werden kann, ist es eine der vordringlichsten Aufgaben der Medizin, sich des Schmerzes in seinen vielfältigsten Erscheinungsformen sowie der möglichen Therapiekonzepte anzunehmen. Für die Behandlung von Schmerzen stehen Analgetika zur Verfügung, wobei insbesondere die „zentralen" Analgetika, die Opioide, eine Gruppe darstellt (Abb. 1.2), die im therapeutischen Schmerzkonzept nicht nur eine „zentrale" Stellung einnimmt, sondern auch die wirkungsvollsten Pharmaka in der Therapie des Schmerzes darstellen.

Dies erscheint um so dringlicher, als die Verschreibung von Analgetika, insbesondere die von Opioiden, aufgrund gesetzlicher Bestimmungen nicht erleichtert, sondern erschwert wurden (Sehrt 1985). So wird in der Bundesrepublik Deutschland, im Vergleich zum Ausland, eine geringere Verschreibung von Betäubungsmitteln offenkundig (Abb. 1.3). Die Ursache hierfür

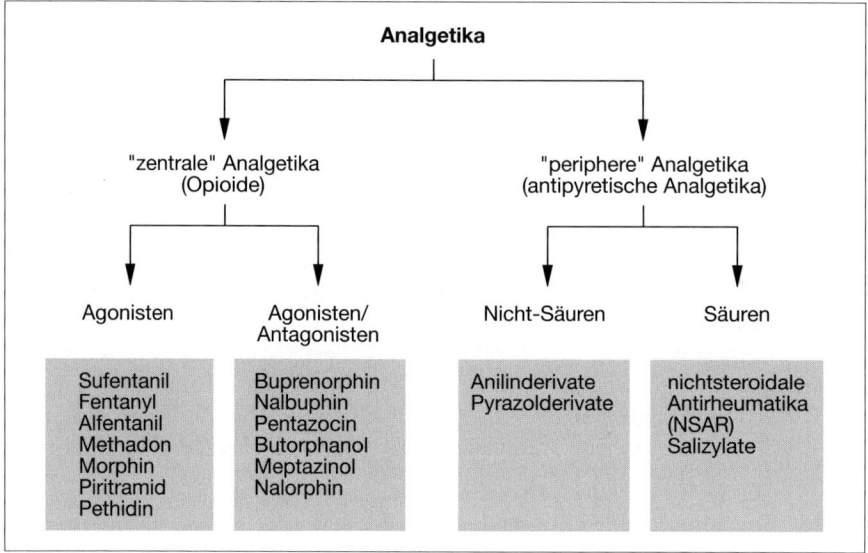

Abb. 1.2. Übersicht der zur Schmerzbehandlung eingesetzten Analgetika

liegt in der Betäubungsmittel-Verschreibungsverordnung (BtMVV). Denn diese Verordnung hat in den vergangenen Jahren eher dazu geführt, daß:

– eine Verfestigung von Vorurteilen eintrat,
– eine Stigmatisierung der Patienten, die Opioide erhielten, die Folge war,
– Schmerzpatienten den Drogenabhängigen gleichgesetzt wurden,
– ein enormer Aufwand was Ausfüllen, Aufbewahren und Anfordern („die 3 A's") der Rezepte betrifft, eine ausreichende Schmerztherapie eher verhinderte.

Letztlich schlägt sich dies auch in der Anzahl der BtM-Rezepte nieder, die in den vergangenen Jahren ausgestellt wurden. So reichten im Jahre 1989 die in den alten Bundesländern insgesamt ausgestellten Rezepte für ca. 500 (!) Patienten mit Schmerzen, und in den Jahren 1990, 1991 und 1992 konnten mit den ausgestellten Rezepten hochgerechnet nur 1000 Schmerzpatienten schmerzfrei gehalten werden. Der Bedarf an Substitutionsmitteln für Drogenkranke scheint dagegen weitaus größer zu sein. Dies demonstriert die Zahl der ausgestellten Polamidonrezepte; sie betrug im Jahre 1990 16000, im Jahre 1991 38000 und im Jahre 1992 86000 (Jungck 1993). Hieraus ist unschwer abzuleiten, daß eine Unterversorgung beim Schmerzkranken vorliegt, da vom Epidemiologischen her die Zahl der betroffenen Schmerzpatienten um ein Vielfaches größer sein dürfte, als die der Drogenabhängigen.

In Deutschland leiden die Tumorpatienten mitunter an schweren Schmerzen, weil ihnen nötige Schmerzmittel versagt werden. Hingegen sind in England, wo die Opioide auf normalen Rezepten verschrieben werden,

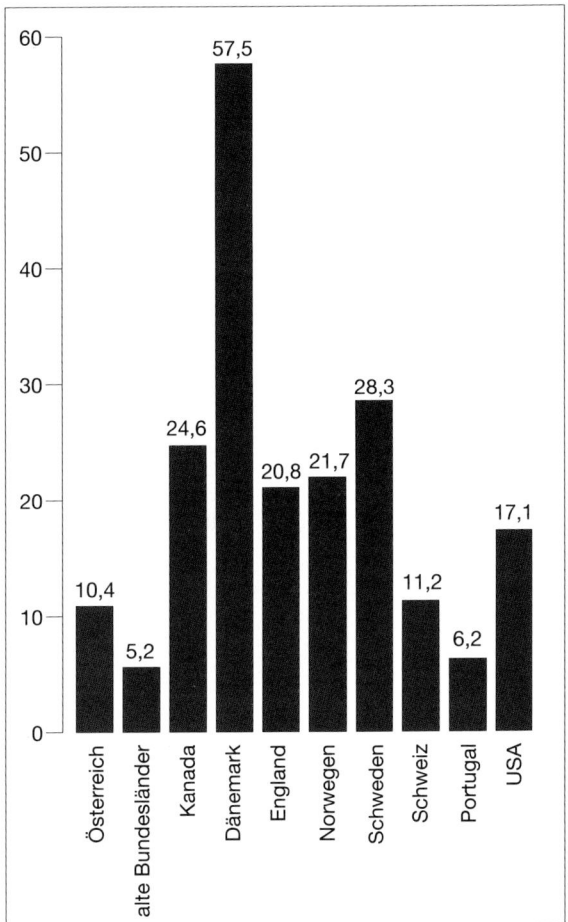

Abb. 1.3. Verbrauch von Morphinpräparaten in kg/1 Mio. Einwohner im Jahre 1992. (Quelle: WHO-Statistik)

90 % der Tumorpatienten schmerzfrei. Insbesondere wurde als Erklärung die oft zitierte Abhängigkeitsentwicklung als Vorwand für eine mangelnde Versorgung mit Schmerzmitteln herangezogen. Die Gefahr der Abhängigkeit besteht bei einer Opioidtherapie *vor* dem Eintreten von Schmerzen nicht. Richtig eingesetzt, d.h. vorbeugend nach der Uhr verabreicht, ist in fast allen Fällen ohne große Nebenwirkungen und Bewußtseinseinschränkungen, auch über jahrelange Behandlungszeiträume, bei Patienten keine Sucht auszulösen. 70 % der Tumorpatienten geben im fortgeschrittenen Stadium Schmerzen als Hauptsymptom an; es könnten 90 % der Krebspatienten schmerzfrei bzw. schmerzärmer sein, wenn sie adäquat behandelt würden. Nach Zimmermann geht bei Ärzten, Pflegern und Patienten das „Schreckgespenst von Sucht und Lebensverkürzung durch Opioide" um. So werden von den schätzungsweise 100000 Krebspatienten mit Schmerzsymptomatik in Deutschland weniger als 10 % ausreichend mit Opioiden versorgt.

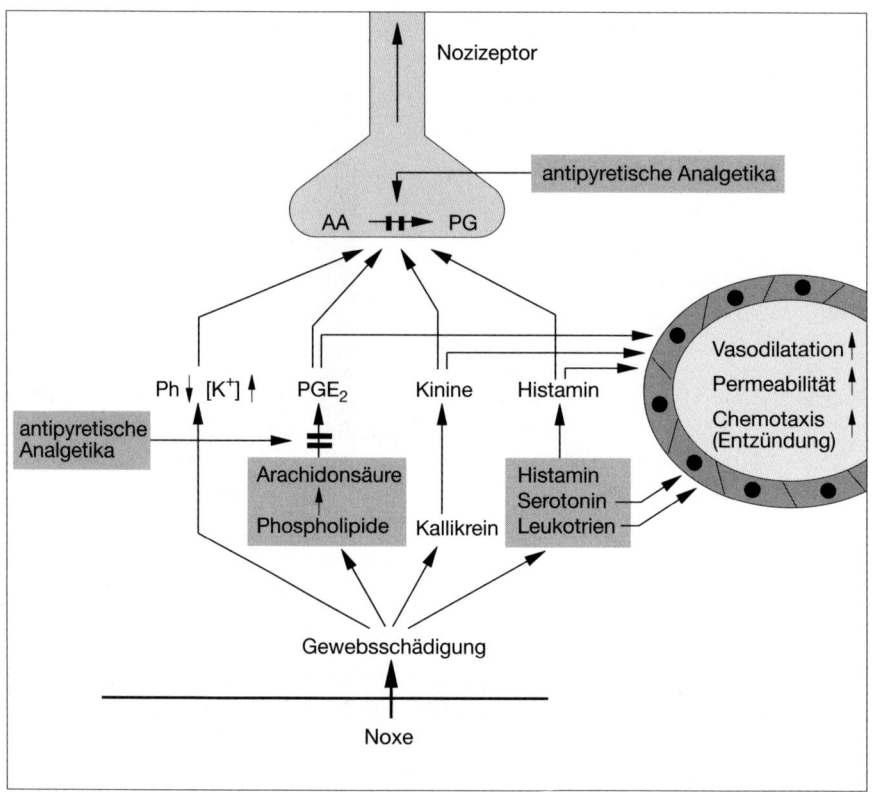

Abb. 1.4. Schematische Darstellung der peripheren Nozizeptoren und die Wirkungsweise antipyretischer Analgetika

Je besser jedoch verstanden wird, wie und auf welchem Weg Schmerzen entstehen bzw. wie Schmerzen optimal zu behandeln sind, desto eher läßt sich auch ein wirkungsvoller therapeutischer Ansatzpunkt finden. Dies wird z.B. bei einem der häufigsten Schmerzen im Bereich des Bewegungsapparats, dem Rezeptorschmerz mit seiner Warnfunktion, am besten einsichtig: Infolge von Noxen wie Quetschung, Zerrung, Entzündung sowie thermischer oder elektrischer Schädigung treten am Ort der Verletzung sog. algetische Substanzen auf, die die peripheren Nozizeptoren (freie Nervenendigungen) erregen (Abb. 1.4).

Die Nozizeptoren werden direkt durch Traumata (z.B. Stich) oder indirekt durch Bradykinin oder Prostaglandin E (körpereigene Stoffe, die durch Entzündung oder Schädigung von Gewebe vermehrt freigesetzt werden) erregt. Durch Hemmung des Enzyms Cyclooxygenase, das die Synthese von Prostaglandin aus der Arachidonsäure steuert, ist der periphere analgetische Effekt zu verstehen. Daneben ist aber auch hinreichend nachgewiesen worden, daß diese Analgetika eine zentrale Wirkung ausüben (Jurna 1992).

2 Neurophysiologische Grundlagen des Schmerzes

Diese bei Zerstörung, Entzündung oder Schädigung von Zellen freigesetzten sog. algetischen Stoffe bestehen aus Bradykinin, Prostaglandin E, Kinine, Histamin sowie H^+- und K^+-Ionen. Prostaglandin E nimmt hierbei eine Schlüsselstellung ein, denn dieser Stoff muß vorhanden sein, bevor es zu einer Erregung der peripheren Schmerzrezeptoren kommt. Weitere Neurotransmittoren, die am Nozizeptor eine Schmerzsensation auslösen können sind:

- Histamin,
- Acetylcholin,
- Serotonin.

Histamin löst hierbei erst in relativ hohen Konzentrationen eine Schmerzempfindung aus, während Acetylcholin bereits in niedrigen Konzentrationen die Schmerzrezeptoren für andere Mediatoren sensibilisiert. In Verbindung mit anderen Mediatoren, die allein unwirksam sind, werden dann Schmerzen ausgelöst. Serotonin ist in der Gruppe der schmerzerzeugenden Mediatoren der Stoff mit einer zentralen Stellung. Prostaglandine werden sowohl bei Gewebeschädigung, als auch bei Entzündung vermehrt gebildet, wobei eine besondere Rolle dem Prostaglandin E_2 zuteil wird. Sie sind maßgeblich am Dauerschmerz beteiligt, erregen jedoch die Nozizeptoren nicht direkt, sondern sensibilisieren sie, wodurch andere Meditoren verstärkt einwirken. Die Hemmung der Prostaglandinsynthese ist somit ein wichtiges analgetisches Wirkprinzip. Die für Prostaglandine und andere Mediatoren empfindlichen Endorgane, die Nozizeptoren, sind keine besonders ausgebildeten Rezeptororgane, sondern einfache Nervenendigungen, so daß auch durch Druck auf die sensible Nervenfaser eine Erregung ausgelöst wird. Bei chronischer Irritation nehmen die Nervenendigungen jedoch die Eigenschaft von Rezeptoren an.

2.1 Verschiedene Charakterzüge des Schmerzes

Bereits in der Peripherie, also am Beginn der Schmerzbahn, können hemmende, aber auch stimulierende Rückkopplungsreize entstehen. So werden Schmerzrezeptoren im Muskelgewebe besonders dann erregt, wenn Serotonin und Prostaglandin vorhanden sind. Bradykinin selber fördert hierbei die Prostaglandinsynthese. Dies erklärt die erniedrigte Schmerzschwelle in Entzündungsgebieten. Die Schmerzafferenz kann anschließend in unterschiedliche qualitative Merkmale untergliedert werden:

1. Einen *Oberflächenerstschmerz*. Er ist stechend, hell, kurz und gut lokalisierbar.
2. Einen *Oberflächenzweitschmerz*. Er ist zeitlich etwas verzögert, dauert länger an, ist dumpf und schlecht lokalisierbar.
3. Einen *Eingeweideschmerz*. Er ist dumpf bis kolikartig, schlecht zu lokalisieren und von vegetativen Sensationen begleitet.
4. Einen *Tiefenschmerz* in subkutanen Regionen wie Muskeln oder Gelenken und Knochen. Er ist dumpf und strahlt in die Umgebung aus.

Diese verschiedenen Schmerzqualitäten werden über 2 Fasertypen zum Rückenmark geleitet:

– die A_δ-Fasern, die relativ schnell (15–20 m/s) den Oberflächenschmerzreiz leiten und
– die C-Fasern, die die übrigen Schmerzqualitäten leiten und durch eine langsame Leitung (1 m/s) charakterisiert sind.

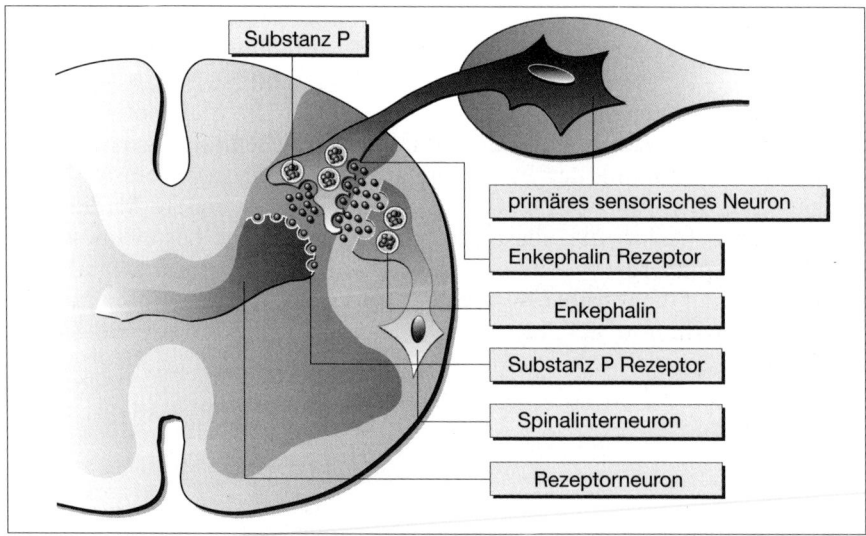

Abb. 2.1. Segmentale Hemmung der Schmerzafferenz im Hinterhorn der Rückenmarks, wo eine Schmerzmodulation durch deszendierende Fasern und Interneurone mit endogenen Peptiden (Enkephalinen) stattfindet

Die Umschaltung von den peripheren, sensiblen Afferenzen (Nn. spinales und Radices dorsales) vom 1. Neuron auf das 2. Neuron erfolgt im Hinterhorn des Rückenmarks, der Substantia gelatinosa. Hier enden die schnellen A_δ-Fasern in den Laminae II, III und IV, während die langsameren C-Fasern in den Laminae I und II enden (Rexed 1964). Transmitter an den Synapsen dieser Dendriten ist das Neuropeptid Substanz P. Letzteres kann bei Reizung auch retrograd zu den freien peripheren Nervenenden wandern, wo es freigesetzt wird und zu einer Rötung der Haut führt. Die Transmission vom 1. auf das 2. Neuron stellt ein Regulations-, Modulations- und Entscheidungszentrum dar. Denn die aus den verschiedenen Segmenten einlaufenden Reizintensitäten werden hier gesammelt, integriert und modelliert. Zusätzlich erfolgt über die von höheren Hirnarealen einlaufenden Bahnen (Tractus corticospinalis, Tractus reticulospinalis), die als Überträgersubstanz Serotinin verwenden (sorotinerge Bahnen) und über lokale endorphinerge Neurone (Endorphine, Enkephaline) einwirken, eine Hemmung der einschließenden Afferenzen; die Schmerzschwelle wird erhöht (Abb. 2.1).

Die Enkephaline hemmen hierbei die Freisetzung von Substanz P sowie anderer exzitatorischer Transmitter (z.B. Glutamat, Glycin) und damit die Erregungsübertragung. Hierin ist auch der Wirkmechanismus einer analgetischen Wirkung spinal oder peridural applizierter Opioide begründet, die an den gleichen Rezeptoren angreifen.

3 Das Hinterhorn des Rückenmarks – wichtigster Ort der Modulation eintreffender nozizeptiver Afferenzen

Eine ungenügende Schmerzunterbrechung und Schmerzlinderung führt, besonders im operativen Bereich, zu einer gesteigerten postoperativen Morbidität und Mortalität (Kehlet 1989; Scott 1988). Eine ausreichende Blokkade schon vor dem Eintreffen nozizeptiver Afferenzen in den schmerzleitenden und schmerzverarbeitenden Systemen des Rückenmarks, des Hirnstamms und der subkortikalen Zentren ist deshalb anzustreben, weil die afferenten Schmerzinformationen zu einer neuronalen Aktivierung in den verschiedensten Regionen des ZNS führen.

3.1 Die an Verstärkung und Chronifizierung der Schmerzafferenz beteiligten Mediatorsysteme

Dieser Mechanismus ist besonders bei der Entstehung chronischer Schmerzen von Bedeutung, weil der nozizeptive Reiz, neben anfänglichen elektrophysiologischen und hormonellen Veränderungen, auch zu einer erhöhten Empfindlichkeit peripherer und zentraler Nozizeptoren (Woolf 1983; Coderre 1987); einer gesteigerten Bahnung der afferenten Schmerzreize (Cook 1987); und einer langdauernden morphologischen Veränderung im Sinne eines Schmerzengramms (Wall 1988; Lombard 1989; Katz 1992); im Rückenmark führen kann. Insbesonders ist bei repetitiver Reizung afferenter C-Fasern an den erregenden, glutaminergen Synapsen der spinalen Neurone eine durch NMDA-Rezeptoren (N-Methyl-D-aspartat) ausgelöste Potenzierung („wind-up") der Erregungsübertragung nachzuweisen (Davies 1987). Dies erscheint insofern von Bedeutung, als ein bekannter NMDA-Antagonist, das Ketamin, in subanästhetischen Dosen Analgesie erzeugen kann, wenn aufgrund einer Toleranzentwicklung auf Opioide zur ausreichenden Schmerzunterbrechung jetzt viel höhere Dosen notwendig werden.

Das Hinterhorn des Rückenmarks kann somit als das Tor angesehen werden, durch das nozizeptive Reize durchtreten müssen, um zu den höheren, supraspinalen schmerzverarbeitenden Zentren im ZNS zu gelangen. Es ist aber auch das Tor, an dem eine Modulation ankommender Schmerzimpulse im Sinne einer Verminderung bzw. Verstärkung stattfindet. Während allge-

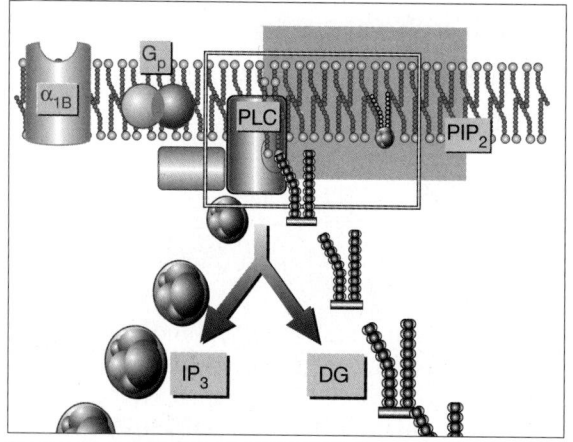

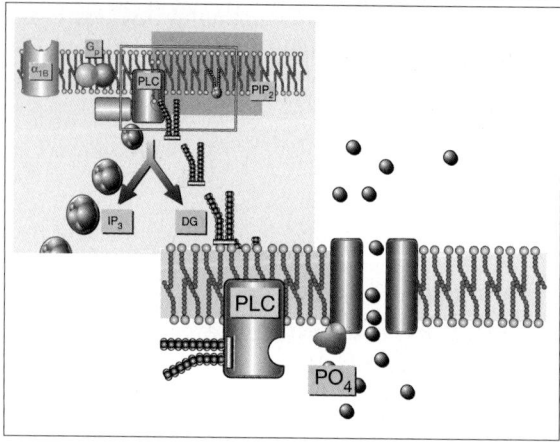

Abb. 3.1. Kaskade ablaufender Reaktionen in der Zellmembran nach dem Eintreffen von Mediatoren im pronozizeptiven System des Rückenmarks

mein akzeptiert wird, daß Opiatrezeptoren und die hierzu gehörigen endogenen Opiatliganden, die Endorphine oder Enkephaline, eine entscheidende Bedeutung bei der Verminderung eintreffender Schmerzimpulse haben (Goodman 1982; Yaksh 1981; Yaksh 1982; Yaksh 1983), ist in letzter Zeit besonders den pronozizeptiven Transmittoren, die eine Verstärkung eintreffender nozizeptiver Afferenzen bewirken, gesteigerte Aufmerksamkeit zuteil geworden (Cousins 1988). Zu den pronozizeptiven Mediatoren gehören u.a. die exzitatorischen Aminosäuren wie Glutamat, Aspartat und die Neurokinine wie Neurokinin A und Neurokinin B. Nach Andocken an die hierfür spezifische Rezeptoren NK 1 und NK 2 kommt es auf molekularbiologischer Ebene zu einem Reaktionsablauf über sog. Second-messenger-Systeme. Diese zu jedem Rezeptormolekül gehörenden Überträgermoleküle in der Zellmembran, die G-Proteine (Gp), stimulieren das Enzym Phospholipase C (PLC), ein Enzym, welches aus dem Membranphospholipid Diacylglycerol (DG) und Inositoltriphosphat (IP 3) freisetzt. DG phosphoryliert über die Proteinkinase C (PKC) das G-Protein, die Rezeptoren

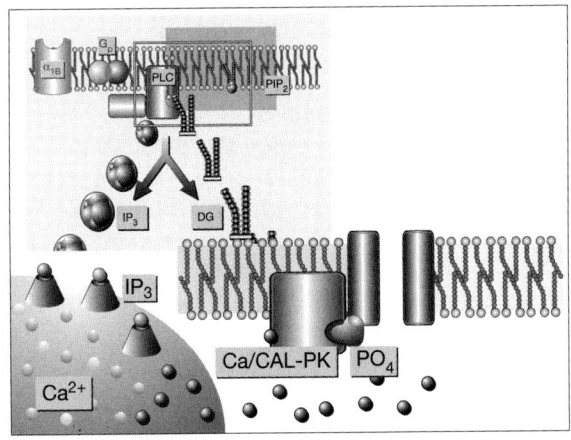

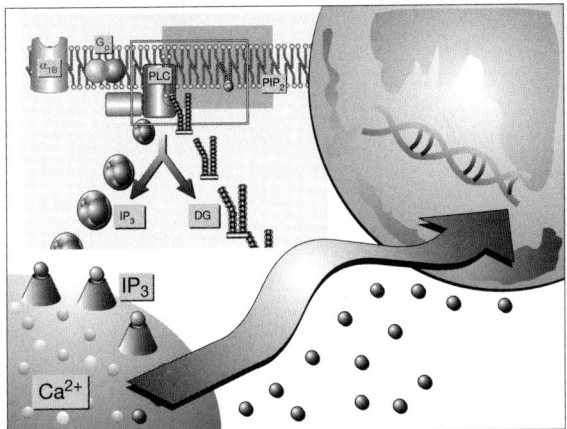

Abb. 3.2. Bedeutung der Ca^{2+}-Ionen als „second messenger" bei der Ausbildung chronischer Schmerzimpulse

und die hiervon abhängigen Ionenkanäle, wodurch die Gestalt, die Durchlässigkeit und somit letztlich die durch den Liganden ausgelösten Effekte beeinflußt werden (Abb. 3.1).

IP 3 dagegen bewirkt eine intrazelluläre Ca^{2+}-Freisetzung; diese Ionen können als zusätzliche Botenstoffe zur Signalübertragung zum Zellkern über Zwischenschritte direkt auf das Genom der Zelle einwirken. Es resultiert eine plastische Veränderung innerhalb der Zelle: sie ist für eintreffende Impulse empfindlicher geworden bzw. die nozizeptive Information wird dauerhaft gespeichert (Abb. 3.2).

Ein starker nozizeptiver Reiz führt somit zu einer Freisetzung von exzitatorisch wirkenden Neurotransmittoren und Peptiden im Bereich des Hinterhorns, die nicht nur die Interneurone aktivieren. Vielmehr stimulieren sie auch die Zellen des Tractus spinothalamicus, wodurch es zu einer langanhaltenden Empfindlichkeitssteigerung auf später eintreffende nozizeptive Reize kommt. Dieser Effekt kann sogar den eigentlichen Reiz überdauern (Wall 1988), ein Phänomen welches als zentrale Hypersensibilisierung oder

„wind-up" (Wall 1986) in die Literatur eingegangen ist. Klinisch unterliegen diesem Phänomen eine Hyperalgesie im Gebiet der Schädigung und eine Hyperalgesie in den umgebenden, nicht beschädigten Hautarealen mit anhaltenden postoperativen Schmerzen. Molekularbiologisch liegt diesem Phänomen eine Aktivierung der Second-messenger-Systeme zugrunde, die eine Rolle bei der Signalübertragung auf das Genom der Zelle im Hinterhorn des Rückenmarks spielen, wodurch die Generierung langanhaltender postoperativer Schmerzen vorprogrammiert wird, die schließlich in chronische Schmerzzustände einmündet (Katz 1992; Woolf 1993). Aufgrund dieser Erkenntnisse wird nicht nur die Forderung nach einer ausreichenden Schmerzblockade verständlich, vielmehr läßt sich hieraus auch die Forderung nach einer vorangehenden („pre-emptive") Analgesie ableiten. Dieses Konzept untersützt die Forderung nach einer vor dem eigentlichen eintreffenden nozizeptiven Reiz ausreichenden Schmerzblockade. Auf die Klinik übertragen bedeutet dies für die Narkose: eine vor dem operativen Eingriff einsetzende genügende nozizeptive Blockade mit Opioiden. Hieraus erhält auch die Forderung nach einer ausreichenden Sättigungsdosierung ihre Berechtigung. Der Schmerz läßt sich effektiver und mit weniger Opioiden intensiver blockieren, *bevor* er eintrifft, als wenn erst nach der Schmerzexposition mit einer Schmerztherapie begonnen wird (McQuay 1992).

3.2 Pronozizeptives Rezeptorsystem

Alle exzitatorischen Aminosäuren interagieren mit spezifischen Bindestellen, die grob gesehen in NMDA-(N-Methyl-D-aspartat)-Rezeptoren vom Glutamintyp und Nicht-NMDA-Rezeptoren unterschieden werden. Die letzte Gruppe reagiert mit Kainat oder „α-Amino-3-hydroxy-5-methyl-4-isocazol-propionsäure" (AMPA), woraus auch der Name AMPA-Rezeptor abgeleitet wurde. Der NMDA-Rezeptor ist insofern von Bedeutung, als über ihn Ionenkanäle geöffnet werden, die den Einstrom von Na^+- und Ca^{2+}-Ionen in die Zelle und den Austrom von K^+-Ionen aus der Zelle regulieren. Er hat eine verstärkende Wirkung der exzitatorischen Aminosäuren Glycin und Glutamat zur Folge, so daß schon eine nur geringe Besetzung des Rezeptors zu einer großen Folgereaktion führt (Kleckner 1988). So soll der NMDA-Rezeptor am sog. Wind-up-Phänomen maßgeblich beteiligt sein, indem die wiederholte Auslösung gleichbleibender nozizeptiver Stimuli zu immer stärkeren Reaktionen führt. Da NMDA-Rezeptorstimulation aber auch einen vermehrten Einstrom von Ca^{2+}-Ionen über spannungsabhängige Ionenkanäle bzw. eine Verringerung der Mg-abhängigen NMDA-Rezeptorblockade bewirkt, fällt diesem „second messenger" eine entscheidende Rolle bei den genetischen Veränderungen innerhalb der Zelle des Hinterhorns zu, die mit chronischen Schmerzzuständen vergesellschaftet sind. Am NMDA-Rezeptor wirkt der PCP-(Phencyclidin-)Rezeptor als sog.

Modulationseinheit, indem der rezeptorabhängige Ionenkanal blockiert wird. Über diesen Mechanismus wird die Wirkung sog. dissoziativer Anästhetika wie z.b. PCP (Phencyclidin) und Ketamin erklärt (Maurset 1990; Smith 1981), während Magnesium und Doziciplin (MK-801) den Kalziumeinstrom über eine gesonderte Bindestelle hemmen.

3.3 Nitritoxid (NO) als pronozizeptiver Mediator beim chronischen Schmerzsyndrom

Dem Nitritoxid (NO, ein erst in letzter Zeit entdeckter Transmitter im ZNS) scheint auch eine entscheidende Bedeutung in der Weiterleitung nozizeptiver Afferenzen zuzukommen (Meller 1993). So scheint NO als Mittler der nachgeschalteten nozizeptiven Effekte nach NMDA-Rezeptoraktivierung im Rückenmark zu fungieren und langfristig im Wind-up-Phänomen mit anschließenden neuronalen Strukturveränderungen sowie Genmodifi-

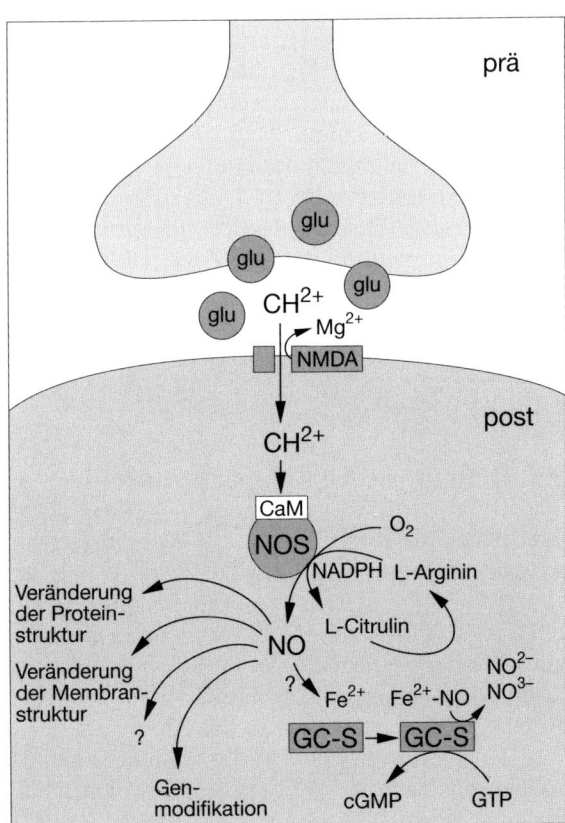

Abb. 3.3. Freisetzung von NO nach NMDA-Rezeptoraktivierung durch endogenes Glutamat. NMDA-Rezeptoraktivierung führt zu einem Ca^{2+}-Einstrom, der an eine Calmodolin-(CaM-)sensible Stelle die Nitritoxidsynthese aus L-Arginin und molekularem Sauerstoff in Gegenwart des Kofaktors NADPH bewirkt

kationen mit Chronifizierung des Schmerzes beteiligt zu sein (Abb. 3.3) (Meller 1993). Hinweise hierfür bieten Ergebnisse am Tier, wo durch den Einsatz eines NO-Synthesehemmers L-NAME (N°-Nitro-L-arginin-methylester), in Dosen zwischen 400 und 1500 µg intrathekal, eine Verstärkung der morphinbedingten Analgesie beobachtet wurde (Przewlocki 1993). Auch war eine Toleranzentwicklung auf Morphin, nicht jedoch auf κ-selektive Liganden, mit Hilfe eines NO-Synthesehemmers tierexperimentell zu verhindern (Kolesnikov 1993). Inwieweit Pharmaka, die die Freisetzung von NO regulieren, in der Schmerztherapie der Zukunft eine Rolle spielen und somit für die Praxis Bedeutung bekommen, wird z.Z. in weiteren Versuchen genauer abgeklärt.

3.4 Deszendierendes, antinozizeptives System

Ein weiteres, klar definiertes System, welches den nozizeptiven Input im Bereich des Rückenmarks moduliert, bilden die deszendierenden Bahnen aus dem periaquäduktalen Grau des Mittelhirns und dem Nucleus raphe magnus (Basbaum 1984). Denn mittlerweile ist klar erwiesen, daß die analgetische Wirkung der Opioide bei systemischer Gabe zu einem Teil auf eine Aktivierung der Bahnen beruht, die vom zentralen Höhlengrau zum Nucleus raphe magnus gelangen. Neurone dieses Areals wiederum projizieren ihre serotinergen Bahnen in das Hinterhorn des Rückenmarks, wo sie selektiv die Aktivität der nozizeptiven Hinterhornneurone modulieren (Fields 1978). Die unterschiedlichsten Neurotransmitter sind an dieser dezendierenden Schmerzmodulation beteiligt. Zu ihnen zählen Glutamat, Aspartat, Serotonin und Neurotensin, die alle in Nervenleitungen aus dem periaquäduktalen Höhlengrau nachgewiesen werden konnten (Wiklund 1988; Urban 1993).

3.5 Reflektorische Schmerzsyndrome

Erst wenn im Rückenmark die Erregungschwelle oberhalb der Schmerzschwelle zu liegen kommt, wird die Meldung weiter vom 1. Neuron auf das 2. Neuron, dem Tractus spinothalamicus, zu den höheren, schmerzverarbeitenden Zentren geleitet. Die Substantia gelatinosa im Hinterhorn des Rückenmarks ist aber auch die Stelle, an der einstrahlende Schmerzafferenzen direkt oder über zwischengeschaltete Interneurone zum Seitenhorn des Rückenmarks laufen und zu den motorischen Kernen des Vorderhorns weitergeleitet werden. Hier erfolgt dann über das gleiche oder über Kollaterale in mehrere benachbarte Segmente die Umschaltung sowohl auf vegetative als auch motorische Neurone (konvergierende Afferenz; Abb. 3.4 a). Dies

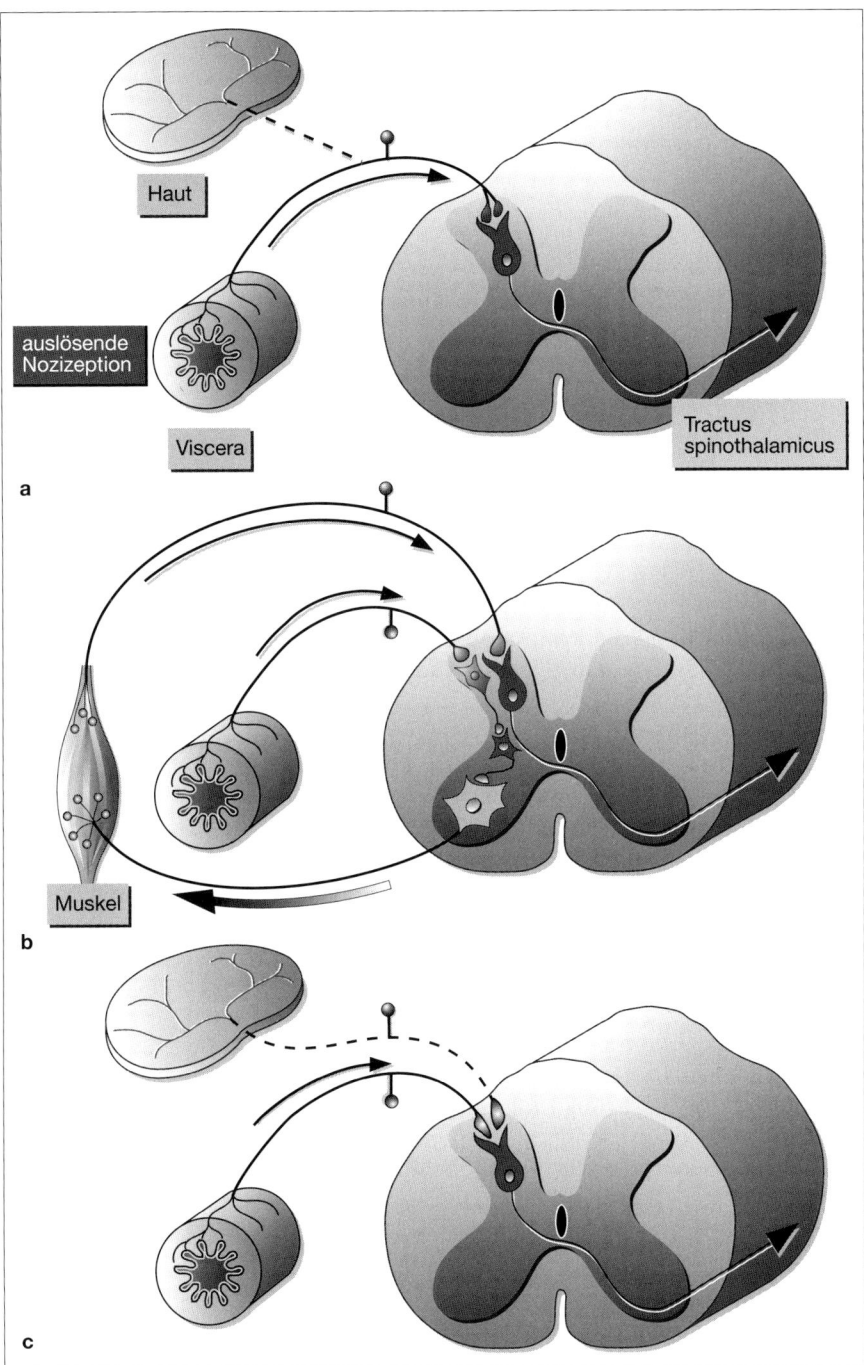

Abb. 3.4 a–c. Theorien zur Auslösung und Entstehung des übertragenen Schmerzes („referred pain") durch sympathische Einflüsse und Reflexe sowie deren motorische Fehlsteuerung (positive Rückkoppelung) mit daraus resultierender Chronifizierung. (Nach Zimmermann 1984)

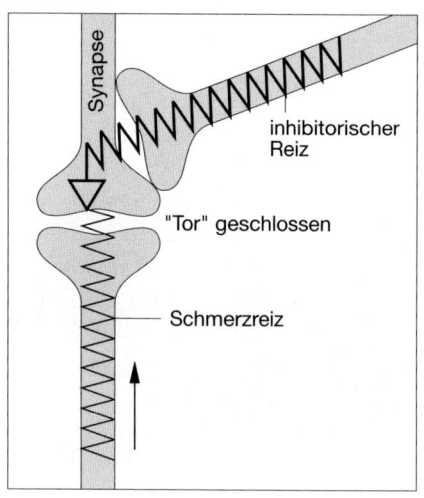

inhibitorischer
Reiz

"Tor" geschlossen

Schmerzreiz

Abb. 3.5. Das Prinzip der „gate control"-Theorie im nozizeptiven System des Rückenmarks

erklärt sowohl Muskelverspannungen bei Schmerzempfindungen (Verspannungen der Bauchdecken bei viszerosensiblen Schmerzen; Abb. 3.4 b) als auch vegetative Störungen (Zirkulationsstörungen, Beeinflussung der Schweißdrüsen) und die Projektion von Schmerzen auf Hautareale des Körpers (Abb. 3.4 c), die vom gleichen Rückenmarksegment wie das betroffene innere Organ nervös versorgt werden (Head-Zonen). Eine Umschaltung von viszerosensiblen Reizen auf viszeromotorische Neurone, die zu einer Erregung der glatten Muskulatur führt, kann einen Curculus vitiosus bedingen. Denn die freien Nervenendigungen der glatten Muskulatur sind gegenüber Kontraktionen sehr empfindlich, so daß es bei einer Schmerzmeldung mit reflektorischer Kontraktion der Muskulatur zu einer Verstärkung der Nozizeption und Schmerzempfindung kommt (Abb. 3.4 b).

Schließlich ist die Schaltstelle in der Substantia gelatinosa auch der Ort für einen weiteren Hemmechanismus, der als „gate control" in die Literatur eingegangen ist. Hierbei werden hemmende Zellen im Hinterhorn durch schnell leitende A_β-Fasern aus den Mechanorezeptoren der Haut erregt. Trifft auf diese Zellen dann eine Erregung aus den langsameren A_δ- und C-Fasern, wird die Übertragung gehemmt (Melzack 1965). Dieser Mechanismus erklärt die Erfahrung, daß Schmerzempfindungen durch gleichzeitige taktile (TENS) oder thermische Erregung verringert werden können (Abb. 3.5). Hierzu gehören auch die Rückenmark- oder Hinterstrangstimulation und die Thalamusstimulation mit Hilfe elektrischer Ströme (sog. Gegenirritationsverfahren). Nach der Gate-control-Theorie begegnet den aufsteigenden, nozizeptiven Signalen aus den A_δ- und C-Fasern an der Pforte („gate") ein absteigender, inhibitorischer Impuls aus den A_β-Fasern. Dies führt in der Substantia gelatinosa zu einer Unterdrückung der Schmerzimpulse; die eigentliche Schmerzempfindung erhält eine Dämpfung. Dieser Wirkmechanismus konnte letztlich auch im Experiment nachgewiesen werden (Zimmermann 1979).

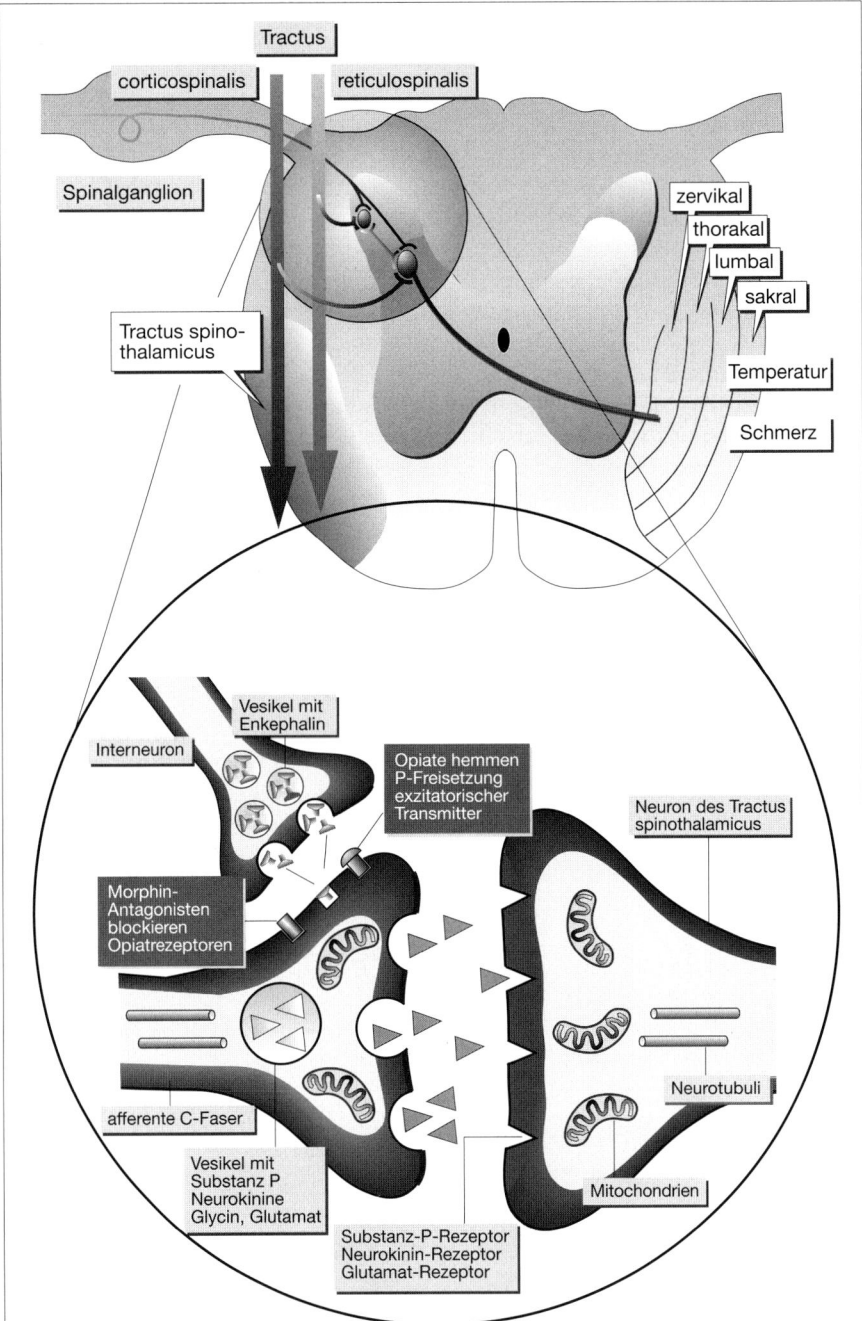

Abb. 3.6. Das nozizeptive System im Hinterhorn des Rückenmarks. Hier erfolgt nicht nur eine Blockade der Erregungsübertragung durch enkephalinerge Interneurone, sondern die aus dem periaquäduktalen Grau und den Raphekernen deszendierende serotinerge Bahn aktiviert direkt oder indirekt die Interneurone (supraspinale Schmerzhemmung)

Schon bei der Modulation der Signalübertragung vom 1. Neuron auf das 2. Neuron im Hinterhorn sind somit 2 Hemmechanismen maßgeblich beteiligt:

1. absteigende Fasern aus dem Locus coeruleus, der Formatio reticularis (Tractus reticulospinalis), den Raphekernen und dem periaquäduktalen Grau. Sie hemmen über Serotoninausschüttung (sorotinerge Efferenzen) die kleinen Zellen in der Substantia gelatinosa (Abb. 3.6);
2. hemmende endorphinerge Zellen im Bereich des Hinterhorns, die über die Ausschüttung (besonders) von Enkephalinen wirksam werden. Einige über das Hinterhorn des Rückenmarks einstrahlende Schmerzfasern erregen somit nicht nur das 2. Neuron der Schmerzbahn, sondern sie stimulieren auch hemmende Zellen. Es findet eine Selbstregulation statt. Die ankommenden Reizintensitäten werden hier gesammelt, integriert, moduliert, und im Wechselspiel mit den einstrahlenden Hemmechanismen wird entschieden, ob – und in welcher Stärke – eine Schmerzmeldung weitergegeben werden soll (Abb. 3.5).

Opioide blockieren somit nicht nur die Transmission an der Übertragungsstelle im Rückenmark, sie können auch über absteigende, hemmende Impulse direkt auf die spinale Schmerzleitung einwirken.

4 Supraspinale Schmerzleitung und -verarbeitung

Die aus den verschiedenen Schichten des Hinterhorns entspringenden Axone des 2. Neurons erreichen schließlich über einen entwicklungsgeschichtlich jungen Weg (Tractus palaeospinothalamicus) den Thalamus und die Großhirnrinde. Die markscheidenhaltigen Fasern des Tractus neospinothalamicus endigen vorwiegend im Nucleus ventrocaudalis parvocellularis. Von hier ziehen Fasern direkt zur hinteren Zentralwindung (Gyrus postcentralis, die die eigentliche Körperfühlsphäre repräsentiert **(Schmerzlokalisation)**. Im Gyrus postcentralis erfolgt auch eine exakte somatotrope Gliederung, ein umgekehrter „Homunclulus" ist nachweisbar.

Wichtig für die medikamentöse Schmerztherapie sind die Endigungen der dünnen marklosen Fasern des Tractus palaeospinothalamicus, die neben intrathalamischen Kernen besonders in einem Grenzkern (Nucleus limitans) zwischen Mittelhirn und Haube endigen (Abb. 4.1). Der Nucleus limitans und die intrathalamischen Kerne gehören zum nichtspezifischen Projektionssystem des Thalamus, d.h. sie projizieren über Umwege durch die Stammganglien zu fast allen Rindenfeldern. Der Nucleus limitans vermittelt das zeitlose, alarmierende, dumpfe und schlecht lokalisierbare Gefühl des Schmerzes („es tut weh" = **Schmerzerkennung**), wodurch die ankommende Afferenz überhaupt als Schmerz erst erkannt wird. Vom Nucleus limitans, wie von den intrathalamischen Kernen, projiziert die subkortikale Schmerzleitung zum äußeren Pallidumglied, das als Teil des limbischen Systems (Nucleus amygdalae, Hippokampus) dem Schmerz seinen negativen, bohrenden und quälenden Charakter verleiht **(Schmerzemotion)**. Von hier aus ziehen Fasern zu sämtlichen Feldern der Großhinrinde. Das Pallidum hat hierbei nicht allein die Funktion eines motorischen Zentrums, sondern es ist als psychomotorisches Zentrum für alle Bewußtseinsvorgänge anzusehen (Hassler 1976). Zwischen dem System der schnellen Schmerzlokalisation und dem System des langsamen Schmerzgefühls besteht eine antagonistische Beeinflussung, wobei das schnelle System, wie schon im Bereich der Substantia gelatinosa, so auch im Thalamus, das langsamer leitende System hemmen kann. Beide stehen in einem Gleichgewicht untereinander (Hassler 1976).

Im Verlauf des 2. Neurons, dem Tractus spinothalamicus, gehen Kollaterale an spinale Bereiche und den Hirnstammbereich ab. Dies erklärt komplexe motorische (Fluchtreflex, Abwehrbewegungen) und vegetative Reaktionen (Blutdruck- und Herzfrequenzanstieg, Schweißproduktion, Pupillen-

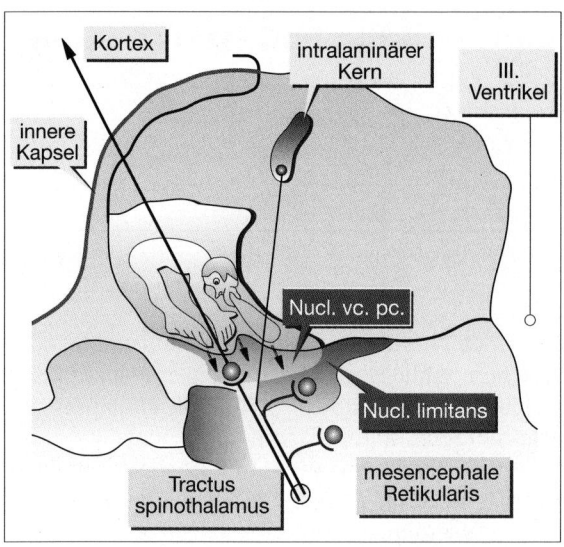

Abb. 4.1. Topographie des Nucleus limitans, der eine zentrale Stelle in der Therapie mit Opioiden einnimmt *Nucl. vc. pc.* Nucleus ventrocaudalis parvocellularis. (Nach Hassler 1976)

erweiterung). Kollaterale zur Formatio reticularis (Abb. 4.2) regeln den Wachzustand („der Schmerz als Wächter auch während des Schlafes"). In der nächsten Schaltstelle der Schmerzafferenz, dem Thalamus, entsteht schließlich das erste dumpfe, schlecht lokalisierbare Schmerzgefühl, das über Afferenzen zum limbischen System, insbesondere zum Pallidum, die emotionale, affektive Komponente erhält. Der Schmerzimpuls bekommt hier seinen ihm eigenen negativen Grundcharakter, der von Angst und Dysphorie begleitet ist. Die Weiterleitung der Schmerzafferenz über das 3. Neuron zu den assoziativen Arealen im Frontalbereich führt zur „Ich-Besetzung" des Schmerzerlebnisses, während die somatotopische Gliederung im Gyrus postcentralis schließlich eine Lokalisierung des Schmerzortes ermöglicht (Abb. 4.2).

4.1 Faktoren, die das Schmerzempfinden beeinflussen

Es muß somit zwischen Schmerzwahrnehmung und Schmerzlokalisation einerseits und dem Schmerzerlebnis sowie der Schmerzbewertung andererseits differenziert werden. Folgende Faktoren beeinflussen das Schmerzerlebnis:

– momentane Situation während der Schmerzauslösung,
– individuelle Erbanlagen,
– Erziehung,
– soziokulturelles Umfeld,
– religiöses Umfeld,

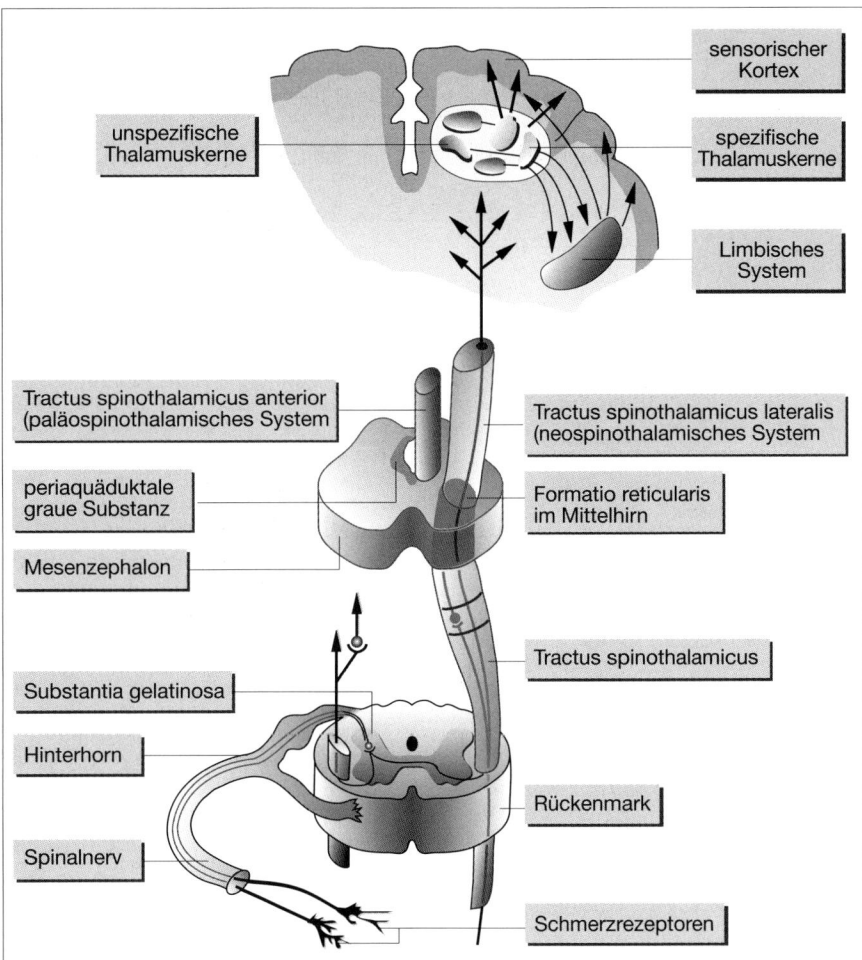

Abb. 4.2. Der Tractus spinothalamicus, das 2. Neuron der Schmerzafferenz und seine Umschaltung in den verschiedenen Hirnbereichen. Zu jedem Bereich sind die jeweiligen Teilfunktionen der zentralnervösen Integration von Schmerzwahrnehmung und -verhalten angegeben

– ethnische Herkunft,
– Zivilisationsstufe.

Die Schmerzschwelle wiederum kann durch folgende Faktoren erniedrigt werden:

– Angst,
– Trauer,
– Depression,

- Isolation,
- Schlaflosigkeit,
- Grübeln,
- Sorgen.

Andererseits kann jedoch die Schwelle, in der der Schmerz empfunden wird, durch folgende Faktoren erhöht werden:

- Zuwendung,
- Hoffnung,
- Schlaf,
- Ablenkung,
- Entspannung,
- aktive Beschäftigung mit anderen Dingen,
- Anxiolytika,
- Antidepressiva.

Aufgrund dieser Beeinflußbarkeit des Schmerzes durch eine Reihe von Faktoren ist der Schmerz immer ein höchst subjektives Erlebnis. Seine individuelle Färbung erhält er im limbischen System, ein entwicklungsgeschichtlich sehr altes Zentrum, das eine dichte Anreicherung von Opiatrezeptoren aufweist (Hong 1977). Mit nichts kommuniziert das Großhirn so intensiv wie mit dem limbischen System. Denn dort wird die einlaufende Afferenz ausgewertet und bewertet und erhält ihre ganz individuelle Färbung.

Der *akute Schmerz* erfüllt im Rahmen einer Gewebeschädigung eine sinnvolle Funktion, indem er als Warnsignal fungiert. Für den behandelnden Arzt ist er gleichzeitig ein wichtiges diagnostisches Hilfsmittel. Der *chronische Schmerz* dagegen ist Folge einer kontinuierlichen Gewebeschädigung (z.B. Tumor, degenerative Gelenkerkrankungen). Oft lassen sich jedoch keine Ursachen mehr nachweisen, die die Schmerzsymptomatik ausreichend erklären. Der chronische Schmerz hat seine Funktion als Warnsignal verloren, er ist häufig die Krankheit selbst (Schmerzkrankheit).

5 Opioide in der Therapie des Schmerzes

Bei Überschreitung einer gewissen Schmerzschwelle setzt der Organismus Endorphine (körpereigene, morphinähnliche Substanzen) frei, die überall dort entstehen, wo Schmerzmediatoren zur Übertragung der Schmerzimpulse verantwortlich beteiligt sind. Reicht nach Bindung an spezifischen Rezeptoren die Hemmung der Impulsweiterleitung und Herabsetzung der Schmerzempfindung nicht aus, weil der Einstrom von afferenten Schmerzimpulsen zu groß ist, können nur von außen zugeführte Opioide zu einer ausreichenden Unterdrückung der Schmerzleitung und Schmerzwahrnehmung führen. Für die Bewältigung von Schmerzen sind somit Opioidabkömmlinge die wirkungsvollsten Medikamente, da sie selektiv an der Schmerzleitung und Schmerzverarbeitung eingreifen. Sie stehen im Mittelpunkt jeglicher Schmerztherapie und leiten sich zum größten Teil von Alkaloiden ab, die für medizinische Zwecke aus dem Opium (Papaver somniferum) extrahiert werden:

- **Morphin (10–17 %)**, das hauptsächlichste Alkaloid, ist 1803 von dem Apotheker Sertürner in Einbeck aus dem Opium isoliert worden. Er wählte den Namen Morphium nach dem griechischen Gott Morpheus, was schon damals auf die sedativ-hypnotische und schlafanstoßende Wirkung von Morphin hinwies;
- **Codein (0,7–4 %)**, chemisch gesehen ein Methylmorphin; es wird heutzutage jedoch durch Methylierung aus Morphin gewonnen;
- **Thebain (0,5–2 %)**, ein Vorläufer für viele halbsynthetische Agonisten und Antagonisten (z.B. Etorphin, Oxymorphon, Naloxon, Naltrexon, Nalbuphin, Buprenorphin, Cyprenorphin, Diprenorphin);
- die **Benzylisochinoline,** eine Gruppe, die keine Opioidwirkung aufweist. Die wichtigsten Vertreter sind **Papaverin (0,5–1 %)**, ein Phosphordiesterasehemmer, der die glatte Muskulatur relaxiert, und **Noscapin (2–9 %)**, welches als Antitussivum zum Einsatz kommt.

Als **Opiate** werden die natürlichen, aus dem Opium extrahierten Alkaloide mit morphinartiger Wirkung oder dessen Derivate, bezeichnet. Als **Opioide** dagegen werden alle exogen zuführbaren, halbsynthetischen oder vollsynthetischen Substanzen beschrieben.

5.1 Wirkvermittlung der Opioide über spezifische Bindestellen

Die Schmerzunterdrückung durch Opioide läßt sich dahingehend erklären, daß diese Pharmaka im Bereich der Schmerzleitung über spezielle Bindestellen, den Opiatrezeptoren, ihren Wirkeffekt vermitteln. Ähnlich wie für die Hormone und die Katecholamine ist die Gruppe der Opioide in der Lage, nach Bindung an den ihnen eigenen Rezeptoren, eine Wirkung auszulösen. Solche Bindestellen finden sich schon in der ersten Schaltstelle der Schmerzleitung, der Substantia gelatinosa des Rückenmarks (Pert 1973; Kuhar 1973). Dort im Hinterhorn, wo die Erregung vom 1. Neuron auf das 2. Neuron umgeschaltet wird, finden sich dicht angereichert Opiatbindestellen, die im eigentlichen Sinn für die körpereigene Modulation des Schmerzreizes über dort frei gesetzte endogene Opioide (Enkephaline, Endorphine) vorgesehen sind (Simantov 1976). Im weiteren Verlauf der Schmerzleitung finden sich Opiatrezeptoren in den verschiedensten höheren Schaltstellen und Hirnnervenkernen, wodurch die ausgesprochene Wirkeffektivität der Opioide erklärlich wird (Kuhar 1973; Pert 1973; Della Bella 1978; Simantov 1976; Pasternak 1986; Pasternak 1988; Wood 1981; Wood 1982; Goodman 1982).

5.1.1 Opioidrezeptoren in der Blockade nozizeptiver Afferenzen

Opiatbindestellen finden sich besonders dicht angereichert (s. Abb. 5.1.):

– im zentralen Höhlengrau inklusive dem Ductus mesencephali Sylvii;
– in den Thalamuskernen, die für die spezifische und unspezifische (subkortikale) Schmerzleitung verantwortlich sind;
– im Pallidum und Teilen des limbischen Systems, wodurch die euphorisierende Komponente der Opioide zu erklären ist.

Von allen Teilen des limbischen Systems weist das Pallidum den größten Gehalt an Metenkephalin, einem endogenen Opioid, auf (Hong 1977). Daß das Pallidum etwas mit Bewußtseinsvorgängen zu tun hat, lehren Fälle von doppelseitiger Pallidumläsion. Die Patienten sind komatös, haben aber nach einiger Zeit einen Schlaf-Wach-Rhythmus. Das Pallidum ist somit das entscheidende Zentrum für den langsameren Schmerz bzw. das Gefühl des anhaltenden Schmerzes. Es steht selbst wiederum über direkte Neuronenverbindungen unter einer fördernden und hemmenden Kontrolle des Striatums. Die Transmitter der hemmenden Neurone sind GABA (γ-Aminobuttersäure) und Substanz P (Simantov 1976);

– im Nucleus amygdalae, dem Mandelkern, der neben dem Pallidum einen wesentlichen Einfluß auf die emotionalen Verhaltensweisen hat. Es ist das an Opiatbindestellen reichste Zentrum (Simantov 1976);
– in der Area postrema im Hirnstamm, von dem Opioide die ihnen eigene Atemdepression sowie Nausea und Erbrechen hervorrufen (Snyder 1978) (Abb. 5.2).

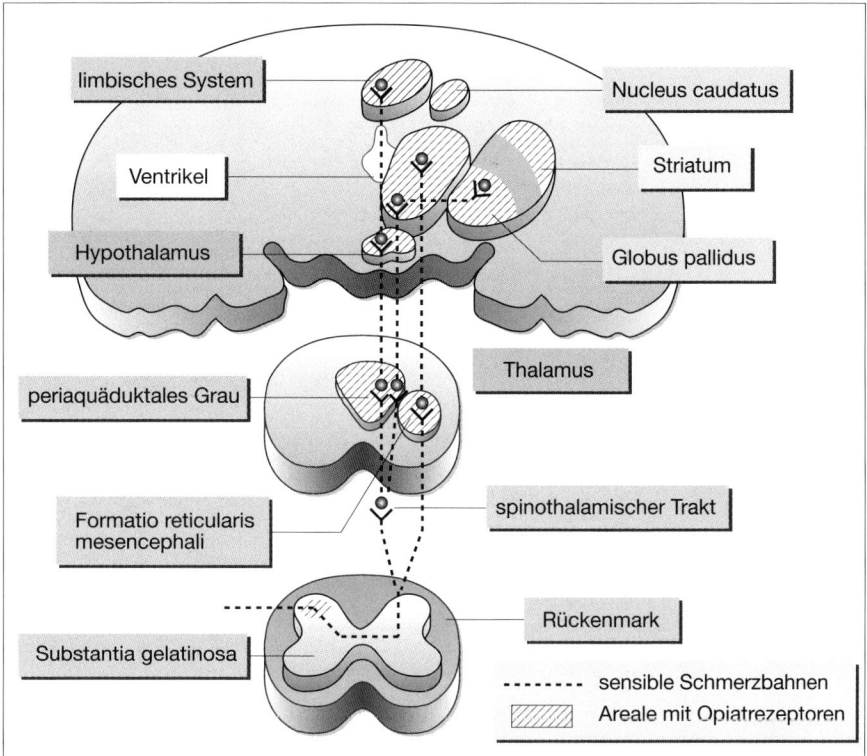

Abb. 5.1. Zusammenfassung der im Verlauf von Schmerzleitung und Schmerzverarbeitung nachweislich hohen Rezeptordichte für Opioide

5.1.2 Opioidrezeptoren in der Auslösung von Nausea und Emesis

Die für Opioide sensible Chemorezeptortriggerzone (CTZ) steht hierbei mit dem Brechzentrum in engstem Kontakt. Die Triggerzone beginnt am Boden des IV. Hirnventrikels oberhalb der Area postrema, ist reichlich mit dopaminergen, histaminergen, serotinergen (5-Hydroxytryptamin) und cholinergen Endneuronen ausgestattet und ist als Ausgangspunkt für den medikamentenbedingten und metabolisch induzierten Brechakt anzusehen (Borrison 1953). Im Gegensatz zu den übrigen Bereichen des Gehirns findet man in der Chemorezeptortriggerzone „gefensterte" Kapillaren. Die Chemorezeptortriggerzone besitzt somit nicht die übliche Blut-Hirn-Schranke. Da das Brechzentrum, welches mehr im dorsalen Anteil der Formatio reticularis lokalisiert ist, auch visuellen, kortikalen und limbischen Einflüssen unterworfen ist, bzw. Efferenzen zu den Kernarealen des nahegelegenen Vasomotorenzentrums, dem Zentrum für Salivation und Atemregulation abgibt, erklären sich hieraus zwanglos die mit dem Brechakt einhergehen-

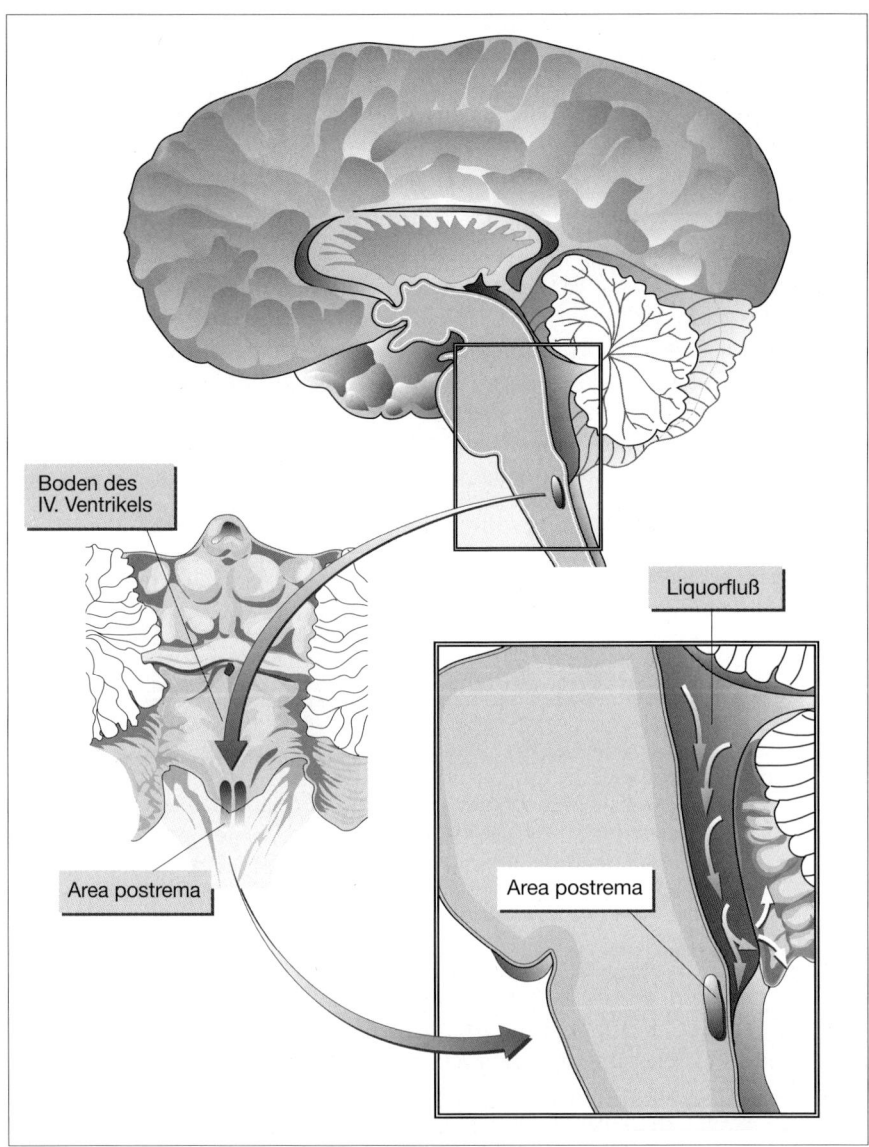

Abb. 5.2. Die in der Area postrema lokalisierten Chemorezeptoren, die für eine durch Opioide ausgelöste Emesis und Nausea verantwortlich zu machen sind

den Reflexabläufe. Wird das Brechzentrum über einen der angeführten Wege stimuliert, so koordiniert es die verschiedenen bei der Emesis ablaufenden Vorgänge:

1. Beendigung der rhythmischen Magenkontraktionen mit
2. Stau der Nahrung im Magen und einer anschließenden

3. rückwärts gerichteten Peristaltik.
4. Durch die koordinierte Kontraktion von Zwerchfell, Interkostalmuskulatur und Musculus rectus abdominis wird der Magen zusammengepreßt und die Nahrung über den erweiterten Ösophagus und die jetzt geöffnete Glottis kraftvoll ausgestoßen.

Da in der Chemorezeptortriggerzone der Area postrema im Hirnstamm eine hohe Dichte von 5-HT_3-(Serotonin-)Rezeptoren nachgewiesen werden konnte, wird verständlich, warum der 5-HT_3-Antagonist Ondansetron (Zofran) seine antiemetische Wirkung vermittelt (Scuderi 1993; McKenzie 1993). Die Kombination mit dem 5-HT_4-Antagonisten Cisaprid bietet hier, neben seiner direkten am Darm angreifenden Funktionsweise, eine interessante Kombination zur Behebung von opioidindizierter Nausea und Emesis.

5.1.3 Opioidrezeptoren und extrapyramidalmotorisches System

Des weiteren befinden sich Opioidrezeptoren im Corpus striatum (Caudatum, Putamen und Fundus striati), welches als Teil des extrapyramidalmotorischen Systems eine opioidinduzierte Rigidität (Muskelsteife) vermittelt (s. Abb. 5.3). Es ist jedoch auch das Zentrum für Lokomotion und der Aus-

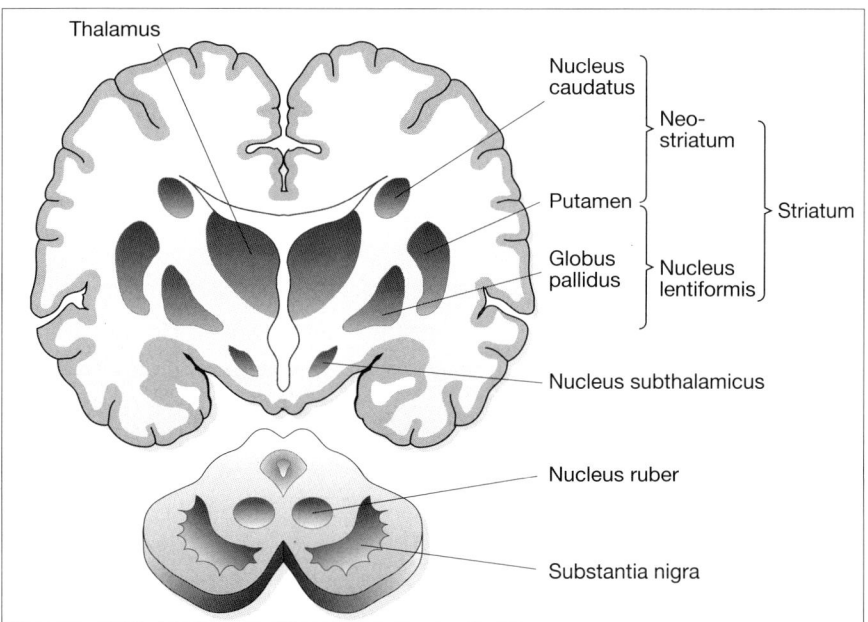

Abb. 5.3. Die wichtigsten Kerngebiete des extrapyramidalmotorischen Systems, von denen sich das Striatum durch eine dichte Opiatrezeptorbindung auszeichnet

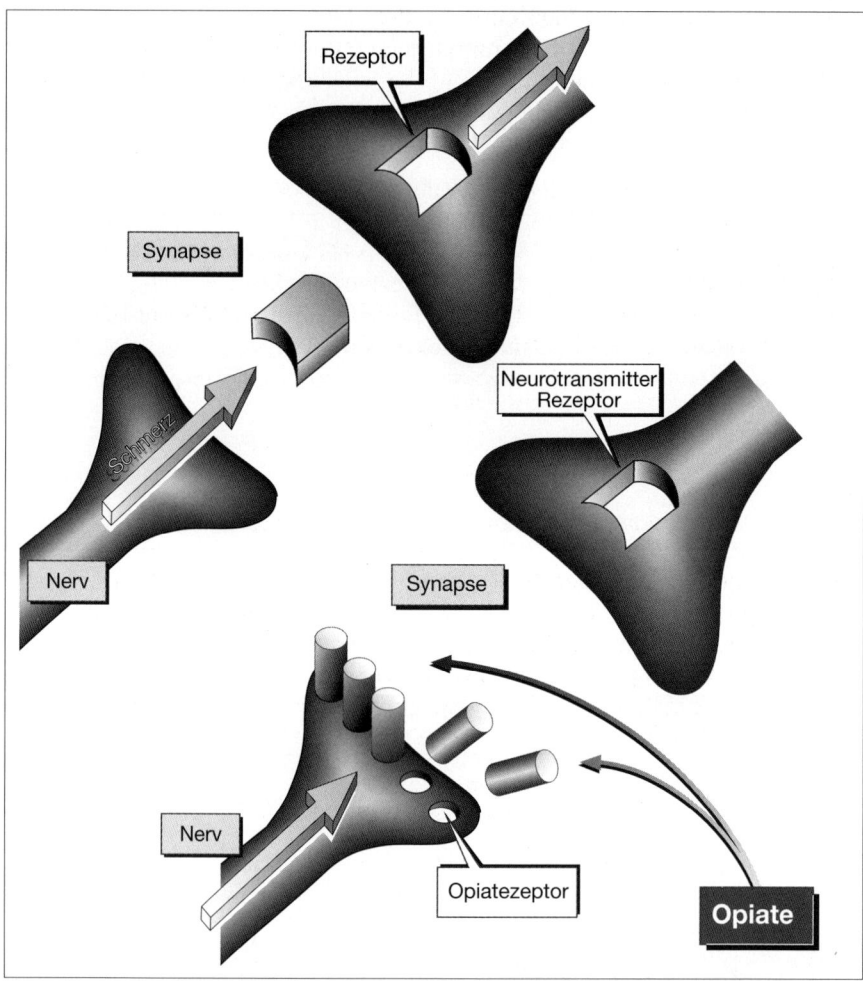

Abb. 5.4. Die blockierende Eigenschaft der Opioide auf die durch einen afferenten Schmerzimpuls induzierte Freisetzung eines Neurotransmitters an der Synapse

gangspunkt für die Regulierung von Zuwendung, Aufmerksamkeit und Perzeption. Diese Zentren weisen nach dem Pallidum die höchsten Konzentrationen an Methionin-Enkephalin auf (Hong 1977); wodurch die besondere Bedeutung dieser Areale in der Schmerzverarbeitung unterstrichen wird.

5.1.4 Opioidrezeptoren und Kreislauffunktion

Die Opioidrezeptoren im Nucleus tractus solitarii, der Ausgangsstelle für das noradrenerge dorsale Leitungsbündel, haben eine Bedeutung für die

Vigilanz und sie dämpfen den Hustenreflex. Des weiteren wird von hier aus eine orthostatische Hypotonie und eine Hemmung der gastralen Sekretion ausgelöst. Es ist aber auch das Kerngebiet, welches die sensorischen Afferenzen vom N. vagus und N. glossopharyngeus aufnimmt (Snyder 1978). Weitere Opioidbindestellen finden sich im

- Locus coeruleus, der als Ausgangspunkt des lateralen Sympathikus im Hirnstamm die Weitstellung der Gefäße in der Peripherie reguliert;
- Nucleus dorsalis nervi vagi im Hirnstamm, der als Ausgangspunkt für die Vagusstimulierung nach Opioidgabe angesehen wird,
- kaudalen Anteil des N. trigeminus, der für die Umschaltung sensorischer Afferenzen aus dem Gesichtsbereich verantwortlich ist.

5.1.5 Intrathalamische Opioidrezeptoren

Aufgrund der engen Nachbarschaft von Opioidbindungstellen zu den Schaltneuronen im lateralen Mesenzephalon, die den Schmerzimpuls zum Nucleus limitans und zum aktivierenden retikulären System (ARS) leiten, wird verständlich, warum Opioide nicht nur eine analgetische, sondern auch eine hypnotisch-sedative Komponente vermitteln.

Die Eigenschaft der Opioide, im wesentlichen den Übertritt der Schmerzmeldung in den Nucleus limitans und auf Interneurone zum limbischen System zu blockieren (Abb. 5.4) resultiert in:

- Schmerzlosigkeit (Analgesie) und einer
- fehlenden negativen Grundstimmung (Euphorie).

Der Schmerz wird nicht mehr als solcher empfunden, die Schmerzafferenz jedoch noch über den Nucleus ventrocaudalis parvocellularis (Abb. 4.1) zum postzentralen Kortex geleitet, wodurch eine Lokalisation möglich ist. Hierdurch wird erklärbar, warum unter Schmerzfreiheit durch Opioide der Reiz noch lokalisierbar ist. Der Schmerz hat jedoch seinen ihm sonst eigenen negativen Charakter verloren und wird nicht mehr als solcher erkannt und negativ empfunden.

6 Rezeptorinteraktion von Agonisten, Antagonisten und partiellen Agonisten

Opioide können sowohl in reine Agonisten, Antagonisten, als auch in gemischt-wirkende Agonisten/Antagonisten und partielle Agonisten unterteilt werden. Die unterschiedlichen pharmakologischen Eigenschaften der verschiedenen Klassen sind durch ihre Wechselwirkung mit spezifischen Bindestellen, den Opiatrezeptoren, im Bereich des zentralen Nervensystems zu erklären. Diese Rezeptoren befinden sich besonders in den Strukturen, welche an der Leitung, Verarbeitung sowie der Modulation von schmerzhaften Afferenzen beteiligt sind.

6.1 Unterschiedliche Wirkstärke der Opioide

So unterscheiden sich die verschiedenen Opioide einmal durch ihre *Affinität* zum Rezeptor, d.h. durch die Stärke, mit der sie am Rezeptor binden. Offensichtlich hat diese Affinität mit der Größe und der Form des Moleküls (der sterischen Konfiguration) und mit der Anpassung von Atomen und Atomgruppen an der Oberfläche des Rezeptors zu tun. Je genauer ein Ligand den „Strukturvorschriften" genügt, die ihm der Rezeptor vorgibt, um so spezifischer ist die Bindung (Abb. 6.1). Vereinfacht dargestellt, muß ein Ineinanderpassen von Ligand und Rezeptor, ähnlich dem Schlüssel-Schloß-Prinzip, vorliegen, bevor eine Wirkung ausgelöst werden kann. Die Affinität eines Opioids ist dann um so größer, je besser es in die Bindungsstelle am Rezeptor paßt und je stärker es dort gebunden wird.

Darüber hinaus haben Opioide jedoch noch eine zusätzliche, weitaus wichtigere Eigenschaft, nämlich die Fähigkeit, nach Bindung am Rezeptor, bei diesem eine *Konformationsänderung* zu induzieren. Sie führt zur Umwandlung des Rezeptormoleküls in einen funktionellen Zustand, d.h. der Öffnung eines Ionenkanals. Eine solche Eigenschaft, die vom Opioid ausgeht, nennt man *intrinsische Aktivität* („intrinsic activity"). Aufgrund ihrer Affinität (Bindungsstärke) am Rezeptor, als auch der unterschiedlichen intrinsischen Aktivität (Konformationsänderung) des Rezeptors wird eine unterschiedliche Wirkstärke (Analgesie) ausgelöst. Bevor ein Opioid eine Analgesie auslöst, muß es eine ausreichend hohe Affinität *und* intrinsische Aktivität am Rezeptor vorweisen (Abb. 6.2). Grundsätzlich kann fest-

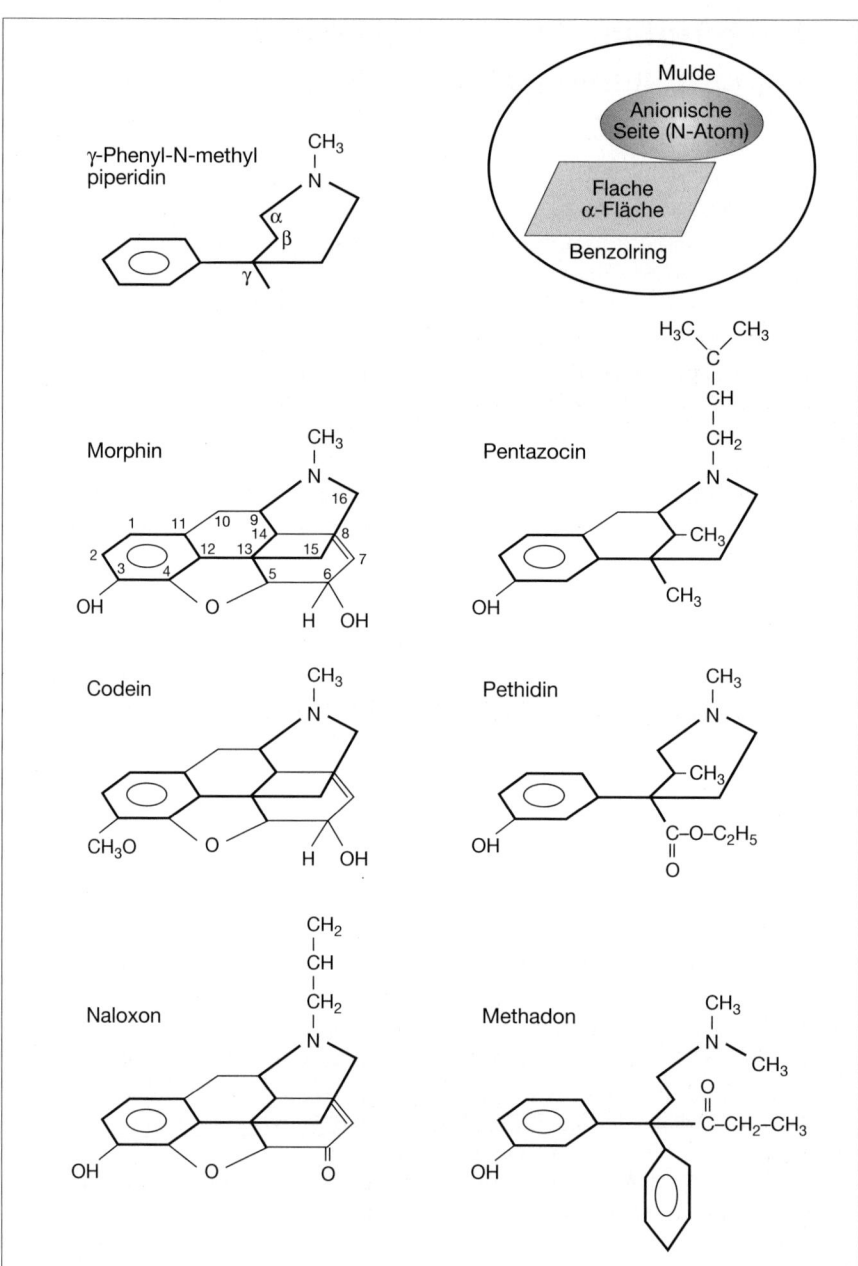

Abb. 6.1. Die Strukturformel einiger Opioide und die von ihnen ausgehende strukturelle Grundvoraussetzung, damit das Pharmakon mit dem spezifischen Opiatrezeptor interagiert. Entsprechend dem Konzept von Beckett u. Casy (Beckett 1965) sind im rechten oberen Bildanteil die topographischen Eigenschaften des hypothetischen Opiatrezeptors dargestellt. Durch Übereinanderlegen der Molekularstruktur des Opioids über das Modell wird offensichtlich, wie die Hauptanteile des Pharmakons sich zum Rezeptor verhalten

gestellt werden, daß mit höherer Paßform des Liganden zum Rezeptor, d.h. je stabiler der Pharmakonrezeptorkomplex ist, desto effektiver und „sauberer" auch seine Wirkung ist. Hohe Aktivität innerhalb einer Stoffklasse bedeutet niedere Bindung an andere unerwünschte Stellen mit daraus sich ergebender geringerer Toxizität. In der Tat ist es mit dem Opioid Sufentanil, aufgrund seiner hohen Affinität zum Rezeptor, auch gelungen, eine im Vergleich zu anderen Opioiden überdurchschnittlich geringere Toxizität und eine daraus sich ableitende große therapeutische Breite (z.B. Fentanyl 277; Sufentanil 26 716) zu entwickeln.

Reine Antagonisten wie z.B. Naloxon (Narcanti) weisen auch eine hohe Affinität zum Rezeptor auf. Ihre intrinsische Aktivität ist jedoch nur schwach oder gar nicht vorhanden, d.h. sie aktivieren den Rezeptor nicht. Nimmt man den Vergleich mit Schlüssel und Schloß, bedeutet dies, daß der Antagonist zwar in das Schloß paßt, das Schloß selbst aber nicht gedreht werden kann. Ein Antagonist ist jedoch in der Lage, aufgrund seiner guten Affinität zum Rezeptor, einen dort sitzenden Agonisten zu verdrängen (kompetitive Verdrängung); er bewirkt allein gegeben keine Analgesie (Abb. 6.3).

> Die Opioide induzieren mit zunehmender Affinität und intrinsischer Aktivität auch eine zunehmende analgetische Effektivität. Es kann folgende Beziehung aufgestellt werden: **Pethidin < Piritramid < Morphin < Buprenorphin < Alfentanil < Fentanyl < Sufentanil.**

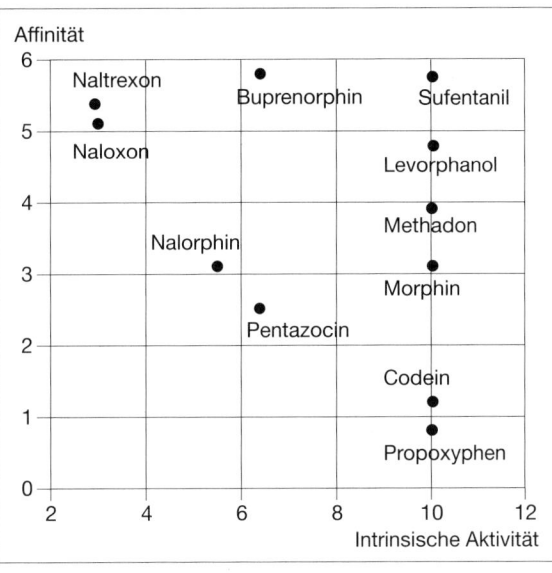

Abb. 6.2. Schematische Darstellung der unterschiedlichen intrinsischen Aktivität und Affinität verschiedener Opioide untereinander. Bei ähnlicher intrinsischer Aktivität von z.B. Sufentanil besteht jedoch eine höhere analgetische Potenz (1 000mal) gegenüber Morphin, die sich aus der größeren Affinität ableiten läßt

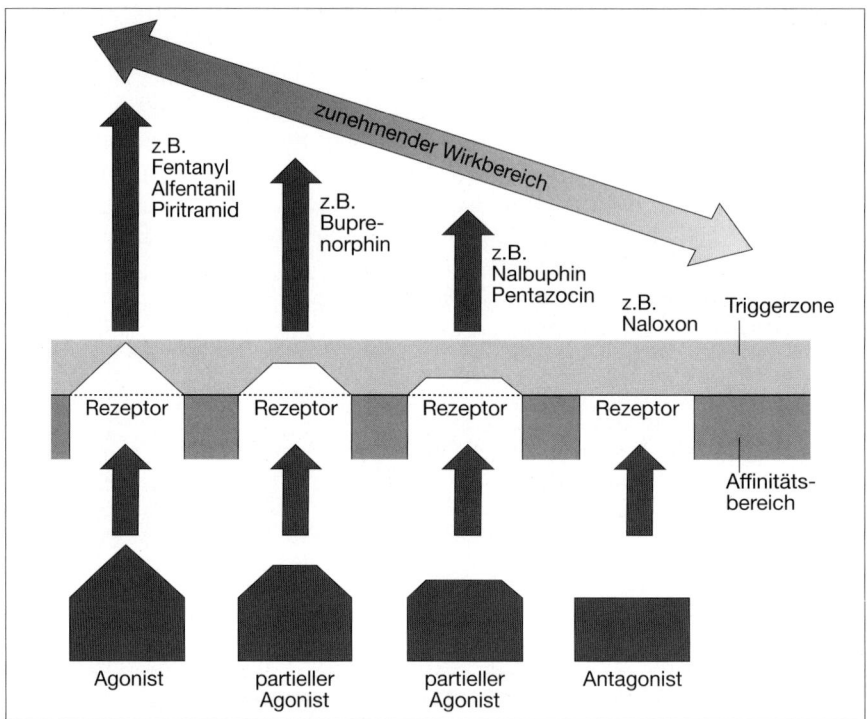

Abb. 6.3. Die Affinität verschiedener Opioide zum Rezeptor weist auf die Bindungseigenschaft hin. Erst das Ausmaß der intrinsischen Aktivität jedoch bewirkt eine unterschiedliche Wirkintensität. (Nach De Castro 1971)

6.2 Wirkmechanismus der Agonisten/Antagonisten

Im Gegensatz zu den Agonisten wie Morphin und den Antagonisten wie Naloxon gibt es noch die gemischt-wirkenden Agonisten/Antagonisten. Zum einen wirken sie bei vorangegangener Rezeptorbesetzung durch einen Agonisten wie ein Antagonist, d.h. sie verdrängen die Substanz von der Bindestelle. Andererseits können sie aber auch, allein verabreicht, wie ein reiner Agonist wirken, indem sie Analgesie vermitteln (Tabelle 6.1). Tramadol, das als Razemat vorliegt, nimmt hierbei eine besondere Stellung ein, als sein agonistischer (analgetischer) Wirkeffekt sowohl über Opiatrezeptoren (μ), insbesondere vom (+)-Enantiomer vermittelt wird. Das (−)-Enantiomer soll dagegen eine Hemmung der Wiederaufnahme von Serotonin und Noradrenalin am synaptischen Spalt bewirken (Raffa 1992). Somit gehen von beiden Enantiomeren antinozizeptive Eigenschaften aus, die über unterschiedliche Wirkmechanismen vermittelt werden. Aufgrund der engen Beziehung der monaminergen Neurotransmittoren in der Schmerzverarbei-

Tabelle 6.1. Die unterschiedliche agonistische (im Vergleich zu Morphin = 1) und antagonistische Potenz (im Vergleich zu Naloxon = 1) verschiedener Opioide. (Nach Freye 1987)

Produkt	Hersteller	Antagonismus	Agonismus
Butorphanol	Bristol-Meyers	0,025	11
Buprenorphin	Reckitt & Colmann		
	Boehringer	0,5	30
Levallorphan	Roche	0,2	1
Naloxon	Du Pont	1	0
Morphin	Merk	0	1
Nalbuphin	Du Pont	0,4	0,8
Pentazocin	Winthrop	0,04	0,4
Meptazinol	Weyth	0,02	0,15

tung kommt es hierbei zu einer synergistischen Wirkung in bezug auf die analgetische Wirkung. Der antagonistische Effekt, der sich im Tierexperiment nachweisen ließ (Yanagita 1978) ist klinisch jedoch nicht von Bedeutung.

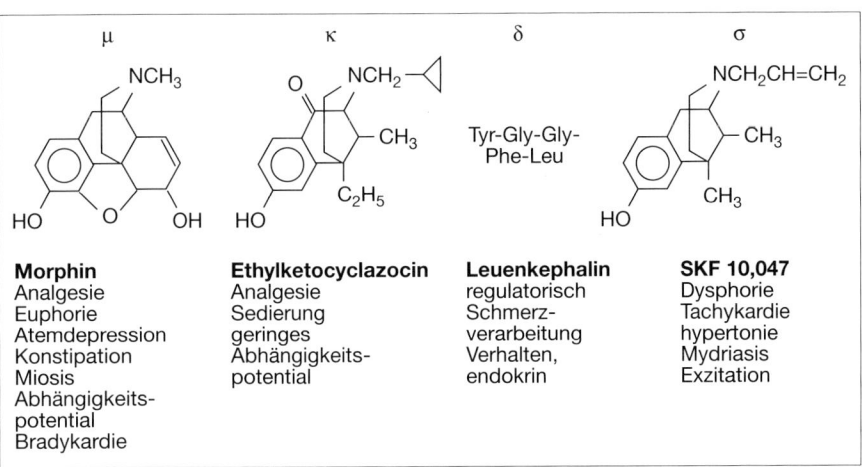

Abb. 6.4. Die Prototypen der mit den verschiedenen Opioidsubpopulationen interagierenden Substanzen und die hierdurch ausgelösten Wirkeffekte. (Nach Martin 1976)

6.2.1 Die verschiedenen Rezeptorpopulationen

Die duale Wirkung der klinisch relevanten Agonisten/Antagonisten kann durch die Wechselwirkung mit verschiedenen Untergruppen von Opiatrezeptoren erklärt werden (Abb. 6.4). Das Konzept multipler Bindestellen einer Rezeptorgruppe ist ähnlich dem der Katecholamine (β_1 bzw. β_2), wo der jeweilige Subrezeptor für die Vermittlung ganz bestimmter Effekte verantwortlich gemacht werden kann. So interagiert Morphin und andere wirkstarke Opioide, wie Fentanyl, Sufentanil (Sufenta) und Alfentanil (Rapifen), Piritramid (Dipidolor), mit dem sog. μ-Rezeptor, der für die Vermittlung der Opioideffekte wie:

- tiefe Analgesie,
- Atemdepression,
- Abhängigkeitsentwicklung,
- Bradykardie,
- Hypothermie sowie
- Miosis

verantwortlich gemacht werden kann.

Pentazocin (Fortral) wie auch Nalbuphin (Nubain) sowie Butorphanol (Stadol) vermitteln ihre antagonistische (verdrängende) Eigenschaft über den μ-Rezeptor. Ihre analgetische (agonistische) Wirkung wird dagegen über den sog. $\varkappa$-Rezeptor ausgelöst, für den das Ketocyclazocin als typischer Ligand angesehen wird (Abb. 6.4). Im Gegensatz zu den vorzugsweise am μ-Rezeptor angreifenden Liganden sind die $\varkappa$-Agonisten durch eine fehlende Selbstinjektion beim Affen charakterisiert, sie unterdrücken nicht das Abstinenzsyndrom morphinabhängiger Hunde oder Affen und es besteht keine Kreuztoleranz zu Morphin (Wood 1982). Diese Daten werden insofern verständlicher, wenn ein Antagonismus für $\varkappa$-Liganden am μ- und δ-Rezeptor offenbar wird (Wood 1984).

Im Grunde interagiert ein Opioid mit allen Rezeptorsubpopulationen. Hierbei gilt jedoch folgender Leitsatz:

> Die Affinität der verschiedenen Opioide zu den Rezeptorpopulationen ist unterschiedlich stark. Eine Präferenz der Bindung manifestiert sich in den jeweiligen klinischen Effekten.

Bei der Angabe der analgetischen Potenz von Opioiden ist zu berücksichtigen, daß die verabreichte Substanzmenge im Verhältnis zu Morphin gesetzt wird. Eine Aussage über die mit einer Substanz maximal zu erreichende Analgesie ist hieraus nicht abzuleiten. So ist die über den $\varkappa$-Rezeptor vermittelte Analgesie in ihrer Stärke der über den μ-Rezeptor ausgelösten Analgesie der reinen Agonisten (z.B. Piritramid, Alfentanil, Fentanyl, Sufentanil) unterlegen. Insbesondere kommt es bei Dosissteigerung der Agonisten/Antagonisten oberhalb des therapeutischen Bereichs zu einem „Ceilingeffekt", d.h. die Analgesie nimmt nicht zu und ein Plateau wird

Tabelle 6.2. Der vergleichende analgetische und der Ceilingeffekt verschiedener gemischt wirkender Agonisten/Antagonisten. (Mod. nach De Castro 1982; Freye 1987)

Produkt	Wirkpotenz im Vergleich zu Morphin = 1	Analgetischer Ceilingeffekt (mg/70 kg i.v.)	Äquianalgetische Dosis bezogen auf mg/70 kg
Buprenorphin	30–40	>1,2	0,3
Nalbuphin	0,8	240	20–40
Pentazocin	0,4	90	30–60
Butorphanol	5–8	10	2–4
Meptazinol	0,09	400	100

erreicht (Tabelle 6.2). Statt dessen nehmen die Nebenwirkungen wie Übelkeit, Erbrechen und Dysphorie zu. Eine weitere spezielle Eigenschaft der Agonisten/Antagonisten ist ihr Ceilingeffekt hinsichtlich einer Atemdepression sowie ihre, im Vergleich zu den reinen Agonisten, geringere Inzidenz, eine Abhängigkeit zu induzieren. Dieser Effekt ist von untergeordneter Bedeutung, da beim *klinisch indizierten Einsatz* von Opioiden eine Abhängigkeitsentwicklung praktisch nicht auftritt.

Notabene! Buprenorphin (Temgesic) und Meptazinol (Meptid) werden von einigen Autoren auch als morphinartige Agonisten/Antagonisten (partielle Agonisten) eingestuft. Nach der Verdrängung eines Liganden vom µ-Rezeptor induzieren sie über den gleichen Rezeptor eine ihnen eigene analgetische Wirkung. Meptazinol soll zusätzlich über eine Zunahme zentralcholinerger Aktivitäten Analgesie vermitteln.

Neben dem µ- und $\varkappa$-Rezeptor ist der sog. δ-Rezeptor die Bindestelle, mit der hauptsächlich die endogenen Opioide (Enkephaline) interagieren. Diese spielen eine übergeordnete Rolle bei der Schmerzmodulation (Freisetzung bei Streß- → Anheben der Schmerzschwelle), sind an der Auslösung verschiedener Verhaltensweisen eines Individuums beteiligt und regulieren die Freisetzung der Hormone aus der Hypophyse (Prolactin, STH, ACTH, TSH).

Schließlich ist noch der σ-Rezeptor zu nennen, für den das N-Allynormetazocin (SKF 10,047) ein typischer Ligand ist (Abb. 6.4). Diese Rezeptorgruppe ist für die Vermittlung exzitatorischer Effekte wie Hypertonie, Tachykardie und Dysphorie verantwortlich. Da die gemischt wirkenden Agonisten/Antagonisten, besonders wenn sie im hohen Dosisbereich gegeben werden, auch mit dieser Rezeptorgruppe partiell interagieren, könnte hierin eine Erklärung für die öfters zu beobachtenden Nebenwirkungen zu finden sein.

Die σ-Rezeptorgruppe ist jedoch streng genommen nicht den Opiatrezeptoren zuzuordnen, da mit ihnen auch Pharmaka wie Phencyclidin (PCP, „angel dust") (Sircar 1983) und Ketamin (Finck 1981) interagieren und die

Tabelle 6.3. Bindungsaffinitäten verschiedener Opioide zu den 4 hauptsächlichen Rezeptorsubpopulationen, gemessen an Hirnhomogenaten von Meerschweinchen. (Nach Schmidt 1985)

Opioid	$K_j(nM)$				Quotient
	μ	δ	$\varkappa$	σ	$\sigma/\varkappa$
Morphin (μ)	38	510	1 900	>100 000	>2 600
DADL-Enkephalin (δ)	150	1,8	>10 000	>100 000	–
(–)-Ethylketocyclazocin ($\varkappa$)	2,3	5,2	2,2	19 000	8 600
(+)-Ethylketocyclazocin	2 500	>10 000	1 600	55	0,034[a]
(+)-SKF 10,047 (σ)	1 880	19 000	1 600	48	0,03[a]
Nalbuphin	6,3	163	66	>100 000	>1 500
(±)-Pentazocin	39	467	87	18	0,21[a]
(±)-Cyclazocin	0,45	6,3	5,9	36	6,1[a]
(±)-Bremazocin	0,90	2,8	0,67	195	290[a]
(±)-Butorphanol	1,7	13	7,4	2 300	310[a]
Buprenorphin	0,77	2,2	1,1	>100 000	>91 000
Naloxon	1,1	16	12	>1 000 000	>83 000
Naltrexon	0,46	9,4	6,5	>100 000	>15 000

[a] Opioide mit hohem psychotomimetischen Potential.

Effekte sehr schlecht durch Naloxon aufzuheben sind. Insbesondere ist die Affinität verschiedener Benzomorphanabkömmlinge zum sog. σ-Rezeptor in verschiedenen Hirnarealen und in der Peripherie einzig dem (+)-Isomeren zuzuordnen (Kaiser 1991). Diese Stereoselektivität verhält sich konträr zur Selektivität von Liganden, die vornehmlich am Opiatrezeptor binden. Denn mit ihm interagiert vorzugsweise das Levo(-)-Isomer, von dem die eigentliche pharmakologische Wirkung ausgeht (McKnight 1991).

Die unterschiedliche Affinität der einzelnen Opioide zu den verschiedenen Subpopulationen wird in Bindungs- und Verdrängungsstudien an Hirnhomogenaten offenbar; je nachdem, ob niedrige oder hohe Konzentrationen einer fraglichen Substanz in der Lage sind, den Prototypen des jeweiligen Liganden vom Rezeptor zu verdrängen, kann auf eine höhere oder niedrigere Affinität der getesteten Substanz geschlossenw erden (Tabelle 6.3).

Folgende radioaktiv markierte Liganden wurden als Prototypen einer selektiven Bindung verwendet: Für den μ-Rezeptor das Morphin, für den δ-Rezeptor das D-Ala-D-Leu-Enkephalin, für den $\varkappa$-Rezeptor das (–)-Ethylketocyclazocin, für den σ-Rezeptor das (+)-SKF 10,047 (N-Allyl-normetazocin). Je geringer die Konzentration (nM), die zur Verdrängung notwendig ist, desto größer ist die Rezeptorselektivität.

So interagiert Morphin ausgesprochen stark mit dem μ-Rezeptor, weniger stark mit dem δ-Rezeptor, sehr schwach mit dem $\varkappa$-Rezeptor und fast gar nicht mit dem σ-Rezeptor. Im Gegensatz hierzu bindet das endogene Opioid D-Ala-D-Leu-Enkephalin sehr gut mit dem δ-Rezeptor, für den es wohl den eigentlichen Liganden darstellt; es bindet schwach mit dem μ-Rezeptor und gar nicht mit dem ϰ- und σ-Rezeptor. Der prototyp für ϰ-Bindung, das Ethylketocyclazocin, bindet sehr stark sowohl mit dem ϰ-, als auch mit dem μ-Rezeptor, weniger mit dem δ- und fast gar nicht mit dem σ-Rezeptor. Der klassische σ-Ligand, das (+)-SKF 10,047 (N-Allyl-normetazocin), bindet naturgemäß stark mit dem σ-Rezeptor und sehr schwach mit allen anderen Subpopulationen. Unter den gemischt wirkenden Agonisten/Antagonisten zeigt Nalbuphin eine besonders starke Bindung zum μ-Rezeptor, wo es jedoch antagonistisch wirkt. Es bindet aber auch gut an den ϰ-Rezeptor, wodurch die Analgesie ausgelöst wird, mäßig an den δ-Rezeptor und fast gar nicht an den σ-Rezeptor. Letzteres weist auf ein geringes psychotomimetisches Potential hin. Im Gegensatz hierzu bindet Pentazocin mäßig stark mit dem ϰ-Rezeptor, schwach mit dem δ-Rezeptor und stark mit dem σ-Rezeptor, wodurch die gelegentlich zu beobachtenden psychotomimetischen Effekte zu erklären wären. Weitere Agonisten/Antagonisten zeigen, wie Pentazocin, ähnliche Affinitäten zu den σ- und den ϰ-Rezeptoren, was auf ein Potential für dysphorische Nebenwirkungen schließen läßt. Eine Ausnahme hiervon ist das Buprenorphin, welches sowohl mit μ-, ϰ- (antagonistisch) als auch den δ-Rezeptoren eine hohe Bindungsaffinität aufweist, während mit dem σ-Rezeptor eine Bindung nicht nachweisbar ist.

Tabelle 6.4. Die Umkehr der durch ED_{50}-Dosen ausgelösten Antinozizeption (Phenylchinonkrümmungstest; *PQW* „phenylquinone-writhing") mit Hilfe von Naloxon bei der Maus. (Nach Schmidt 1985)

Opioid	PQW-ED_{50} nach 20 min	Naloxonantagonismus
	(mg/kg subkutan)	(mg/kg subkutan)
μ-Agonist: Oxymorphon	0,032	0,013
Morphin	0,69	0,019
Etonitazene	0,0014	0,027
Sufentanil	0,0023	0,041
Fentanyl	0,032	0,046
Agonist/Antagonist: Pentazocin	1,9	0,039
Butorphanol	0,067	0,054
Nalbuphin	1,1	0,062
Nalorphin	1,1	0,063
ϰ-Agonist: Etylketocyclazocin	0,13	0,069
Bremazocin	0,0094	0,091
U50, 488H	1,1	0,16
Tifluadom	0,27	0,36

Die reinen Antagonisten Naloxon und Naltrexon wirken mit unterschiedlicher Affinität auf alle 3 Rezeptorpopulationen μ, $\varkappa$, und δ, bei einer gemeinsamen Präferenz für die μ-Gruppe. Hieraus wird verständlich, daß Naloxon bzgl. seiner antagonistischen Wirkstärke bei allen 3 Opioidpopulationen unterschiedliche Dosis-Wirk-Bereiche aufweist. Die niedrige Dosis, mit der die analgetische Wirkung von Oxymorphon aufgehoben werden kann (Phenylchinonkrümmungstest bei der Maus), weist auf eine hohe Selektivität mit dem μ-Rezeptor hin (Tabelle 6.4). Ähnlich niedrig liegen die Dosen für Morphin und geringfügig höher für Fentanyl und Sufentanil. Bei den gemischt wirkenden Agonisten/Antagonisten, insbesondere bei Butorphanol, Nalbuphin und Nalorphin, sind viel höhere Dosen von Naloxon notwendig, um eine über den $\varkappa$-Rezeptor vermittelte Analgesie umzukehren. Dies beruht auf der geringeren Affinität von Naloxon zum $\varkappa$-Rezeptor. Noch höhere Dosen von Naloxon sind bei der dritten Gruppe von Opioiden, den sog. reinen $\varkappa$-Agonisten, notwendig, um eine durch sie ausgelöste Antinozizeption aufzuheben. Neben Bremazocin ist besonders Tifluadom aufgrund seiner intensiven $\varkappa$-Bindung schlecht durch Naloxon vom Rezeptor zu verdrängen. Bei den $\varkappa$-Liganden sind spezifische $\varkappa$-Antagonisten in der Lage, die Effekte aufzuheben (Schaal 1986).

6.3 Topographische Verteilung der Opiatrezeptoren

Es liegt eine topographisch unterschiedliche Verteilung der verschiedenen Rezeptorsubpopulationen im ZNS vor, was auf unterschiedliche Wirkmechanismen in der Vermittlung von Analgesie hinweist. So haben die μ-selektiven Opioide wie Morphin, Fentanyl, Alfentanil und auch Sufentanil aufgrund der hohen μ-Rezeptordichte einen primären Wirkort im Hirnstamm. Aus der engen Nachbarschaft zu den atem- und kreislaufregulatorischen Zentren ergibt sich eine entsprechende Beeinflussung dieser Vitalfunktionen durch μ-Liganden (Abb. 6.5). Anders verhält sich das Verteilungsmuster für die $\varkappa$-Liganden. Die dichteste $\varkappa$-Konzentration liegt im Kortexbereich (Lamina V, VI) (Foote 1982); so daß weniger eine Atem- und Kreislaufbeeinflussung im Vordergrund steht, es jedoch zu einer ausgeprägten Sedierung kommt. Auch ist die geringere Tendenz, Sucht- und Abhängigkeitsentwicklung der $\varkappa$-Liganden dadurch zu erklären, daß ein hierfür in Frage kommendes Areal wie das limbische System nur eine sehr geringe $\varkappa$-Dichte aufweist.

Die spezifische $\varkappa$-analgetische Wirkung, die sich von der durch μ-Liganden vermittelten Antinozizeption durch eine geringere Wirkeffektivität auszeichnet, ist durch die tief im Kortex lokalisierten Rezeptoren zu erklären, wo die $\varkappa$-Verdrängung durch Morphin weniger effektiv ist. In der Lamina VI des Kortex befinden sich Zellen, die speziell zum Thalamus ziehen und den sensorischen Input (Analgesie und Weckfunktion) vom Thalamus zum Kor-

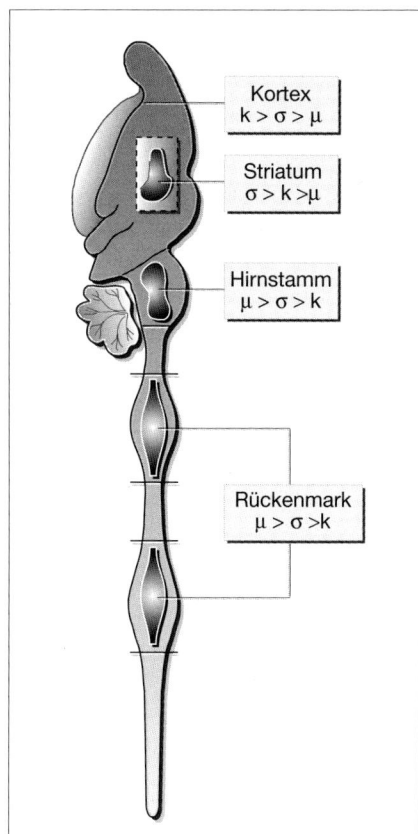

Kortex
k > σ > μ

Striatum
σ > k >μ

Hirnstamm
μ > σ > k

Rückenmark
μ > σ >k

Abb. 6.5. Dichteverteilung von μ-, ϰ- und δ-Rezeptoren im ZNS der Ratte nach Verdrängungsstudien mit Morphin (μ-selektiv), Ketocyclazocin (ϰ-selektiv) und SKF 10,047 (σ-selektiv). (Nach Della Bella 1978)

tex regulieren. Einige Dendriten der Pyramidenzellen dieser Schicht ziehen auch zum Hirnstamm, wodurch das aktivierende retikuläre System (ARS) beeinflußt werden kann (Goodman 1982). Neben der 3 hauptsächlich für Opioidliganden in Frage kommenden Rezeptorsubpopulationen, die eine unterschiedliche Verteilung, funktionelle Bedeutung und Bindungsaffinitäten im Gehirn aufweisen, verteilen sich 22 % auf den μ-, 36 % auf den ϰ- und 42 % auf den δ-Rezeptor (Kosterlitz 1980) (Goodman 1982).

6.4 Klinische Bedeutung der ϰ-Liganden

Ein Nachteil der „reinen" ϰ-Liganden ist jedoch die ihnen innewohnende Dysphorie. Erste Verträglichkeitsstudien mit dem ϰ-Liganden Bremazocin am Menschen wiesen auf ausgeprägte halluzinatorische Effekte hin, so daß von einem breiten klinischen Einsatz dieser Substanzgruppe Abstand

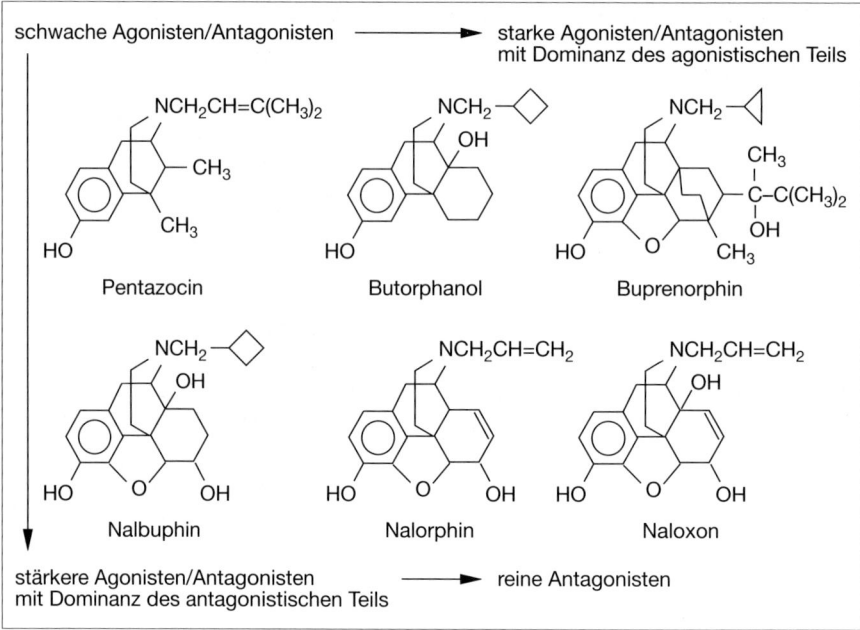

Abb. 6.6. Zunehmende agonistische *(obere Reihe)* bzw. zunehmende antagonistische *(untere Reihe)* Wirkstärke verschiedener Agonisten/Antagonisten mit Darstellung der jeweiligen chemischen Struktur. (Nach Freye 1987)

genommen wurde. Somit sind es nur die gemischt wirkenden Agonisten/ Antagonisten wie Nalorphin, Pentazocin, Butorphanol und Nalbuphin, die, klinisch nutzbar, über den ϰ-Rezeptor Analgesie vermitteln. Aufgrund unterschiedlicher Seitenketten sind hierbei auch wechselnde agonistische bzw. antagonistische Wirkintensitäten nachweisbar (Abb. 6.6).

7 Wünschenswerte Effekte und Nebenwirkungen der Opioide

7.1 Die durch Opioide ausgelöste Atemdepression

Bei der Anwendung von Opioiden ist zu berücksichtigen, daß neben wünschenswerten Effekten auch Nebenwirkungen zu erwarten sind. Eine der hauptsächlichsten Nebenwirkung ist die durch das Opioid ausgelöste zentrale Atemdepression. Diese ist direkt proportional der analgetischen Stärke des jeweiligen Opioids. So können schon geringe Mengen der potenten Analgetika Fentanyl oder Sufentanil eine Atemdepression auslösen, während weniger wirkstarke Opioide wie z.b. Codein oder Tramadol, selbst in Dosen über den therapeutischen Wirkbereich hinaus, zu keiner nennenswerten Beeinflussung der Atmung führen (Abb. 7.1). Diese Pharmaka zeichnen sich allerdings auch dadurch aus, daß sie eine geringere analgetische Wirkpotenz haben.

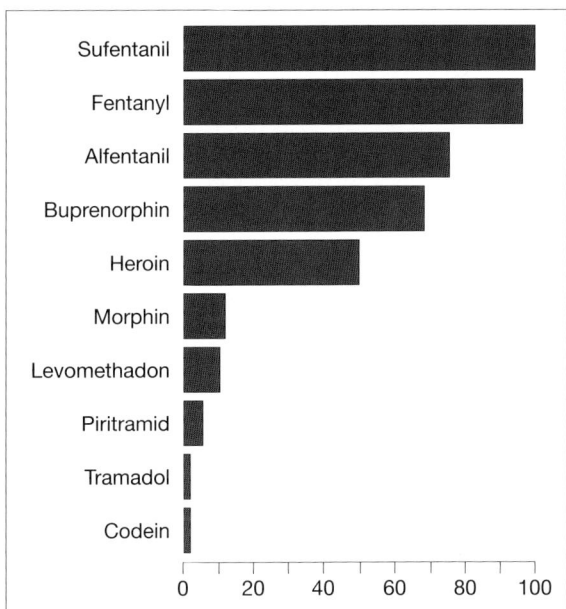

Abb. 7.1. Die durch Opioide ausgelöste unterschiedliche Wirkstärke einer Atemdepression nach Verabreichung äquianalgetischer Dosen

Nach der Injektion eines Opioids kann zeitlich nacheinander beobachtet werden:

1. eine Verlangsamung der Atmung (Bradypnoe) mit partieller Kompensation durch Vergrößerung des Atemzugvolumens;
2. eine Atmung, welche nur durch Stimuli wie Hypoxie, Hyperkapnie, sowie periphere Reize (Lärm, Schmerz) initiiert werden kann;
3. eine Zeitspanne, in der das Atmen vergessen wird (sog. Kommandoatmung) sowie
4. die komplette Apnoe; trotz Anruf atmet der Patient nicht mehr spontan und muß beatmet werden.

Diese zentral ausgelöste Atemdepression beruht auf einer Hemmung atemregulatorischer Zentren in Pons und Medulla oblongata (Florez 1978) mit verminderter Ansprechbarkeit auf den CO_2-Partialdruck (p_aCO_2) des Blutes (Ngai 1961).

Diese Atemdepression kann sofort und erfolgreich durch einen der spezifischen Opiatantagonisten (z.B. Naloxon) aufgehoben werden. Hierbei verdrängt der Antagonist, aufgrund seiner höheren Affinität zum Rezeptor, den Agonisten (kompetitive Verdrängung) setzt sich an seine Stelle, und der atemdepressive Effekt wird umgekehrt. In der Klinik wird empfohlen, eine opioid-induzierte Atemdepression durch titrierte Dosen von Naloxon zu antagonisieren (Abb. 7.2), damit

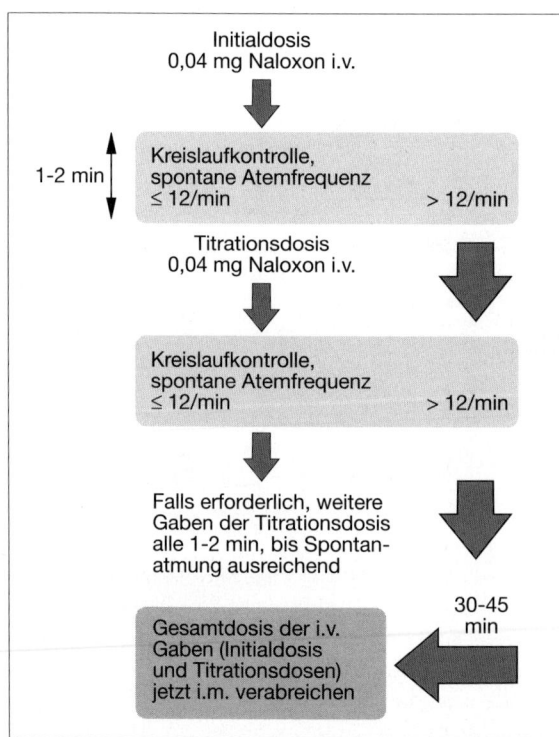

Abb. 7.2. Schema zur titrierten Gabe von Naloxon (Narcanti) bei Umkehr einer postoperativ opioidbedingten Atemdepression

– eine wünschenswerte Analgesie erhalten bleibt und
– ein akutes Abstinenzsyndrom mit Tachykardie und Hypertonie nicht ausgelöst wird.

Bei einer Antagonisierung ist daran zu denken, daß die Halbwertszeit von
Naloxon zwischen 20–30 min zu veranschlagen ist (Freye 1983). Somit ist
davon auszugehen, daß nach Beendigung der Wirkung des Antagonisten
eine Remorphinisierung über die im Organismus noch verbliebenen Rest-
mengen des Opioids möglich ist (Stoeckel 1979).

Die Atemdepression nach einer vorangegangenen Opioidgabe kann aber
auch mit einem Agonisten/Antagonisten therapiert werden. Hierzu eignen
sich solche Pharmaka, die ein ausreichendes antagonistisches Wirkprofil
besitzen. Einer dieser Vertreter ist Nalbuphin (Nubain), welches aufgrund
der geringeren antagonistischen Wirkstärke zu Naloxon (s. Tabelle 6.1) einen
nicht so brüsken Umkehreffekt ausübt und auch eine längere Wirkdauer (2-
bis 3mal länger als Naloxon) haben soll (Freye 1985; Magruder 1982).

7.1.1 Faktoren die eine opioidbedingte Atemdepression beeinflussen

Nach Opioidgabe ist grundsätzlich mit einer verlängerten Atemdepression
bei den Patienten zu rechnen, die gleichzeitig Pharmaka verabreicht bekommen, wo

– Hemmung der Biotransformation in der Leber, wie z.B. nach Kontrazeptiva, Zytostatika, Antiarrhythmika, Psychopharmaka, systemisch applizierten Antimykotika, Dehydrobenzperidol und volatilen Anästhetika
  vorliegt (Becker 1976; Corall 1980; Harper 1976; Lehmann 1982; Schaer
  1978). Ursächlich ist eine Wirkverlängerung durch die Hemmung der
  Konjugation an Glucuronide und der oxidativen Dealkylierung vor, metabolische Wege, die für den eigentlichen Abbau und damit Beendigung der
  Wirkung verantwortlich sind.
– eine Verdrängung des Opioids aus seiner Proteinbindung vorliegt (z.B.
  Phenylbutazon und alle Cumarinderivate), so daß mehr freie Wirksubstanz zur Verfügung steht (Elstrom 1977; Gibaldi 1975; MacClain 1980;
  Olson 1975).

Auch führt eine Hypoproteinämie oder Azidose, die eine geringere Bindung
des Opioids an Plasmaproteine zur Folge hat, zu einer höheren Konzentration freier Wirksubstanz und einem verlängerten Wirkeffekt.

Eine erhöhte renale Rückresorption wird ebenfalls diskutiert, dieser
Effekt ist jedoch von eher untergeordneter Bedeutung (Corall 1980).

Die gastroenterale Rezirkulation als Ursache einer Remorphinisierung
(Stoeckel 1979) ist nur bedingt in Erwägung zu ziehen, da selbst nach oraler
Gabe hoher Dosen des Opioids Fentanyl (0,3 mg) ein nur sehr geringer
Anstieg des Plasmaspiegels im Blut nachzuweisen war (Lehmann 1982).

Folgende Faktoren führen nach einer Narkose mit Opioiden öfters dazu, daß ein Opioidüberhang bzw. eine Remorphinisierung mit einer daraus resultierenden Atemdepression auftritt:

1. eine exzessive Prämedikation mit Opioiden;
2. eine Prämedikation mit einem langwirkenden Benzodiazepin (Vigilanzminderung, Wirkpotenzierung und -Verlängerung);
3. hohe intraoperative Volumenkonzentrationen eines volatilen Anästhetikums (verringerte Biotransformation durch die Leber);
4. die fraktionierte intraoperative Gabe kleiner Opioiddosen (Akkumulation des Pharmakons im peripheren Speicher mit verspäteter Rezirkulation);
5. keine Verwendung einer ausreichend hohen Sättigungsdosis des Opioids schon zu Beginn der Narkose;
6. die langfristig kontinuierliche Infusion mit Opioiden (Auffüllen der tiefen peripheren Speicher);
7. die Kombination von Opioiden mit unterschiedlichen Halbwertszeiten;
8. eine unkritische Gabe von Bikarbonat und/oder THAM (Alkalose führt zur Rezirkulation von Opioiden aus den peripheren Depots);
9. ein nichtkorrigierter Blutverlust (verminderte Proteinbindung und damit mehr freie Wirksubstanz);
10. keine ausreichende Berücksichtigung, daß Antidotgabe nicht langfristig einen Überhang verhindert.

7.1.2 Die unterschiedliche Rezeptorinteraktion und ihre Bedeutung für die opioidspezifische Atemdepression

Schon 1976 wurde vermutet, daß sowohl Opioidanalgesie wie auch Atemdepression durch unterschiedliche Populationen von Rezeptoren vermittelt werden (Martin 1976). Dieser Befund erhielt in bezug auf Fentanylabkömmlinge in letzter Zeit insofern eine Bestätigung, als unterschiedliche Rezeptoren für die Vermittlung einer Atemdepression nachgewiesen wurden (Yeadon 1990). Zusätzliche Beweise für diese Annahme lieferten Ergebnisse, bei denen mit Hilfe eines selektiven Antagonisten (Naloxonazin) die morphinbedingte Analgesie, nicht jedoch die Atemdepression antagonisiert werden konnte (Ling 1985). Dies führte zu der Annahme, daß Analgesie und Atemdepression durch μ-Rezeptorsubpopulationen (μ_1 bzw. μ_2) vermittelt werden (Pasternak 1986; Pasternak 1988). So soll die unter Sufentanil im Vergleich zum Fentanyl größere Analgesie bei geringerer Atemdepression (Clark 1987; Bailey 1990) aufgrund einer vorzugsweisen Bindung am μ_1- bei geringerer Affinität zum μ_2-Rezeptor beruhen.

Andererseits weisen aber auch Ergebnisse mit unterschiedlichen δ-spezifischen endogenen Peptidliganden darauf hin, daß dem δ-Rezeptor, was die Analgesie betrifft, eine modulierende Funktion zukommt. So konnte näm-

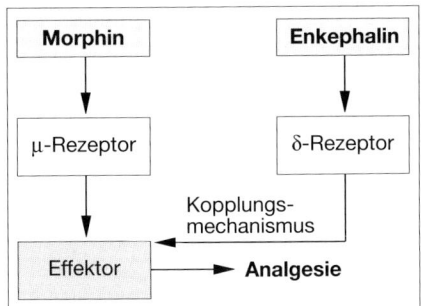

Abb. 7.3. Die modulierende Eigenschaft des δ-Rezeptors auf die vom μ-Rezeptor ausgehenden Effekte wie Analgesie und Atemdepression. (Nach Vaught 1982)

lich mit subanalgetischen Dosen des δ-selektiven Peptids D-Ala^2-D-Leu-Enkephalin eine morphininduzierte Analgesie verstärkt werden, während D-Ala^2-Met-Enkephalinamid die Analgesie verringerte (Vaught 1982). Dem δ-Rezeptor kann somit eine modulierende Eigenschaft auf die über μ-Liganden ausgelöste Analgesie zugesprochen werden (Abb. 7.3).

Die Bedeutung des δ-Rezeptors in diesem Komplex besteht nicht darin, von sich aus Analgesie auszulösen, sondern über eine Modulation des Kopplungsmechanismus mit dem Effektor eine Verstärkung der Analgesie zu bewirken. Diese Vorstellung hat insofern eine klinische Bedeutung, über einen zusätzlichen δ-selektiven Liganden die Analgesie zu verstärken, ohne daß eine Zunahme des atemdepressorischen Effektes auftritt.

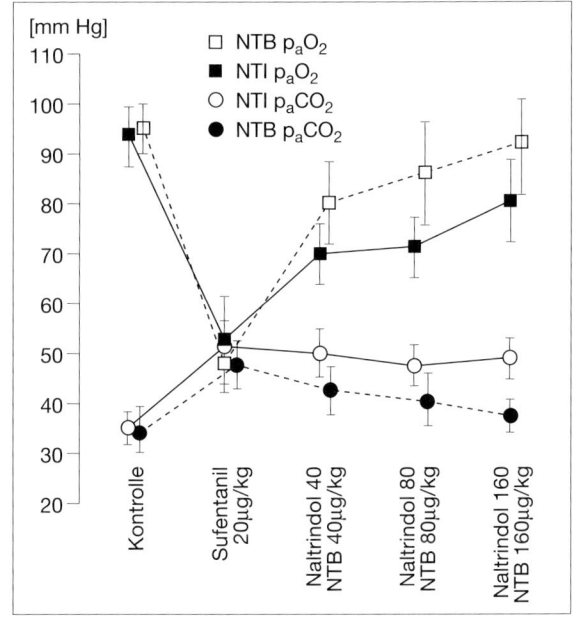

Abb. 7.4. Eine durch Sufentanil ausgelöste Atemdepression läßt sich am Tier, bei erhaltener antinozizeptiver Wirkung, durch selektive δ-Antagonisten umkehren. Hierbei erwies sich der Antagonist Naltriben (NTB), ein Benzofurananalog von Naltrindol (NTI), als effektiver, da es eine bessere Blut-Hirn-Gängigkeit aufweist. (Nach Freye 1992)

Andererseits wird aber auch von anderen Arbeitsgruppen postuliert, daß die gleichzeitige von Opioiden ausgehende δ-Rezeptorinteraktion auch in eine verstärkte Atemdepression mündet (Freye 1991). So konnte mit Hilfe eines hochselektiven δ-Antagonisten eine durch Sufentanil induzierte Atemdepression selektiv umgekehrt werden, ohne daß der analgetische Anteil eine Einbuße erlitt (Freye 1992). Diese Ergebnisse gewinnen dann eine praktische Bedeutung, wenn sich der atemdepressive Effekt der scheinbar so selektiven μ-Liganden Fentanyl bzw. Sufentanil antagonisieren läßt und die Analgesie bestehen bleibt. Eine solche Hypothese scheint sich zu bestätigen, denn sowohl Fentanyl als auch Sufentanil weisen in Rezeptorbindungsstudien auch eine geringe Affinität (sog. niedrig-affine Bindungsstelle) mit dem δ-Rezeptor auf (Magnan 1982). Ob hierbei μ- und δ-Rezeptor unabhängig voneinander operieren, oder ob der δ-Rezeptor einen modulierenden bis verstärkenden Effekt auf die vom μ-Rezeptor ausgehende Analgesie und Atemdepression ausübt, bleibt noch offen. Anhand experimenteller Daten mit den hochselektiven δ-Antagonisten Naltrindol und Naltriben (Portoghese 1988; Sofuoglu 1990; Takemori 1992) konnte demonstriert werden, daß der δ-Rezeptor, selbst bei der Vermittlung einer durch den μ-spezifischen Agonisten Sufentanil ausgelösten Atemdepression, eine entscheidende Rolle spielt. Denn bei erhaltener antinozizeptiver Wirkung war dosisabhängig eine Umkehr von Hypoxie und Hyperkapnie zu erreichen (Abb. 7.4).

7.2 Sedativ-hypnotische Wirkung der Opioide

Der sedierende Effekt der Opioide geht mit der Eigenschaft einher, den Schlaf (Hypnos) auszulösen. Dieser Effekt ist besonders bei den gemischt wirkenden Agonisten/Antagonisten ausgeprägt, während Morphin als reiner Agonist eine Mittelstellung einnimmt (Abb. 7.5). Die hypnotische Wirkung der Opioide macht man sich in der Prämedikation und in der postoperativen Schmerztherapie zu Nutze, wo ein sedierter Zustand beim Patienten wünschenswert erscheint. Ein wirkstarkes Opioid wie das Fentanyl dagegen zeichnet sich jedoch durch einen sehr geringen hypnotischen Effekt aus. Ein solches Opioid muß während der Narkose, zur Komplettierung des Schlafes, mit einem volatilen Anästhetikum (Halothan, Enfluran oder Isofluran) in Form der balanzierten Narkosetechnik, einem Benzodiazepin (Diazepam, Midazolam), einem Neuroleptikum (Dehydrobenzperidol in Form der klassischen Neuroleptnarkose) oder mit einem reinen Hypnotikum (Etomidat, Propofol) kombiniert werden.

Der hypnotische Effekt der Opioide ist jedoch nicht zu verwechseln mit dem durch Barbiturate eingeleiteten schlafähnlichen Zustand. Während im ersten Fall der Patient jederzeit weckbar ist, weisen speziell Barbiturate eine dosisabhängige kortikale Dämpfung auf, die über eine verlangsamte

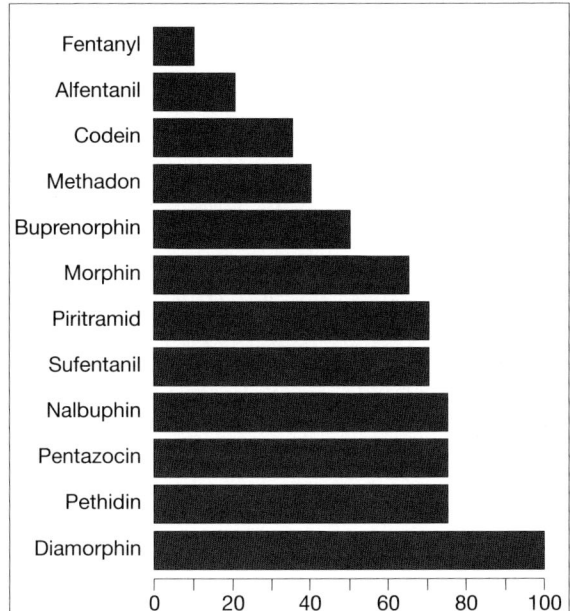

Abb. 7.5. Der hypnotische, schlafanstoßende Effekt der verschiedenen Opioide im Vergleich zueinander. (Mod. nach De Castro 1968 und Freye 1983)

Reaktion zu Somnolenz und bei Höchstdosen bis hin zum Koma reichen kann. Dies gilt auch für hohe Dosen von Benzodiazepinen. Aus diesem Zustand ist der Patient selbst mit stärksten Reizen nicht zu wecken.

7.3 Antitussive Wirkung der Opioide

Schließlich bedingen Opioide eine Blockade des Hustenzentrums mit einhergehender Unterdrückung der Atemwegsreflexe, so daß ein Endotrachealtubus besser toleriert wird. Diesen Teilaspekt macht man sich besonders bei Intensivpatienten zu Nutze.

Die antitussive Wirkung der Opioide entspricht der Eigenschaft, eine hustendämpfende Wirkung zu entfalten. Der hustendämpfende Effekt der Opioide scheint nicht auf eine spezielle Rezeptorpopulation beschränkt zu sein, da Stereoselektivität für diese Wirkung nicht nachgewiesen werden konnte. Auch ist die Umkehrbarkeit mit Naloxon weniger spezifisch (Chau 1982). Ursächlich liegt eine Blockade des Hustenzentrums in der Medulla oblongata zugrunde. Von den bekanntesten Opioiden mit hervorstechenden hustendämpfenden Eigenschaften sind Hydrocodon (Dicodid) und Hydromorphon (Dilaudid) zu nennen. Einen ähnlichen, ausgeprägten antitussiven Effekt zeigen aber auch Opioide wie das Diamorphin (Heroin), Methylmorphin (Codein) sowie Fentanyl und Sufentanil. Letzteres macht sich der

Anästhesist in Form der Neuroleptnarkose und bei der Beatmung auf der Intensivstation zu eigen, so daß der Patient den Endotrachealtubus besser toleriert und eine Beatmung erleichtert wird. Morphin ist bzgl. seiner antitussiven Wirkung schlechter einzustufen und Pethidin (Dolantin) sowie alle gemischt wirkenden Agonisten/Antagonisten zeigen einen zu vernachlässigenden antitussiven Effekt. Generell ist festzustellen, daß alle wirkstarken Opioide auch eine ausgesprochen gute antitussive Wirkung haben, während die schwächer wirkenden zentralen Analgetika eine nur geringe Hustendämpfung bewirken (Abb. 7.6).

Der bei rascher Anflutung wirkstarker Opioide nach i.v.-Gabe im Rahmen der Anästhesiologie öfters zu beobachtende Hustenreiz ist durch eine Stimulierung der Rezeptoren im Hustenzentrum zu erklären. Denn zu Anfang der Injektion ist die Trefferrate des Opioids am Rezeptor hoch. Erst nach der Besetzung kommt es zu einer Konformationsänderung der Bindestelle, und der eigentliche antitussive Effekt wird wirksam.

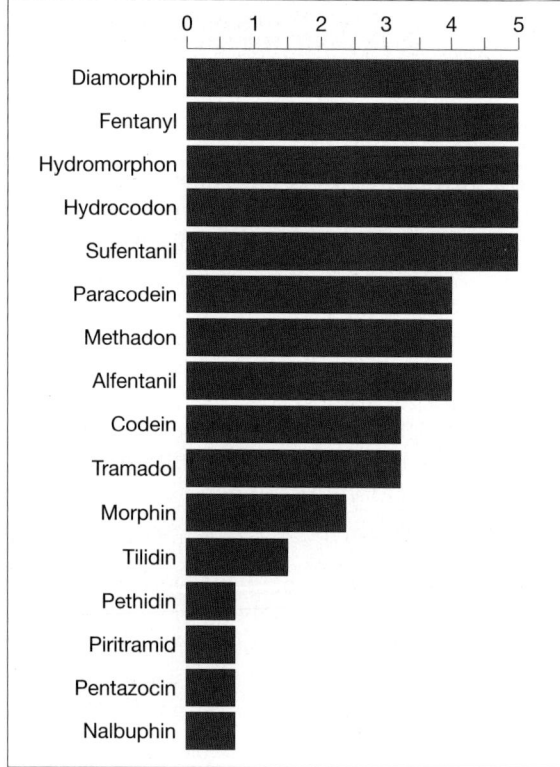

Abb. 7.6. Der vergleichende antitussive (hustendämpfende) Effekt verschiedener Opioide untereinander nach Verabreichung äquianalgetischer Dosen. (Nach De Castro 1968)

7.4 Sucht- und Abhängigkeitsentwicklung der Opioide

Die Eigenschaft der Opioide, Sucht- und Abhängigkeit zu erzeugen, ist zum einen direkt proportional der analgetischen Stärke des jeweiligen Produkts, zum anderen hängt sie von der mit dem jeweiligen Liganden interagierenden Rezeptorpopulation und der Kinetik am Rezeptor ab. Buprenorphin z.b. hat aufgrund der langsamen Dissoziation vom Rezeptor ein geringeres Sucht- und Abhängigkeitspotential als andere wirkstarke Opioide (Heel 1979); während die reinen $\varkappa$-Liganden als auch die gemischt wirkenden Agonisten/Antagonisten wegen der über den $\varkappa$-Rezeptor vermittelnden Analgesie, ein geringes Suchtpotential aufweisen (Römer 1980; Schmidt 1985; Pircio 1976).

Da der im üblichen Sprachgebrauch geläufige Begriff „Sucht" unscharf ist, wurde er durch „Abhängigkeit" ersetzt. Unterschieden werden muß jedoch zwischen einer psychischen und einer physischen Abhängigkeit. Unter psychischer Abhängigkeit ist ein körperlicher und seelischer Zustand zu verstehen, der sich aus der Wechselwirkung zwischen der Droge und dem Organismus entwickelt. Es besteht das Bedürfnis, einen durch die Droge ausgelösten Zustand von Zufriedenheit und Glücksgefühl wiederzuerlangen. Letzteres ist verbunden mit der Tendenz, die Droge periodisch oder dauerhaft einzunehmen, um ein Glücksgefühl (Lust) zu erzeugen oder um Unbehagen (Unlust) zu vermeiden. Eine physische oder körperliche Abhängigkeit liegt dann vor, wenn beim Absetzen der Droge Entzugserscheinungen auftreten (Christiani 1972). Dies führt zu einer Enthemmung im vegetativen Grundtonus, wobei Dysphorie, Schwitzen, Tremor, krampfartige Schmerzen in Muskulatur und Intestinum, anfallsweise Tachykardien und Blutdruckanstieg, eine innere und motorische Unruhe mit Getriebenheit bis hin zu Zwangsvorstellungen auftreten können. Dabei stehen eine Mydriasis sowie Übelkeit und Erbrechen im Vordergrund. Das Ausmaß hängt nicht von der Dosis, sondern von der Dauer der Einnahme des Opioids ab. So können selbst bei jahrelanger Einnahme kleiner Dosen beim Absetzen starke Entzugserscheinungen auftreten. Diese Abstinenzsym-

Tabelle 7.1. Die unterschiedliche Intensität von Entzugserscheinungen während der ersten 10 Tage nach Absetzen eines Opioids, abgeleitet aus einer Abstinenzskalierung. (Nach Jasinski 1977; Jasinski 1978; Lewis 1992)

Opioid	Analgetische Stärke	Tagesdosis [mg]	Gesamtintensität
Morphin	1	240	198±16,3
Cyclazocin	20	13,2	103±13,2
Butorphanol	5	48	164±15,2
Nalbuphin	0,8	203	136± 6,4
Propiram	0,13	1786	130±32
Nalorphin	1	240	130±10,6
Pentazocin	0,25	580	106± 9,3
Buprenorphin	40	8	61± 4,2
Placebo	–	–	35± 3,8

ptome werden in unterschiedliche Grade unterteilt, wobei nach Absetzen einer Opioideinnahme sich unterschiedliche Intensitäten feststellen lassen (Tabelle 7.1).

Abstinenzskalierung

Grad 0: Opiathunger, Ängstlichkeit;
Grad 1: Gähnzwang, Schwitzen, Tränenfluß, Rhinorrhoe, Unruhe, Insomnia;
Grad 2: zusätzlich Mydriasis, Gänsehaut, Tremor, Glieder-Muskel-Schmerzen, Muskelspasmen, Hitzewallungen, Anorexie;
Grad 3: zusätzlich Tachykardie, Blutdruckanstieg, Tränenfluß, Fieber, Nausea, Schlaflosigkeit, Tachypnoe;
Grad 4: zusätzlich exzessives Schwitzen, Gliederschmerzen, Diarrhö, Erbrechen, Rubiosa.

Die Toleranz oder Tachyphylaxie ist ein Aspekt der Abhängigkeit, wobei aufgrund der Anpassung und Gewöhnung des Organismus auf das Opioid, um gleichbleibende Effekte zu erreichen, die Dosis fortlaufend gesteigert werden muß. Eine Toleranz muß nicht zwangsläufig eintreten; sie ist, was die Schmerzbefreiung bei Karzinomschmerz betrifft, von untergeordneter Bedeutung. Ursächlich wird eine verminderte Ansprechbarkeit („downregulation") der Opiatrezeptoren auf den Liganden diskutiert.

7.4.1 Neuronal-molekularbiologische Veränderungen bei Toleranz- und Abhängigkeitsentwicklung

Nach der heutigen Vorstellung ist das dopaminerge Belohnungssystem maßgeblich bei der Ausbildung einer Abhängigkeit beteiligt. Denn dieses Belohnungssystem dient im eigentlichen Sinne der Arterhaltung, es veranlaßt den Menschen zu essen, zu trinken, zur Sexualität und zum Pflegeverhalten der Mutter gegenüber dem Neugeborenen. Das Belohnungssystem fördert alle die Tätigkeiten, die das Wohlbefinden steigern (Abb. 7.7).

Das dopaminerge Belohnungssystem soll maßgeblich an der Entwicklung einer Opioidabhängigkeit, bei der Verstärkung einer durch Opioide ausgelösten euphorisierenden Wirkung sowie bei der Ausbildung einer Schizophrenie, dem manisch-depressiven Formenkreis und dem Tourette-Syndrom beteiligt sein. Ein ähnlicher Wirkmechanismus konnte auch für den Kokainabusus nachgewiesen werden. x-Opioide vermitteln die ihnen eigene dysphorische Wirkung durch direkten Angriff an den dopaminergen Bahnen, wodurch es zu einer verminderten Dopaminfreisetzung kommt (Abbott 1992; DiChiara 1988; Ramsey 1992). Opioide, aber auch Kokain und Alkohol, mißbrauchen dieses dopaminerge Belohnungssystem, indem sie auf es einwirken und bei der Drogeneinnahme über das Wohlbefinden, verstärkend wirken. Dies geht so lange, bis sich eine Abhängigkeit auf molekularer Ebene mit deutlich erhöhter Affinität für die Dopaminrezepto-

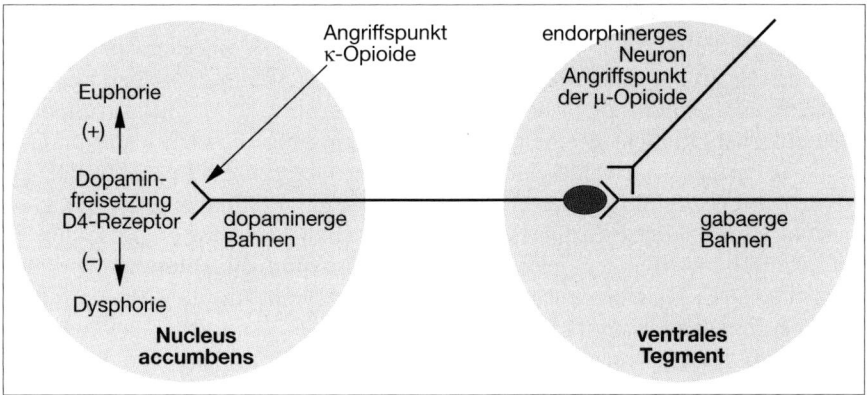

Abb. 7.7. Das konditionierende, dopaminerge Belohnungssystem im mesolimbisch-meso-kortikalen Bereich, das durch D_4-Rezeptoren reguliert wird

ren ausgebildet hat. Hieraus wird auch verständlich, warum nach langfristiger Abstinenz immer noch Veränderungen im Belohnungssystem nachweisbar sind. Denn das dopaminerge System reagiert jetzt um ein vielfaches sensibler auf Stimuli und Substanzen. Bei erneuter Drogenaufnahme kommt es sofort zu einem Rückfall (Abbott 1992).

7.4.2 Neuere Modelle zur Suchtentwicklung

Ein neues hypothetisches Modell zur Toleranzentwicklung der Opioide, aber auch zur Entwicklung von Abhängigkeit und Sucht, ist das von Sadee (Sadee 1993) entwickelte Prinzip. Auf molekularer Ebene wird dieser für Opioide typische Entstehungsmechanismus durch unterschiedliche Rezeptorzustände erklärt. Im opioidnaiven Zustand befinden sich normalerweise die Bindestellen für Opioide in einem ruhenden Zustand. Es besteht eine Relation zugunsten des „ruhenden" Rezeptorzustands; die „aktivierten" Rezeptoranteile haben nur einen geringen Anteil (Abb. 7.8). Eine Opioidgabe und insbesonders die langfristige Einnahme der Opioide im abhängigen Zustand führt zu einer Überführung in die „aktivierte" Form. Hierfür ist ein energieübertragendes Enzym, eine Kinase, die den endständigen Phosphatrest von Nucleotriphosphat auf das Substrat überträgt, notwendig. Es resultieren jetzt mehr „aktivierte" Rezeptoranteile (Abb. 7.9). Die „ruhenden" Rezeptoranteile sind jetzt, relativ in ihrer Anzahl zu der „aktivierten" Form, zahlenmäßig geringer. Es müssen jetzt höhere Opioiddosen gegeben werden, um einen wünschenswerten Effekt zu erreichen, da weniger „ruhende" Rezeptoren vorhanden sind (Toleranzentwicklung!). Andererseits wirkt Naloxon am „aktivierten" Rezeptor jetzt als inverser Agonist, der stimulierend wirkt und Abstinenzsymptome auslöst. Die aktivierte Rezeptorform ist aber auch Ursache für eine verspätete Abstinenzsymptomatik. Denn aus der Praxis ist bekannt, daß selbst bei sehr niedrigen Opioidplamaspiegeln im Blut, d.h. auch bei einer sehr geringen Rezeptorbesetzung, Naloxon zu starken Entzugserscheinungen führt. Wird jetzt verhindert, daß der „ruhende" Rezeptorzustand nicht in eine „aktivierte" Form überführt wird, so sind Entzugs-, Toleranz- und Abhängigkeitssymptome nicht zu erwarten. In der Tat konnte durch Hemmung der zyklischen, nukleoidabhängigen Proteinkinase und der Proteinkinase C durch einen spezifischen Inhibitor (1-[5-Isochinolinylsulfonyl]-2-methyl-piperazin; Fa. Sigma) nicht nur die Toleranz-, sondern auch die durch Naloxon ausgelösten Abstinenzsymptome bei der opioidabhängigen Maus verhindert werden.

Prinzipiell kann von allen Opioiden mit großer Wirkstärke eine Abhängigkeit ausgehen. Letztere ist jedoch bei den gemischt wirkenden Agonisten/ Antagonisten in nur vermindertem Maße anzutreffen, da diese über eine Untergruppe von Opiatrezeptoren, den $\varkappa$-Bindestellen, ihre Wirkung vermitteln (Abb. 7.7). Da jede Drogenabhängigkeit bestimmten psychischen und psychopathologischen sowie körperlichen Merkmalen zuzuordnen ist, muß eine Drogenabhängigkeit vom Morphintyp streng von einer anderen Drogenabhängigkeit, z.B. vom Barbiturat- oder Alkoholtyp, getrennt werden.

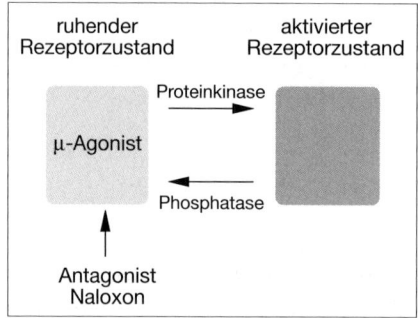

Abb. 7.8. Rezeptorformen beim opioidnaiven Organismus. Es überwiegt der ruhende Rezeptorzustand, der u.a. zur Analgesie führt

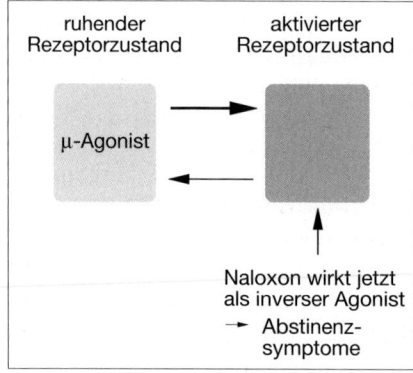

Abb. 7.9. Rezeptorzustand beim opioidtoleranten Organismus. Die Relation ist zugunsten des aktiven Rezeptorzustands verschoben. Um gleiche Effekte zu erhalten, müssen jetzt höhere Dosen eines Liganden gegeben werden

7.5 Abhängigkeitsentwicklung unter Opioidtherapie bei Schmerzpatienten

Die Tatsache, daß Patienten, denen intraoperativ wirkstarke Opioide zur Unterdrückung der Schmerzafferenz wiederholt verabreicht wurden, keine Sucht und Abhängigkeit entwickeln, ist durch die fehlende Perzeption zu erklären. Denn die Patienten bekommen von dem euphorisierenden Effekt des Medikaments nichts mit, da sie während der Narkose schlafen. Voraussetzung für eine Suchtentwicklung ist ein wacher Organismus, dem ohne vorliegende Schmerzen, allein aus Gründen des Lustgefühls, Drogen zugeführt werden (Rommelspacher 1981). Bei Patienten mit Schmerzen ist die Tendenz einer Sucht- und Abhängigkeitsentwicklung, im Vergleich zu Individuen ohne Schmerzen, sehr gering (Twycross 1988); was das komplexe Geschehen von Sucht- und Abhängigkeitsentwicklung nur ansatzweise ahnen läßt. So kann sich eine psychische Abhängigkeit auch als Folge der physischen Abhängigkeit entwickeln, wenn die immer wiederkehrenden Entzugs- oder Abstinenzsymptome durch eine erneute Einnahme beseitigt werden können. Andererseits kann sich ein ähnlicher Mechanismus auch dann entwickeln, wenn Patienten mit Schmerzen unterdosiert oder nach Bedarf („pro re nata") dosiert werden. Die Schmerzen werden nicht ausreichend oder nur zu bestimmten Zeiten gelindert; es tritt das Verlangen und die Gier nach der nächsten Einnahme auf, die so vorprogrammiert sein kann, daß sich eine psychische Bindung an das Analgetikum entwickelt (Weissmann 1989). Erst die ausreichende und zeitkonstante Dosierung bei Schmerzpatienten führt dazu, daß sich eine psychische Abhängigkeit mit dem starken Verlangen nach einer erneuten Dosis nicht entwickelt (Willweber-Strumpf 1992). Eine psychische Abhängigkeit kann jedoch die physische Abhängigkeit überdauern, so daß selbst nach erfolgreicher Entgiftung noch lange Zeit die Gier nach dem Stoff besteht.

Bei Schmerzpatienten erscheint in den Zeiten, in denen das schmerzhemmende endorphinerge System langfristig nicht in der Lage ist, nozizeptive Afferenzen ausreichend zu unterdrücken, ein Bedürfnis nach exogen zugeführten Opioiden zu bestehen. Der Organismus wird dann nicht süchtig. Außerdem gelten Opioide mit hoher Fettlöslichkeit und kurzer Anschlagzeit als abhängigkeitsfördernd, ganz im Gegensatz zu den retardierten, langwirkenden Opioiden, die in der Schmerztherapie Verwendung finden. So stimmen die Ergebnisse, die sich in Abb. 7.10 niederschlagen und aus Tierversuchen stammen, nicht mit der Klinik überein. Denn so hat sich z.B. das sehr lipophile Opioid Heroin in Großbritannien in der Schmerztherapie bewährt, ohne daß die Patienten eine psychische Abhängigkeit entwickelten (Twycross 1983). Auch belegen verschiedene Veröffentlichungen, daß bei Krebspatienten mit langfristiger Opiatgabe es extrem selten zu einer Abhängigkeit kommt. Selbst eine Toleranzentwicklung konnte bei diesen Patienten nicht festgestellt werden (Zenz 1990). Dosissteigerungen sind eher auf eine Schmerzverstärkung im Rahmen der Erkrankung zurückzu-

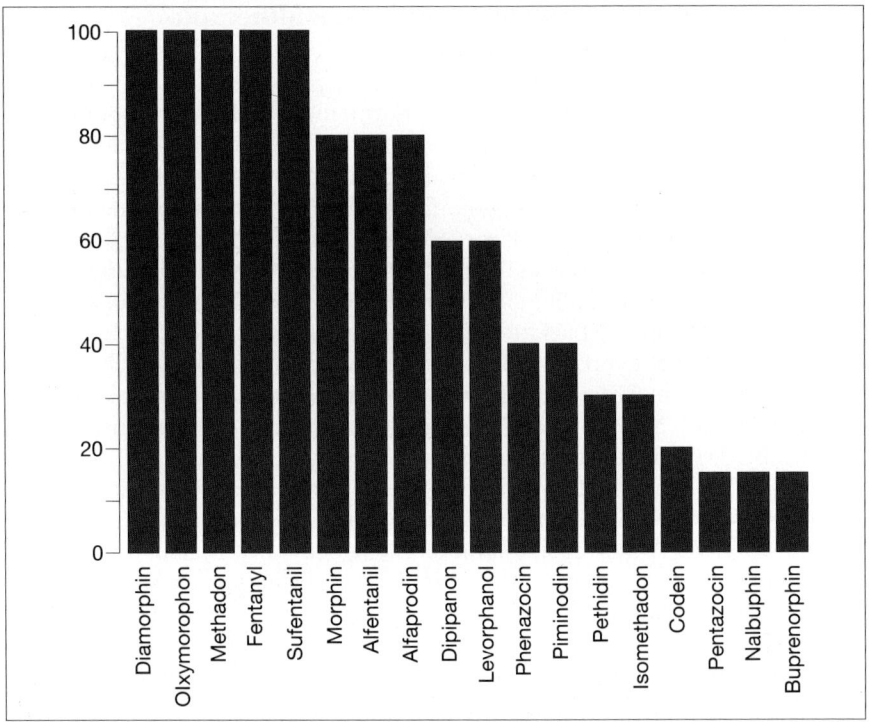

Abb. 7.10. Tendenz der Opioide, eine Sucht auszulösen. Vergleichende Gegenüberstellung unterschiedlicher Substanzen mit Grad der Abhängigkeitsentwicklung in %. (Nach Jasinski 1977; Martin 1977; Houde 1955; Dole 1965; Benos 1983; Rosow 1984)

führen. Auch bei kontinuierlicher Gabe von wirkstarken Opioiden im Rahmen der Intensivmedizin wurde bisher kein Fall einer psychischen Abhängigkeitsentwicklung beschrieben (Lehmann 1988).

7.5.1 Abstinenzsymptomatik beim Abhängigen

Sucht führt im Dauerzustand immer dazu, daß versucht wird, die auftretenden Abstinenzsymptome zu unterdrücken. Ein akutes Abstinenzsyndrom kann durch die kompetitive Verdrängung eines Agonisten mit einem Opiatantagonisten vom Typ Naloxon oder Naltrexon ausgelöst werden. Dieses Phänomen kann bei vorliegender Opioidsucht, aber auch nach vorangegangener Verabreichung hoher Dosen eines starken Opioids induziert werden (Abb. 7.11). Im letzten Fall steht eine gesteigerte Sympathikusaktivität und die daraus resultierenden kardiovaskulären Effekte im Vordergrund (Piepenbrock 1977). Auch scheint das Ausmaß dieser sympathischen Hyperaktivität von der Wirkstärke des vorangegangenen Opioids und damit der Kon-

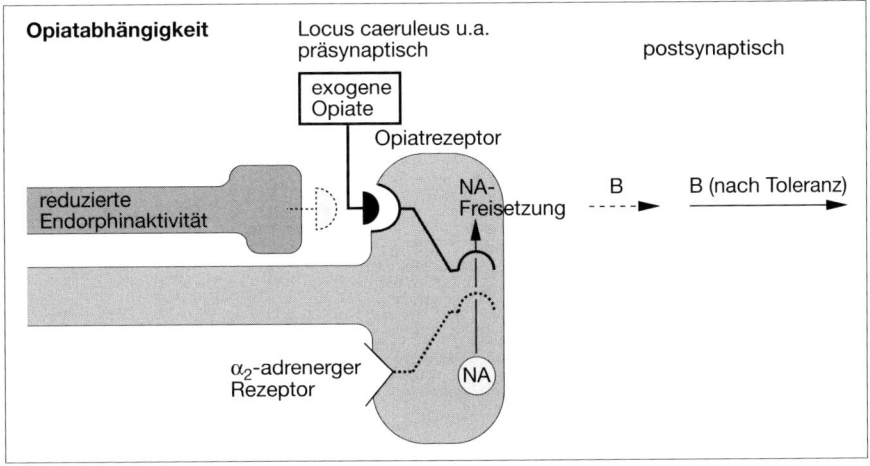

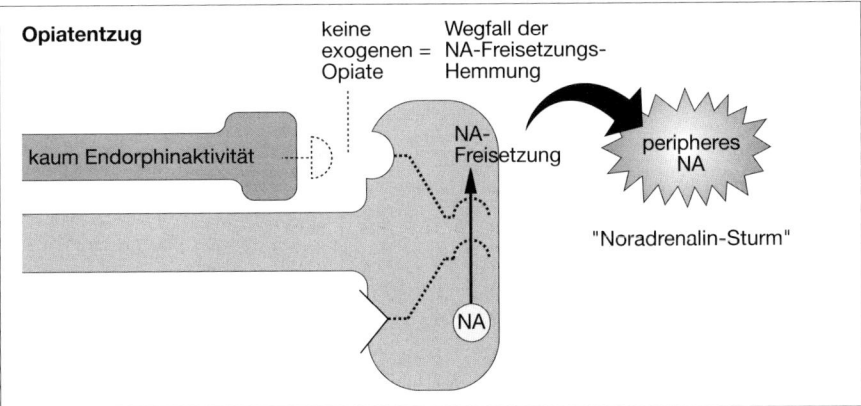

Abb. 7.11. Schema zur Entwicklung der Abstinenzsymptomatik, wie sie beim Opioidsüchtigen ausgelöst wird

formationsänderung des Rezeptors abhängig zu sein (Freye 1982). Ursächlich wird u.a. auch eine durch das Opioid induzierte Enzymhemmung mit folgender „postinhibitorisch überschießenden Enthemmung" diskutiert (Freye 1976; Goldstein 1961).

Durch die langfristige externe Zufuhr von Liganden zum Opiatrezeptor wird rückläufig die körpereigene Endorphinproduktion gebremst. Kommt es jetzt zu einer mangelnden Besetzung mit Opioiden (fehlender Nachschub) bzw. wird der Rezeptor durch einen Antagonisten kompetitiv besetzt, liegt ein quasi „nackter" Rezeptor vor. Es resultiert ein „Noradrenalinsturm", da der Opioidrezeptor die Synthese des Transmitters Noradrenalin nicht mehr reguliert (Abb. 7.11).

Sucht und Abhängigkeit sind jedoch auch nach den gemischten Agonisten/Antagonisten zu beobachten. Die hierbei auftretenden Symptome

Tabelle 7.2. Die durch verschiedene Substanzklassen von Opioide ausgelösten Effekte nach akuter und chronischer Gabe. (Nach Zola 1983)

Substanzklasse	Akute Effekte	Chronische Effekte
Morphinähnlich	Euphorie	Physische Abhängigkeit, „Opioidhunger"
Buprenorphinähnlich	Sedierung	Noradrenalinstrum
Nalorphinähnlich	Apathie, Sedierung, Konfusion, Irritation	Kein Opioidhunger, kein Noradrenalin- sturm, psychotomime- tische Effekte

unterscheiden sich jedoch grundlegend von der klassischen Opioidabhängigkeit nach Morphin, Heroin und seinen Verwandten (Tabelle 7.2).

7.5.2 Designerdrogen (Fentanylanaloga) beim Abhängigen

Eine neue Gruppe sog. Designerdrogen (chemische Abwandlungen von Opiaten) ist in der Szene erschienen, die sich anfänglich jeglicher Analyse entzogen haben und auf deren Konto in den 80er Jahren eine steigende Zahl von Drogentoten geht. Derivate aus der Reihe der Piperidine sind sog. Designerdrogen wie α-Methyl-fentanyl (200mal Morphin), 3-Methyl-fentanyl (10000mal Morphin), Para-Fluor-fentanyl (100mal Morphin), Acryl-α-methyl-fentanyl (900mal Morphin) und Benzyl-fentanyl (0,1mal Morphin = China White; Abb. 7.13; Henderson 1988).

Die Substanzen besitzen eine große Lipophilie, so daß nach der Einnahme ein sofortiger euphorisierender Effekt erreicht wird. Die Fentanylabkömmlinge können sowohl geraucht, gespritzt als auch über die Nasenschleimhaut aufgenommen werden. Der durch sie ausgelöste Effekt ist ähnlich der anderer Opioide (Methadon, Heroin, Morphin usw.), wobei die Euphorie der von Heroin entspricht. Eine tiefe Analgesie läßt sich schon mit Dosen von 50 µg/70 kg erreichen. Neben der obligaten Atemdepression, die ursächlich für die Todesfälle ist, kann eine Thoraxstarre beobachtet werden. Die unterschiedliche tödliche Dosis der verschiedenen Fentanylabkömmlinge beim Menschen zeigt Tabelle 7.3.

Tabelle 7.3. Gegenüberstellende Lethaldosen verschiedener Fentanylabkömmlinge, die in der Szene aufgetaucht sind. (Nach Cookson 1983)

Fentanylabkömmling	Minimale tödliche Dosis [µg]
Para-Fluor-fentanyl	250
α-Methyl-fentanyl	125
Sufentanil	50
3-Methyl-fentanyl	5

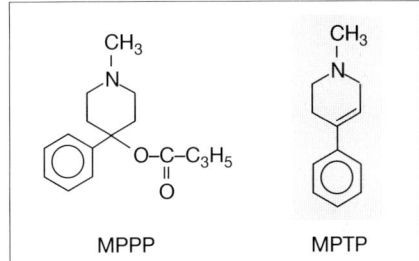

Abb. 7.12. Molekulare Struktur des Pethidinabkömmlings 1-Methyl-4-phenyl-4-piperidon-propionat) *(MPPP)* und seines neurotoxischen Nebenprodukts, dem *MPTP*

Das im Jahre 1982 als „synthetisches Heroin" in den Straßen von San Francisco aufgetauchte Opioid ist ein Ester von Pethidin (Dolantin), das beim Süchtigen im Lauf der Zeit einen schweren Parkinsonismus auslöst. Die neurotoxische Substanz, die hierfür verantwortlich gemacht werden kann, ist das MPTP, ein Nebenprodukt, welches bei der Synthese von MPPP (1-Methyl-4-phenyl-4-piperidin-propionat; Abb. 7.12) entsteht und die Nervenbahnen in der Substantia nigra zerstört (Langston 1983). Nach

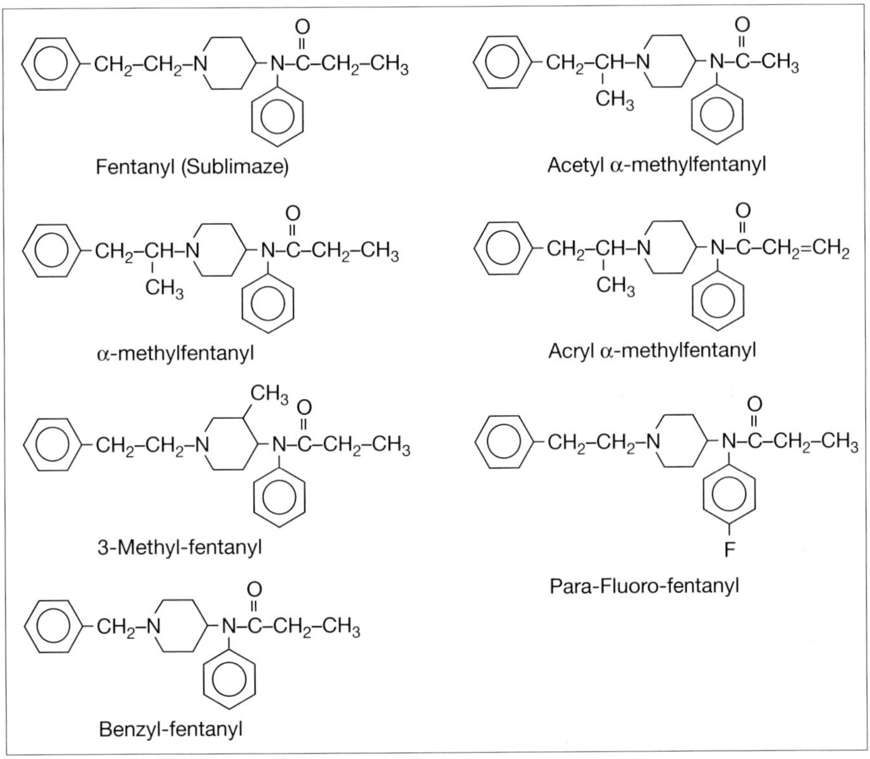

Fentanyl (Sublimaze)

Acetyl α-methylfentanyl

α-methylfentanyl

Acryl α-methylfentanyl

3-Methyl-fentanyl

Para-Fluoro-fentanyl

Benzyl-fentanyl

Abb. 7.13. Strukturformel verschiedener Designerdrogen, Fentanylanaloga die von Abhängigen eingenommen werden

der Verwendung dieses „synthetischen Heroins" im Bereich von 1 g/Tag kommt es zu typischen brennenden Sensationen, einer Euphorie, die heroinähnlich ist, und innerhalb von einer Woche zu anfallsweise auftretenden unregelmäßigen Zuckungen einzelner Muskelgruppen, Taubheit in den Extremitäten, gefolgt von einer zunehmenden Muskelsteife. Dem schließen sich Sprachstörungen, Schluckbeschwerden, ein Ruhetremor, eine Bradykinesie sowie eine körperliche Starre und Rigidität an.

Von den Designerdrogen konnten neben Fentanyl bis zu 12 verschiedene Fentanylderivate im Urin von Abhängigen vor einem Methadonprogramm nachgewiesen werden (Henderson 1988). Neben Acetyl-α-methyl-fentanyl (10mal Morphin), α-Methyl-thio-fentanyl (450- bis 600mal Morphin), Benzyl-fentanyl und Para-Fluor-fentanyl ist das Fentanylderivat 3-Methyl-fentanyl bis zu 3 000mal stärker als Morphin (Henderson 1988) (Abb. 7.13). Aufgrund des Verschnitts mit Laktulose, Saccharose oder Mannit kann die Farbe der Fentanylanaloga recht unterschiedlich sein. Vom reinen Weiß („persian white") zur leicht braunen Tönung („china white") bis zum Kaffeebraun („mexican brown") können diese Designerdrogen auf dem Markt angeboten werden (Sahihi 1989). Aufgrund der hohen Lipophilie sind innerhalb von wenigen Minuten maximale Hirnkonzentrationen zu erreichen, die eine sofortige Rauschwirkung zur Folge haben.

Desgleichen werden Pethidinabkömmlinge ebenfalls von Abhängigen verwendet. Einer von ihnen, das MPPP (1-Methyl-4-phenyl-4-piperidinpropionat, „synthetic heroin"), hatte jedoch ein neurotoxisches Nebenprodukt (MPTP), das in der Substantia nigra durch die Monoaminooxidase zu MPP$^+$ metabolisiert wird (Langston 1983) und zu destruierenden Veränderungen im nigrostriatalen System mit schwerer Parkinsonsymptomatik führt (Langston 1984).

7.5.3 Besonderheiten bei der medizinischen Versorgung Opioidabhängiger

Während die Zahl der Alkoholabhängigen in den alten Bundesländern auf 1,5–1,8 Mio. (2,4–2,9 %) der Gesamtbevölkerung geschätzt wird, steht dem eine Zahl von 50 000 Heroinabhängigen gegenüber. Wegen der Dunkelziffer kann die Zahl jedoch gut das Doppelte betragen (Wahl 1987). Letztlich muß mit einer Zunahme der von dieser Stoffklasse Abhängigen gerechnet werden. Dies ist aus der Tatsache abzuleiten, daß die Zahl der Drogentoten in den letzten Jahren rapide zugenommen hat (Abb. 7.14) und neuere Analoga von schon bekannten Opioiden, die sog. Designerdrogen (Modefikationen bekannter Opioide), auf dem „Markt" zu erhalten sind.

Auch besteht beim Opioidabhängigen häufiger eine Polytoxikomanie, d.h. daß wechselweise zusätzlich Alkohol, Barbiturate und Benzodiazepine mit der Absicht eingenommen werden, den Wirkeffekt des Opioids zu steigern und die Dauer der Wirkung zu strecken (Schulte 1986).

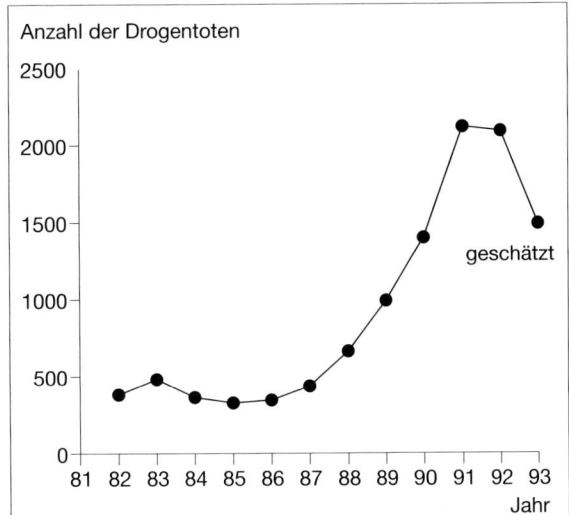

Abb. 7.14. Die in den vergangenen Jahren zunehmende Anzahl an Drogentoten in Deutschland. Für das Jahr 1993 ist eine Abnahme zu erwarten. (Quelle: BKA)

Wegen der extrem hohen Aids-Inzidenz beim Opioidabhängigen (Bschor 1987) besteht ein für den Abhängigen hohes Morbiditäts- und Mortalitätsrisiko und für die behandelnden Ärzte die Gefahr der Übertragung. Folgende Merkmale sind auf einen Rauschgiftkonsum hinweisend:

– blasses Aussehen;
– Schläfrigkeit, Apathie;
– Berührungs-, Schmerz- und Lichtüberempfindlichkeit;
– Schwindel, Kopfschmerzen;
– Reizhusten, laufende Nase;
– Heißhunger auf Süßigkeiten;
– Zerstörung des Gebisses;
– ungewöhnlich verengte oder erweiterte Pupillen;
– gerötete Augen;
– Juckreiz;
– Gänsehaut, Zittern;
– Ulzera bzw. Einstichstellen an Armen und Beinen;
– ungewöhnliche Schmerzen.

7.5.4 Das Methadonsubstitutionsprogramm
zur Resozialisierung Opiatabhängiger

Wie alle Opioide führt auch Levomethadon nach längerem Gebrauch zu einer physischen und psychischen Abhängigkeit. Hierunter versteht man einen Zustand der Euphorie, Entspannung und ruhigem Wohlbefinden, dessen Erlangen durch wiederholte Drogeneinnahme zwanghaft angestrebt wird. Je intensiver die Stimmungseffekte, desto stärker das Ausmaß der Abhängigkeit. Entzugssymptome treten grundsätzlich bei Mangel eines jeden mißbrauchten Opioids auf. Unterschiede bestehen hinsichtlich des letzten Drogenkontakts bis zum Symptombeginn. Während nach Heroin ca. 4–6 h bis zu den ersten Symptomen mit einem Maximum nach 2–3 Tagen auftreten, ist nach Methadon nach etwa 12 h mit der ersten Symptomatik zu rechnen. Diese kann in milder bis quälender Form 1–3 Wochen anhalten (Blinick 1969).

Aufgrund der hohen Lipophilie und der Rezeptorkinetik ist es dem Suchtpotential von Diamorphin (Heroin) recht ähnlich (Gourlay 1982) (Abb. 7.10), untersteht deswegen dem BtM-Gesetz (Betäubungsmittelgesetz) und ist zur Behandlung einer Sucht nicht geeignet.

Eine Dämpfung unerträglicher Entzugserscheinungen ist durch verschiedene andere Medikamente möglich. Ein sog. Methadonerhaltungsprogramm zur Bekämpfung der Beschaffungskriminalität ist unter ganz bestimmten Voraussetzungen beim Opioidsüchtigen zu erwägen und muß einem den Ländern unterstehenden Sozialprogramm sowie den hierzu vorgesehenen Einrichtungen vorbehalten bleiben. Primär wird dieses Programm in Form der ambulanten Substitution bei Monotoxikomanen mit dem Ziel der Drogenfreiheit erwogen.

Ein *ambulantes* Therapieprogramm ist indiziert (Krach 1978):

– bei schwer motivierbaren Jugendlichen mit längeren Aufenthalten in Haftanstalten,
– bei Jugendlichen mit noch sozialen Bindungen.

Weiterhin gelten folgende Indikationen für den stationären Methadoneinsatz bei Opioidabhängigen:

1. lebensbedrohliche Zustände im Entzug mit anhaltenden zerebralen Krämpfen;
2. Opiatentzug bei schweren konsumierenden Erkrankungen wie z.B. progradienter Lungentuberkulose, Herz-Kreislauf-Dekompensation und postoperative Schmerzzustände;
3. schwere Schmerzzustände, die nicht durch einen Opiatentzug ausgelöst wurden;
4. die heroinabhängige Schwangere im 5. Monat, wobei in 20–21 Tagen ein Entzug unter Methadonabdeckung durchgeführt und ab dem 6. Schwangerschaftsmonat, zum Schutz der Frucht, eine Erhaltungsdosis verabreicht wird;
5. bei Aids-Kranken mit fortgeschrittener manifester Erkrankung;
6. als Überbrückungssituation, wenn drogenabhängige Patienten sich wegen einer schweren Erkrankung einer stationären Behandlung unterziehen müssen und denen ein protrahierter Drogenentzug nicht zuzumuten ist;
7. eine im Einzelfall durch die KV-Kommission festgelegte Substitution bei schweren Erkrankungen.

Aufgrund der Verschärfung der Drogenprobleme, einschließlich der gesamten HIV-Problematik, ist die Notwendigkeit einer Behandlung Opiatabhängiger immer dringlicher geworden. Dies wird auch daraus ersichtlich, daß die Zahl der Drogentoten in den alten Bundesländern in den letzten Jahren rapide zugenommen hat (s. Abb. 7.14). Zur Behandlung des Entzugs mit der Maßnahme der späten Resozialisierung und Entkriminalisierung wird seit mehreren Jahren in mehreren Bundesländern (Hessen, Nordrhein-Westfalen, Schleswig-Holstein, Saarland, Niedersachsen, Hamburg) das Methadonsubstitutionsprogramm zur Behandlung von Opiatabhängigen in speziell hierfür vorgesehenen Zentren durchgeführt. Paten für dieses Methadonprogramm waren die Niederlande, die Vereinigten Staaten und besonders die Schweiz, wo Erfahrungen über eine drogenfreie Langzeittherapie mit dem Ziel der sozialen und beruflichen Stabilisierung schon seit langem vorliegen.

Die kontrollierte Methadonsubstitution geht auf das Jahr 1964 zurück, wo in New York zum ersten Mal ein Methadonprogramm initiiert wurde (Dole 1965). Hierbei ging man von der Hypothese eines Defizits an den Opiatrezeptoren aus, welcher, ähnlich dem Insulinmangel beim Diabetes mellitus, durch Substitution behoben werden kann. Als ein solcher Ersatz bot sich Methadon an, das im Gegensatz zu Heroin eine lange Halbwertszeit aufweist und oral verfügbar ist. Durch das pharmakologisch aufgefüllte Defizit werden Sucht und Abstinenzsymptome neutralisiert, und die tägliche Jagd nach Heroin ist nicht mehr notwendig.

Der Einsatz von Methadon ist jedoch, nach dem derzeit gültigen Arzneimittelrecht, nur in Ausnahmefällen und speziell in hierfür vorgesehenen Zentren zulässig. Zulassungskriterien für ein Methadonsubstitutionsprogramm sind z.B. in Nordrhein-Westfalen ein Mindestalter von 22 Jahren (für HIV-infizierte 18 Jahre), mehrjährige Opiatabhängigkeit, 2 gescheiterte mehrmonatige Abstinenztherapien, keine Polytoxikomanie und kein Alkoholismus. Eine weitere Voraussetzung für die Aufnahme ist schließlich die Teilnahme am psychosozialen Begleitprogramm. Insbesondere scheinen langfristige Studien zu untermauern, daß eine langfristige Substitution mit Methadon die HIV-Schleuse eindämmt (Rösinger 1991). Täglich wird unter Aufsicht die individuelle ermittelte Methadondosis geschluckt, 2mal wöchentlich wird unangekündigt der Urin auf Nebenkonsum anderer Drogen untersucht und halbjährlich die Indikation geprüft. Dabei wird entschieden, ob die Therapie in eine klassische Entwöhnungstherapie einmünden kann, oder es die psychosoziale Entwicklung erlaubt, die Methadondosis zu reduzieren oder ganz abzusetzen.

> **Die Verschreibung von Methadon zur freien Verfügung eines Süchtigen ist nach dem momentanen Stand der Rechtsprechung ein Kunstfehler.**

Methadon befindet sich nun seit mehreren Jahren in verschiedenen Bundesländern Deutschlands zur Therapie Opioidsüchtiger im Einsatz. In den

Vereinigten Staaten, den Niederlanden und in der Schweiz werden die entsprechenden Programme schon seit längerer Zeit durchgeführt, wobei die hierbei gewonnenen Erfahrungen von den Befürwortern der Substitutionstherapie als positiv angesehen werden. Es gibt jedoch auch kritische Stimmen, die aufgrund vorliegender Berichte, einer solchen Therapie skeptisch gegenüberstehen. Da die Methadontherapie „nur" einen Normalzustand in den Empfindungen garantiert, ohne daß es zu einer euphorisierenden Wirkung kommt, ist zum einen eine relativ hohe Rückfallquote zu verzeichnen (70–80 %), zum anderen wird auf andere Drogen ausgewichen, und nur ein geringer Prozentsatz der ursprünglich am Programm teilgenommenen Patienten läßt sich langfristig wieder resozialisieren. Die Zielsetzungen, Indikationen und die möglichen Komplikationen einer Methadonerhaltungs- und Substitutionstherapie beim Süchtigen werden deshalb immer noch kontrovers diskutiert, so daß in einigen Bundesländern (z.B. Hamburg) schon Gedanken zur „freien Abgabe" von Heroin offen als alternative Möglichkeit angesprochen werden.

7.5.4.1 Nebenwirkungen unter Levomethadon

Aufgrund des schlechten EZ und AZ sowie der öfters vorliegenden Nebenerkrankungen kann bei Süchtigen die Empfindlichkeit auf das Pharmakon erhöht sein, wodurch erst eine Bewußtseinstrübung und eine Atemdepression manifest werden können. Nebenwirkungen vagotroper Natur betreffen u.a. eine Bradykardie, Hypotonie, Miosis, Übelkeit und Erbrechen sowie einen Bronchospasmus. Besteht eine eingeschränkte Atemreserve (Emphysem, schwere Adipositas, Cor pulmonale) bzw. liegt eine Leberfunktionsstörung, ein gesteigerter intrakranieller Druck oder ein Asthma bronchiale vor, so muß Levomethadon vorsichtiger dosiert werden.

Hervorstechende Symptome bei der Langzeittherapie mit Methadon sind vermehrtes Schwitzen (48 %) und Konstipation (17 %) (Kreek 1973). Letzteres ist aufgrund einer Hemmung der propulsiven Darmmotorik über den Plexus myentericus Auerbachii zu erklären. Während einige Studien auf den zunehmenden Alkoholkonsum bei Patienten im Methadonerhaltungsprogramm hinweisen (Liebson 1971); scheinen doch, nach neueren Untersuchungen, die Trinkgewohnheiten unter Methadon eingeschränkt zu werden (Stimmel 1982).

Bei Patienten ist nach erfolgreicher Suchtersatzbehandlung, selbst bei schweren Schmerzzuständen, das Levomethadon kontraindiziert. Es kommt ansonsten zu einer erneuten Abhängigkeitsentwicklung. Des weiteren dürfen Süchtige, die sich in einem Methadonerhaltungsprogramm befinden, keine Opiatantagonisten (z.B. Naloxon, Maltrexon) bzw. gemischt wirkende Agonisten/Antagonisten (z.B. Buprenorphin, Pentazocin, Nalbuphin) erhalten, da es sonst zu einem akuten Entzug kommen kann.

7.5.4.2 Medikamentöse Wechselwirkungen von Levomethadon

Medikamentöse Wechselwirkungen können zu einer durch das Opioid ausgelösten Wirkpotenzierung führen. Dies ist besonders beim Politoxikomanen zu erwarten, wo zusätzlich andere Medikamente mit der Absicht eingenommen werden, die euphorisierende Wirkung des Opioids zu steigern (einen „Kick" bekommen) und die Wirkdauer zu strecken. An erster Stelle steht hierbei der Alkohol, gefolgt von Heroin, Barbituraten und/oder Amphetaminen (Chabalko 1973; Kreek 1976; Kreek 1973; Schulte 1986).

Weitere medikamentöse Wechselwirkungen, die in eine Wirksteigerung mit der Gefahr einer Überdosierung und Atemdepression münden können, sind die Monoaminoxidasehemmer (z.b. Tranylcypromin, Doxepin, Amitryptilin), die Gruppe der Neuroleptika (z.b. Haloperidol, Promethazin, Droperidol), die Benzodiazepine (z.b. Diazepam, Dikaliumchlorazeptat, Flunitrazepam, Midazolam) und die Gruppe der Antidepressiva (z.b. Imipramin, Sulpirid, Mianserin) (Olson 1975; Sifton 1988; De Castro 1971; Freye 1991). Eine Überdosierung kann auch durch die gleichzeitige Einnahme von Antihistaminika (Freye 1991); Antihypertonika (z.b. Reserpin, Clonidin, Urapil) (De Castro 1971) und Barbiturate (z.b. Hexobarbital, Thiopental, Methohexital) ausgelöst werden. Dem Alkohol wird hierbei ein ähnlicher Effekt zugeschrieben (Bewley 1984). Ursächlich für die Wirkverstärkung des atemdepressorischen Effekts ist nicht nur eine zentrale Vigilanzminderung, sondern auch eine direkte Interaktion der verschiedenen Pharmaka mit den zum Atemzentrum benachbarten Opiatrezeptoren (Freye 1991).

Weiterhin kann jegliche Hemmung in der oxidativen Dealkylierung und Konjugation an Glucuronide in der Leber durch z.b. Kontrazeptiva, Zytostatika, Antiarrhythmika oder systemisch applizierte Antimykotika zu einer sekundären Zunahme der Wirkung und einer Wirkverlängerung führen (Freye 1991; Elstrom 1977; Gibaldi 1975). Andererseits ist daran zu denken, daß verschiedene Arzneimittel dieses Opioid wie auch andere aus seiner Proteinbindung verdrängen (z.b. Phenylbutazon und alle Cumarinderivate), so daß relativ mehr freie Wirksubstanz zur Verfügung steht.

7.5.4.3 Maßnahmen bei der Intoxikation Opiatabhängiger

Wie bei allen Opioiden kommt es auch bei einer Überdosierung mit Levomethadon zur Ausbildung der klassischen Opiattrias, bestehend aus:

1. Atemdepression,
2. Miosis,
3. Koma.

Zusätzlich finden sich weitere opioidtypische Effekte wie

4. Bradykardie,
5. Hypotonie,

6. Hypothermie und
7. abgeschwächte Reflexe bis zur Areflexie.

Koma und Lungenödem – letzteres als Ausdruck der direkten Schädigung der alveolär-kapillaren Membran – sind die vorherrschenden Zeichen einer akuten Überdosierung (Frand 1972; Skiendzielewski 1982). Zu einem späteren Zeitpunkt treten Pyramidenbahnzeichen, tonisch-klonische Krämpfe und ein Hirnödem auf (Freye 1990). Ursache für die Todesfolge einer akuten Opioidintoxikation ist die Atemdepression und eine daraus sich entwickelnde Hypoxie, die letztlich zum Herz-Kreislauf-Stillstand führt. Entweder liegt in solchen Fällen bei Süchtigen eine Mehraufnahme vor, bzw. es wurden zusätzlich andere Medikamente bei Politoxikomanen eingenommen. Hierbei steht an erster Stelle der Alkohol, gefolgt von Heroin, Barbituraten und/oder Amphetaminen (Chabalko 1973).

Wesentlich für die Sicherheit des Fixers ist seine Toleranzentwicklung auf den atemdepressorischen Effekt des Opioids. Wird die Versorgung aufrecht erhalten, so ist infolge der Toleranz keine Atemdepression zu erwarten. Erst bei Opiatmangel wird das Atemzentrum empfindlich und die zuvor vertragene Dosis führt zu einer Intoxikation. Eine derartige akute Toleranzerniedrigung kann auch innerhalb weniger Tage bei stationärem Aufenthalt beobachtet werden. Eine Atemdepression wird u.a. auch dann manifest, wenn der Opiatsüchtige sich entweder bewußt eine Überdosis verabreicht, unwissentlich einen „reinen, nicht gestreckten Stoff" mit größerer Wirkpotenz zu sich nimmt bzw. versucht, die Opioidwirkung durch Kombination mit anderen Pharmaka zu potenzieren.

Das Mittel der Wahl bei der Überdosierung mit Levomethadon ist der spezifische Antagonist Naloxon (Narcanti), der den Agonisten vom Rezeptor verdrängt (Goldfrank 1981). Die beim Erwachsenen notwendige Anfangsdosierung liegt zwischen 0,4–2 mg/70 kg. Die große Varianz ist dadurch zu erklären, daß nach dem Massenwirkungsgesetz nur entsprechende Mengen des Antagonisten kompetitiv den Agonisten vom Rezeptor verdrängen können, bevor eine Atemdepression aufgehoben wird. Da im Notfall, und speziell bei Polytoxikomanen, öfters hohe Wirkspiegel vorliegen, muß der Antagonist entsprechend hoch dosiert werden (Skiendzielewski 1982; Volans 1983). Beim Kleinkind sind Dosen von 0,01 mg/kg angebracht (Moore 1977). Naloxon dient in Vergiftungsfällen unbekannter Genese aber auch als Diagnostikum, da jegliche Veränderungen der Pupillenweite, der Atmung und des Vigilanzzustandes nach Naloxon als positive Reaktion zu deuten sind (Abb. 7.15).

Wegen der langen Halbwertszeit von Levomethadon und der kurzen Halbwertszeit von Naloxon, ist nach anfänglicher erfolgreicher Antagonisierung eine kontinuierliche Infusion in den folgenden 10–12 h indiziert. Hierdurch wird ein gewisser Schutz vor einer „Remorphinisierung" erreicht (Goldfrank 1981). Auch bei Opioidabhängigkeit stellt im Notfall der Einsatz von Naloxon keine Kontraindikation dar. In solchen Fällen ist, um ein akutes Abstinenzsyndrom nicht zu provozieren, Naloxon titriert in Dosen von

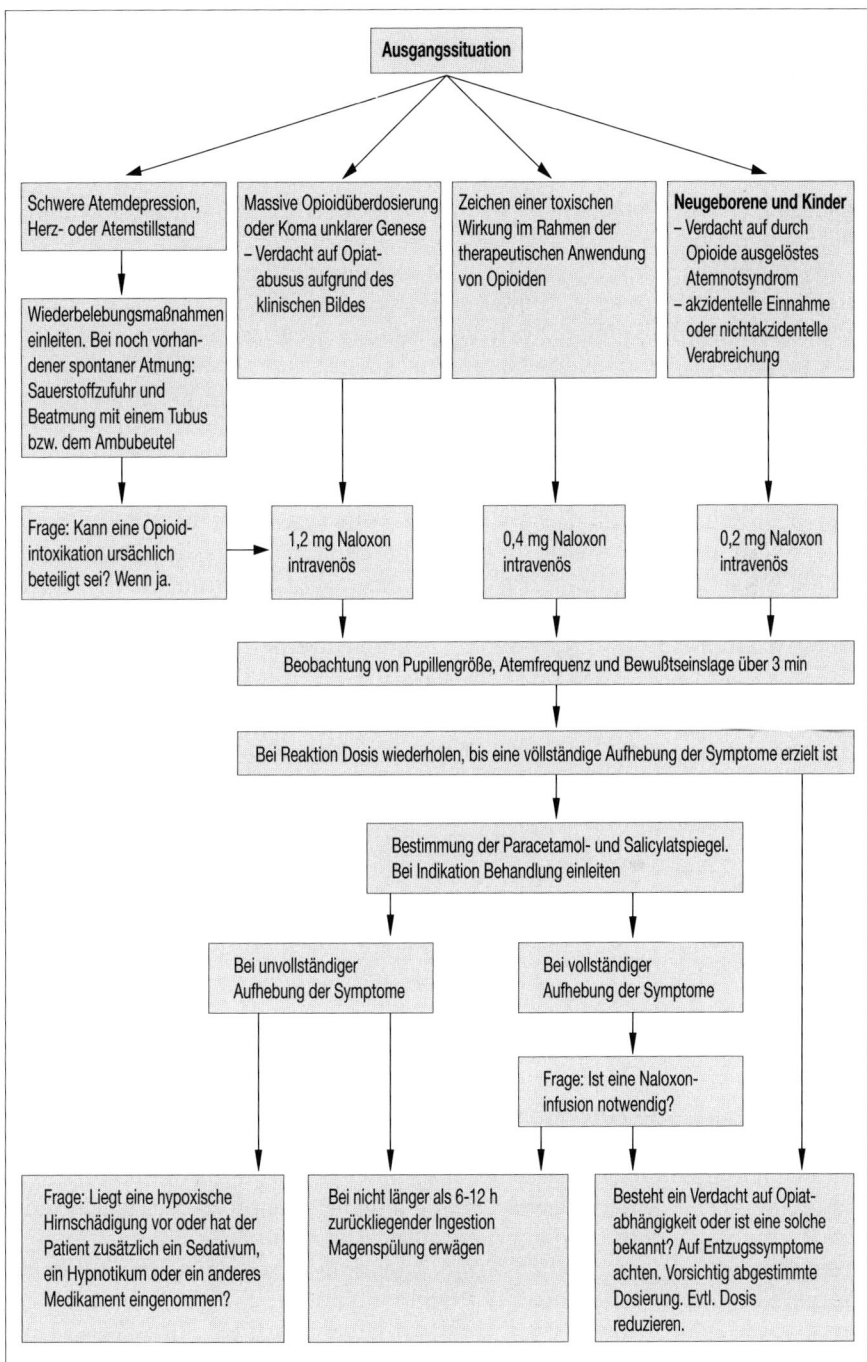

Abb. 7.15. Flußdiagramm bei der Verabreichung von Naloxon in akuten Vergiftungsfällen unbekannter Genese. (Nach Volans 1983)

jeweils 0,2 mg zu verabreichen, bis die akuten Opioideffekte antagoni-siert, Entzugssymptome jedoch nicht ausgelöst werden. Da ein Lungen-ödem häufig eine Komplikation darstellt, das auf Diuretika schlecht anspricht, ist die zusätzliche kontrollierte Beatmung mit Sauerstoff einzu-leiten. Ist im akuten Vergiftungsnotfall ein intravenöser Zugang nicht vor-handen, so kann der Antagonist Naloxon auch endotracheal (0,8 mg Naloxon auf 5 ml Kochsalz) über den Tubus verabreicht werden (Tanberg 1982; Sefrin 1991).

Abstinenzsymptome treten je nach letztem Zeitpunkt der Drogenauf-nahme und dem verwendeten Opioid unterschiedlich schnell auf. Nach Heroin und Morphin sind die ersten Symptome innerhalb von 8–12 h nach-zuweisen und erreichen ihr Maximum nach 2–3 Tagen. Nach Methadon tre-ten die ersten Symptome der Abstinenz dagegen erst nach 12–24 h auf, um dann 1–3 Wochen anzuhalten (McCammon 1986). Entzugssymptome nach dem partiellen μ-Agonisten Buprenorphin sind deutlich milder und nach 8–10 h zu erwarten (Martin 1973). Sämtliche Opioidmangelerscheinungen können durch die Zufuhr eines Opiates sofort beseitigt werden (Martin 1977). So ist z.B. eine häufig zu beobachtende therapieresistente Hypoto-nie, die bei einer Notfallnarkose sowohl prä- als auch intraoperativ auftre-ten kann (Mark 1966); als Abstinenzsymptom zu interpretieren, die schnell durch die Applikation eines Opioids behoben werden kann (McCammon 1986).

Sucht- und Abstinenzsymptome beim Opioidabhängigen

Symptome der Intoxikation:	Atemdepression, Bradykardie, Miosis, Hypotonie, Sedierung, Koma;
Abhängigkeitsentwicklung:	stark (physisch und psychisch);
Abstimenzsymptome:	Mydriasis, Piloerektion, Zittern, Muskel- und Knochenschmerzen, Tachykardie, Tachypnoe, Unruhe, Erbrechen;
Besonderheiten:	evtl. Hepatitis (Leberwerte!), HIV positiv, Thrombophlebetis.

7.5.5 Durchführung einer Narkose beim Opioidabhängigen

Nach Einleitung mit einem Barbiturat (Giuffrida 1970) wird die Inhalations-narkose als Basisverfahren beim Opiatabhängigen empfohlen (McCammon 1986). Eine Narkose mit einem Opioid führt aufgrund der Toleranz dieser Gruppe zu einer ungenügenden Ansprechbarkeit. Auch ist bei der Narkose-führung zu berücksichtigen, daß der Opioidabhängige für eine ausreichende Narkosetiefe höhere MAC-Werte benötigt (Eismann 1964). Bestehen keine Kontraindikationen (neurologische Schäden), kann auch eine Regional-anästhesie eingesetzt werden. Der Gebrauch von depolarisierenden Muskel-relaxanzien soll zugunsten der kompetetiven Relaxanzien vermieden wer-

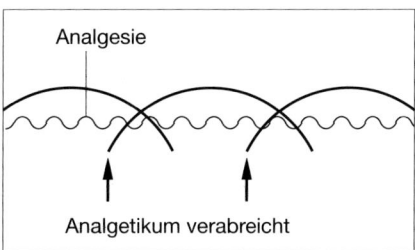

Abb. 7.16. Prinzip der zeitlich konstanten Dosierung dargestellt am konstanten Blutspiegel und einer daraus resultierenden Rezeptorbesetzung bei einem sich überlappenden Dosierungsregime

den, da es Hinweise auf neuromuskuläre Vorschäden bei Heroinabhängigen gibt (Latasch 1986). Wegen der häufig bestehenden, gleichzeitigen Polytoxikomanie muß mit einer Toleranz auf Hynotika/Sedativa gerechnet werden.

Postoperativ müssen zur Behebung der Schmerzen öftes höhere Dosen eines Opioids (z.b. Piritramid, Morphin) als üblich eingesetzt werden, da eine Toleranz vorliegt. Gleichzeitig wird jedoch mit einer ausreichenden postoperativen Analgesie auch ein gefürchtetes Abstinenzsyndrom vermieden. Vorzugsweise ist die überlappende Opiatgabe, d.h. die erneute Opiatapplikation, vor dem Durchbruch von Schmerzen anzustreben, die stabile Plasmaspiegel und eine ausreichende Besetzung der Opiatrezeptoren garantiert (Abb. 7.16). Auch kann beim Abhängigen alternativ der Einsatz von Buprenophin zur postoperativen Analgesie in Erwägung gezogen werden, da dieser partielle Agonist wenige Abstinenzsymptome nach sich zieht und in vermehrtem Maße zur Substitutionsbehandlung empfohlen wird (Hughes 1991). Unbekannt ist die Ursache der postoperativen Atelektasebildung, die beim Opioidabhängigen relativ oft zu beobachten ist (Gelfand 1967).

Postoperativ soll eine patientengesteuerte „On-demand-Analgesie" *nicht* eingesetzt werden, da der Abhängige nur zum Zweck der Euphorie das Analgetikum anfordert. Vorzugsweise kommen in der postoperativen Periode Opioide mit einer langen Halbwertszeit zum Zuge (z.B. Morphin, Piritramid), wobei Pharmaka aus der Gruppe der Agonisten/Antagonisten (z.B. Pentazocin, Nalbuphin), wegen der partiellen μ-antagonistischen Wirkung und einer hieraus resultierenden Auslösung von Entzugssymptomen, zu vermeiden sind. Zur Differenzierung eines Opiatentzugssyndroms und mentaler bzw. emotionaler Aberrationen, die bei Abhängigen gehäuft anzutreffen sind, stellt die Pupillenweite ein Unterscheidungskriterium dar. Keine Mydriasis und warme Haut weisen auf ein fehlendes Abstinenzsyndrom hin. Während der protrahierte Entzug unter klinischer Überwachung mit Morphin oder Methadon erfolgt, kann heutzutage das Opiatabstinenzsyndrom auch mit dem zentralen α_2-Sympathikomimetikum Clonidin (Paracefan, Catapresan) erfolgen (Abb. 7.18).

7.5.6 Akuter klinischer Entzug beim Opioidabhängigen

Langzeituntersuchungen haben gezeigt, daß das Substitutionsprogramm an den Grundproblemen, d.h. der übergroßen Erwartungshaltung und der damit zusammenhängenden geringen Frustationstoleranz, nichts ändert (Franke 1985). Deswegen nehmen Suchtersatzbehandlungen vom Abstinenzideal zugunsten einer Suchtstabilisierung und Resozialisierung zunehmend Abstand. Realistische, zu erreichende Behandlungsziele sind (Hartmann 1984):

- Überführung der Heroinsucht in eine monosymptomatische Methadonabhängigkeit,
- sukzessive Distanzierung von der Drogenszene,
- Veränderung der durch die Drogenszene geprägten Interaktion,
- Verbesserung von psychischem und sozialem Gesundheitszustand,
- Reintegration in einen Arbeitsprozeß.

> Grundsätzlich jedoch ist die Verschreibung von Levomethadon zur freien Verfügung eines Süchtigen nach dem momentanen Stand der Rechtsprechung ein Kunstfehler!

Die Verschreibung von Methadon ist nach geltender Rechtsprechung nicht begründet, wenn (Winkler 1980)

1. nicht gesichert ist, daß sie einer Abhängigkeit entgegenwirkt oder eine bereits bestehende nicht gefördert wird;
2. sie erfolgt, um körperliche Entzugserscheinungen zu beseitigen;
3. sie als Überbrückungshilfe bis zu einem demnächst beginnenden stationären Aufenthalt dienen soll.

Ist der Opiatabhängige bereit, eine Entzugsbehandlung mit Methadon durchführen zu lassen, so sollte diese nur in der Klinik erfolgen. Die hierfür notwendige Methadondosierung ist bei der Einstellung nicht zu knapp zu bemessen, da sonst der Rückfall schneller provoziert wird. Zu Beginn der Behandlung liegt, als Vorsichtsmaßnahme, die Dosis unterhalb der letalen Dosis in bezug auf eine Opioidmedikation bei nichttoleranten Individuen, d.h. zwischen 30–40 mg. In täglichen Schritten von maximal 5–10 mg wird die Dosis so lange gesteigert, bis sich der Patient „wohl" fühlt, wobei er weder Überdosierungserscheinungen noch Entzugssymptome aufweisen soll (Hartmann 1984). Zweimal wöchentlich werden Urinproben auf Opioide und Kokain durchgeführt. Wünschenswert sind Stichproben auf Amphetamine, Benzodiazepine und Barbiturate. Die eigentliche Entzugsbehandlung mit Methadon erfolgt nach einer Stabilisierungsphase von 2–3 Monaten in kleinen Schritten, indem stufenweise die Dosis reduziert wird und mit abnehmender Dosis weder Euphorie noch Abstinenzsymptome auftreten dürfen. Hierdurch wird erreicht, daß die endogene Opioidsynthese langsam wieder angekurbelt wird und eine ausreichende Syntheseleistung auch zu

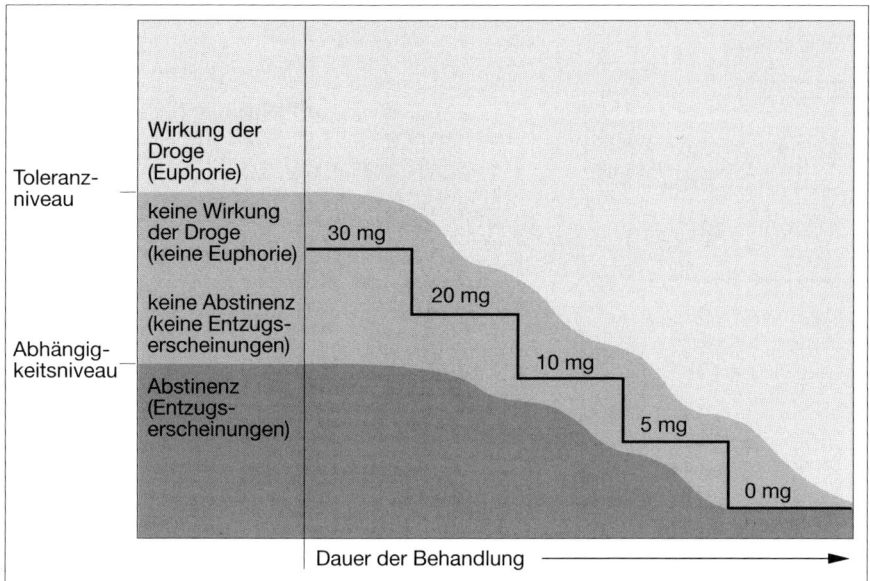

Abb. 7.17. Schematisches Vorgehen in der Entzugsbehandlung mit Methadon

einer genügenden Besetzung am Rezeptor führt. Gleichzeitig mit abnehmender Dosis werden Toleranz- und Abhängigkeitsniveau gesenkt (Abb. 7.17).

Zur Unterdrückung der Abstinenzsymptome ehemaliger Opiatabhängiger kann Clonidin in einer anfänglichen Dosierung von 3mal 0,3 mg p.o., in Abhängigkeit von der Wirksamkeit, den Reaktionen auf Blutdruck und Puls, bis auf eine Dosis von 8 Tabletten/Tag gesteigert werden. Nach 4–7 Tagen beim Heroin- und bis zu 14 Tagen bei Methadonabhängigen wird Clonidin stufenweise um je 1/3 der letzten Dosis reduziert. Anschließend wird als Langzeittherapeutikum und zur Unterstützung der sozialen Integrierung ehemaliger Opiatsüchtiger, der langwirkende spezifische Opiatantagonist Naltrexon (Nemexan) eingesetzt. Dieser verhindert aufgrund seiner intensiven Bindung am Rezeptor, daß ein erneut injiziertes Opioid zum Rückfall führt (sog. Nüchternheitshilfe) (Verebey 1976; Abb. 7.20).

Obgleich im akuten Entzug der α_2-Agonist Clonidin die Abstinenzsymptome nicht vollständig blockieren kann, so wird doch nach einem Methadonsubstitutionsprogramm, in Verbindung mit dem Opiatantagonisten Naltrexon, die Möglichkeit zur schnellen Entwöhnung eröffnet (Gossop 1988; Charney 1986). Auch wird von einigen Abteilungen die akute Schnellentgiftung von Methadon und Heroin und der Umstieg auf Naltrexon unter einer Sedierung mit dem Benzodiazepin Midazolam sowie anfänglichen Gaben von Naloxon innerhalb von Stunden erreicht (Loimer 1991); bzw. es wird unter einer Methohexital- oder Midazolamnarkose, künstlicher Beatmung und Naltrexon eine schnelle Entgiftung in der Klinik als erfolgversprechender propagiert (Stine 1992).

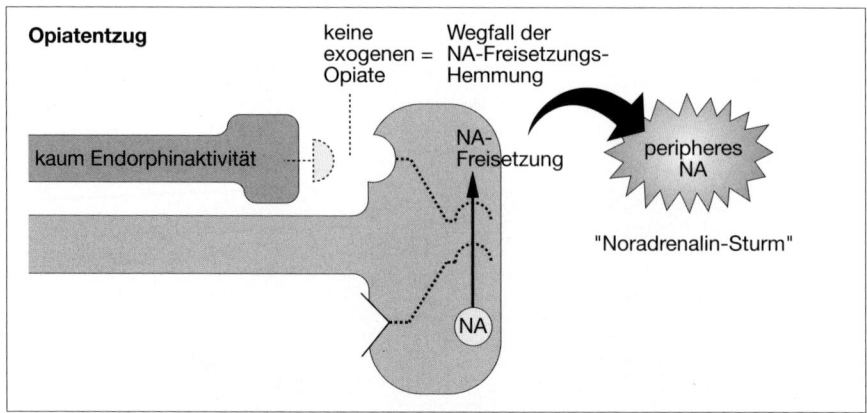

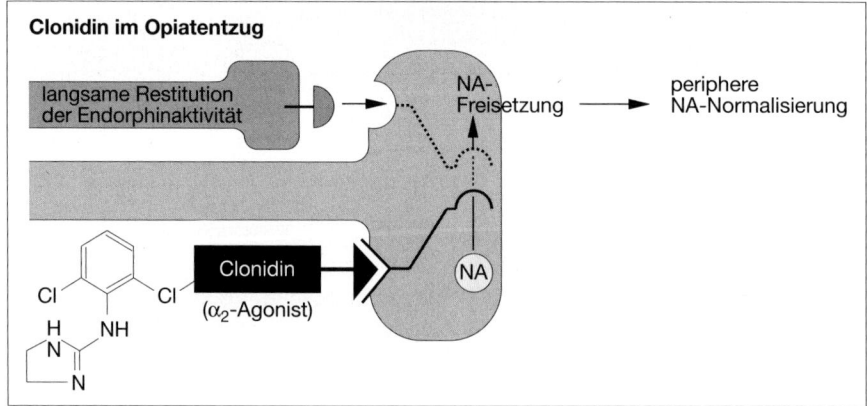

Abb. 7.18. Die unterschiedlichen Angriffspunkte der Opioide und dem α_2-Agonisten Clonidin an der Synapse

Neuerdings wird sogar dem partiellen Opioidagonisten Buprenorphin eine Indikation bei der Behandlung Heroinsüchtiger eingeräumt. Nach dieser Medikation soll eine deutlich geringere Abstinenzsymptomatik auftreten und der Umstieg auf ein Naltrexonprogramm erleichtert werden (Kosten 1992; s. hierzu S. 81; Guthrie 1990). In klinischer Erprobung findet sich außerdem ein Abkömmling von Methadon, das Levo-α-acetyl-methadol (LAAM), ein Pharmakon, das zur Substitutionstherapie ehemaliger Heroinsüchtiger den Vorteil einer zum Methadon vergleichsweise längeren Wirkdauer aufweist (Kosten 1990).

einen besonderen Hinweis verdient der ehemalige Opioidabhängige, der mit dem ehemaligen Alkoholabhängigen gleichzusetzen ist. Da die Rezeptoren für Opioide eine hohe Sensitivität für das Pharmakon behalten, ist, bei versehentlicher Applikation, eine zentral ausgelöste Intoxikation und ein Rückfall zu erwarten (s. hierzu auch S. 68). Aus diesem Grunde wird in allen Fällen, in denen der ehemalige Opiatabhängige operiert werden muß, intraoperativ eine Inhalationsnarkose (Eberlein 1982) oder die Regional-anästhesie empfohlen. Postoperativ wird zur Schmerzbefreiung die gesamte Palette der opiatfreien Analgetika mit primär peripherem Angriffspunkt (z.b. Metamizol) oder zentraler Wirknatur wie z.b. Flupirtin (Katadolon), einschließlich der Regionalanästhesie, Anwendung finden.

7.6 Zur allgemeinen Pharmakologie von Levomethadon

Levomethadon (Polamidon) gehört chemisch zur Stoffgruppe der Opioide und löst, ähnlich wie Morphin, durch selektive Bindung am Opiatrezeptor mehrere Effekte aus. Die Rezeptorselektivität wird durch das rechtsdre-hende Enantiomer von Methadon, dem Dextromethadon, unterstrichen. Denn von beiden Isomeren ist praktisch nur das linksdrehende Levoisomer (Levomethadon) pharmakologisch aktiv. Während in den USA das Raze-mat, bestehend aus dem linksdrehenden R-(−)-Methadon und dem rechts-drehenden S-(+)-Methadon eingesetzt wird, ist in Deutschland das links-drehende L-Methadon (Levomethadon) auf dem Markt. 1 ml Levometha-don (L-Polamidon, Fa. Hoechst) flüssig enthält 5 mg Levomethadon-HCl. Es gehört, chemisch betrachtet, zur Stoffgruppe der Diphenylpropylamine (Abb. 7.19) und löst durch selektive Bindung am Opiatrezeptor charakteri-stische Effekte wie Analgesie, Miosis, Sedierung, Atemdepression und Euphorie aus. Das im Handel befindliche Präparat ist entweder als Mono-präparat in Form von Tropfen (1 ml = 5 mg) und Ampullen (1 ml = 2,5 mg) erhältlich oder wird als Kombinationspräparat mit dem Spasmolytikum/Anticholinergikum Fenpipramid als Polamidon C in Form von

− Tropfen (1 ml = 5 mg Methadon + 0,5 mg Fenpipramid),
− Tabletten (1 Tablette = 2,5 mg Methadon + 0,25 mg Fenpipramid),
− Ampullen (1 ml = 2,5 mg Methadon + 0,25 mg Fenpipramid)

gehandelt.

Die Rezeptorspezifität von Levomethadon wird durch die Tatsache unterstrichen, daß von den beiden Enantiomeren das linksdrehende Isomer, im Gegensatz zum Dextroisomer, eine 50mal größere analgetische Wirk-stärke hat (Olsen 1976). Im Vergleich zu Morphin ist die analgetische Stärke etwa doppelt so hoch anzusetzen (Tabelle 10.1). Der atemdepressorische Effekt ist 2mal so Stark wie der von Morphin, ist lang anhaltend und tritt besonders dann zu Tage, wenn initial hohe Dosen verabreicht werden (Abb. 7.11).

Im Vergleich zu den in den USA zur Substitutionstherapie eingesetzten Razemat ist somit das in Deutschland eingesetzte L-Polamidon um den Fak-tor 7 stärker. Methadon induziert, insbesondere bei Überdosierung, die klassische Opioidtrias Sedierung, Euphorie und Miosis. Dieses Bild wird durch weitere opioidtypische Eigenschaften wie Bradykardie, eine mäßige

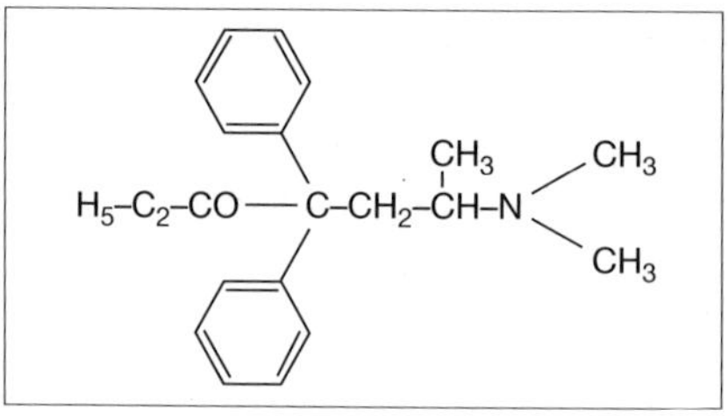

Abb. 7.19. Die molekulare Struktur von Levomethadon, einem 6-Dimethylamino-4,4-Diphenyl-3-heptanon

Hypotonie und Atemdepression sowie Antidiurese komplettiert. Hervorzuheben ist die langwirkende, bis zu 24 h anhaltende Unterdrückung von Abstinenzsymptomen, die nach neueren Untersuchungen jedoch nur 16 h betragen soll (Keup 1978). Neben der Analgesie, die zwischen 4–6 h andauert (Beaver 1976); induziert Levomethadon eine mäßige, jedoch langanhaltende Atemdepression, wobei im Mittel das Maximum der Wirkung erst nach 4 h erreicht wird und bis zu 75 h andauern kann (Olsen 1976). Ähnliches gilt auch für die durch Levomethadon ausgelöste Miosis. Toleranzentwicklung für die Pupillenverengung und Atemdepression sind nur relativ und nicht absolut, da bei Süchtigen im Methadonprogramm noch nach Monaten der täglichen Einnahme, eine Miosis und ein geringer Grad an Atemdepression nachgewiesen werden können (Olsen 1976; Martin 1973).

Wie alle Opioide führt auch Levomethadon bei längerem Gebrauch zu einer physischen und psychischen Abhängigkeit. Aufgrund seiner hohen Lipophilie und seiner Rezeptorkinetik ist das Suchtpotential dem von Heroin (Diamorphin) und Morphin recht ähnlich (Keup 1978). Während beim Heroin Entzugssymptome schon nach einem Maximum von 2 Tagen auftreten, kann nach Levomethadon eine Zeitspanne bis zu 10 Tagen vergehen. Obgleich die Intensität der Entzugssymptomatik nach Absetzen von Levomethadon im Gegensatz zu der nach Heroin angeblich geringer ist, kann doch die Dauer der Symptomatik als deutlich länger veranschlagt werden (Brune 1986).

Beim Süchtigen sind charakteristischerweise folgende Hormonkonzentrationen verringert, von denen außer TSH und Vasopressin im Entzug alle anderen Hormone ansteigen: ACTH, Kortisol, LH, TSH, Vasopressin, Prolaktin, β-Endorphin. Da selbst bei ehemaligen Methadonpatienten eine Hyperreagibilität besteht, β-Endorphin zu sezernieren, kann eine fast lebenslang anhaltende Dysregulation des endorphinergen Systems angenommen werden, die in vielen Fällen u.a. Ursache für die hohe Rückfallquote ist (Kreek 1989). Auch scheint, wie in Tierstudien nachgewiesen werden konnte, bei chronischer Opioideinnahme nicht nur eine quantitative Zunahme an μ- und ϰ-Opiatbindestellen im Nucleus caudatus, Putmanen und Nucleus accumbens zu erfolgen, es kommt vielmehr auch zu einer Empfindlichkeitssteigerung ("up-regulation") der mit dem Opioid interagierenden Bindestellen. Gerade dieser letzte Effekt ist von Bedeutung, wenn nach Zeiten der Abstinenz wieder ein Opioid in bekannter Menge vom Abhängigen eingenommen wird und jetzt der atemdepressorische Effekt mehr zum Tragen kommt.

7.7 Pharmakokinetik und Toxikologie von Methadon

Levomethadon ist eines der wenigen Opioide, welches nach oraler Applikation rasch resorbiert wird. Innerhalb der ersten 30 min sind nach oraler Aufnahme meßbare Konzentrationen im Plasma nachweisbar, wobei die Bioverfügbarkeit im Mittel bis zu 82 % beträgt (Nielsson 1982). Individuelle Schwankungen zwischen 41–90 % können jedoch vorkommen. Eine maximale Serumkonzentration findet sich nach 3 (±2) h (Nielsson 1982). Levomethadon ist eine stark lipophile Substanz, die die Tendenz hat, sich in beträchtlichen Mengen (60–90 %) in proteinreichen Organen anzureichern (Romach 1981). Das hohe Verteilungsvolumen mit einem Wert zwischen 3–4 l/kg im peripheren Gewebe (Fett, Muskulatur, Haut) weist darauf hin, daß sich nur ca. 1 % der freien Wirksubstanz im Blut befindet und für die Auslösung der Wirkeffekte verantwortlich gemacht werden kann (Nielsson 1983; Gourlay 1982). Diese Reservoirfunktion des Gewebes ist besonders bei wiederholter Applikation bedeutungsvoll, so daß die Plasmakonzentration trotz Einzelgabe recht konstant bleibt und die Rezeptoren über einen langen Zeitraum besetzt werden (Abb. 16.3, S. 231).

Nach Biotransformation in der Leber zu 2 nichtaktiven Hauptmetaboliten erfolgt die biliäre und renale Ausscheidung gleicher Anteile von unverändertem und verändertem Levomethadon (Kreek 1976; Inturrisi 1973). Die bei Süchtigen unterschiedlichen Verteilungsvolumina für Levomethadon als auch die große Varianz in der renalen und biliären Ausscheidung vermögen die interindividuellen Schwankungen in der Eliminationshalbwertszeit ($t_{1/2\beta}$) zu erklären. Letztere kann zwischen 7,7 und 75 h betragen (Nielsson 1982). Da die Ausscheidung hauptsächlich von einer Metabolisierung durch die Leber abhängt, tragen chronische Nierenleiden zu einer Wirkverlängerung nicht bei. Jedoch ist bei chronischen Lebererkrankungen mit einer Verlängerung der Eliminationshalbwertszeit und einer Wirkverlängerung zu rechnen (Novick 1981).

Toxikologisch von Bedeutung sind die Ergebnisse amerikanischer Kliniken, die die Neugeborenen von jungen Müttern im Methadonerhaltungsprogramm nachuntersuchten. Im Vergleich zur Normalpopulation war eine höhere Rate eines Atemnotsyndroms nicht nachweisbar, die Apgar-Werte waren nicht niedriger bzw. die Rate an teratogenen Schäden war nicht häufiger (Blinick 1969; Rothstein 1974). Dies erscheint insofern interessant, als im Tierversuch mit steigenden Dosen von Methadon die Inzidenz an kongenitalen Mißbildungen im ZNS zunimmt (Geber 1975).

Entzugssymptome bei Neugeborenen von Müttern, die sich einem Methadonerhaltungsprogramm unterworfen haben, sind nicht in jedem Fall zu erwarten und variieren an Intensität. Im Mittel vergehen bis zu 5 Tage, nach denen folgende Symptome beobachtet werden können:

– Zittern und Hyperaktivität (90 %),
– Reizbarkeit (86 %),
– Erbrechen (27 %),
– Hautabschürfungen (22 %),
– Durchfall (18 %),
– Fieber unklarer Genese (14 %),
– Tachypnoe (5 %),
– schrilles Schreien (5 %),
– Krämpfe (5 %).

In den wenigsten Fällen kommt es zu einem schweren Entzugssyndrom. Spätsymptome beim Kleinkind zeigen sich in Störungen der Feinmotorik, gehäuften sprachmotorischen und visuellen Ausfällen sowie einer motorischen Hyperaktivität, gepaart mit Verhaltensstörungen.

7.8 Alternative Therapiemöglichkeiten beim Opioidabhängigen

7.8.1 Therapie mit einem α_2-Agonisten

Nach autoradiographischen Untersuchungen sind α_2-Rezeptoren und Opiatrezeptoren im Gehirn anatomisch und zweifelsfrei auch funktionell vergesellschaftet (Abb. 7.18, s. Seite 74).

Beide, sowohl Opioide als auch der α_2-Agonist Clonidin, können die Entladungsrate am Locus coeruleus hemmen. Während die chronische Besetzung des Opiatrezeptors zu einer Reduzierung der Endorphinaktivität und zu einer postsynaptischen Hemmung der Noradrenalinfreisetzung führt, kommt es unter der Gewöhnung zu einer Kompensation mit einer über der Norm ansteigenden Noradrenalinsynthese. Im Opiatentzug wirken dann 3 Phänomene:

1. die vom Opiatrezeptor ausgeübte Hemmung der Noradrenalinsynthese fällt weg;
2. die unter der langfristigen exogenen Opioidaufnahme gedrosselte Endorphinproduktion steht nicht sofort zur Verfügung;
3. das unter der vorrangegangenen Opioideinnahme kompensatorisch bereitgestellte Noradrenalin steht in großen Mengen zur Verfügung und wird, da keine Hemmung vorliegt, in vermehrtem Maße freigesetzt (Noradrenalinsturm). Es kommt zu typischen Abstinenzerscheinungen (Tabelle 7.4).

Clonidin als reiner α_2-Agonist hat nun die Aufgabe, präsynaptisch die postsynaptische Noradrenalinausschüttung zu hemmen und dem Opiatentzugs-

Tabelle 7.4. Entzugssymptome beim Heroinabhängigen im akuten Entzug. (Nach Keup 1983)

Opiatentzugssymptom	Vorhanden [%]
Opiathunger („craving") Ruhelosigkeit	>75
Mydriasis Dysphorie Schlafstörungen Schwitzen Glieder-/Rumpfschmerzen Hitze/Kältegefühl Laufende Nase Tremor	>50
Anorexie Depression Gähnen Gänsehaut Schüttelfrost Tränenfluß	>25
Magenbeschwerden Übelkeit Gekrümmte Haltung Diarrhö Emesis Fiebriges Aussehen	<25

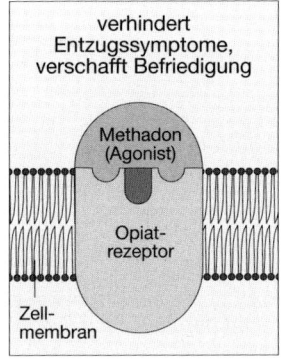
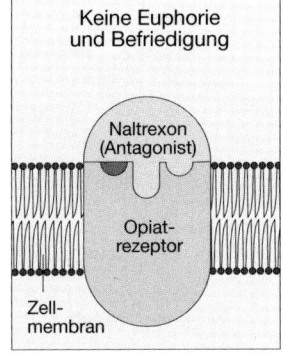

Abb. 7.20. Methadon bindet am Opiatrezeptor, verhindert Entzugssymptome und schafft Befriedigung ohne Euphorie. Der Opiatantagonist dagegen blokkiert den Opiatrezeptor, ohne ihn zu stimulieren

syndrom entgegenzuwirken. So konnten die Entzugssyndrome nach Heroin mit über den Tag verzettelten Dosen von je 75 µg Clonidin (1 Tablette = 150 µg) erfolgreich unterdrückt werden (Gold 1980).

Die von der antihypertensiven Therapie bekannten Nebenerscheinungen wie Sedierung und Mundtrockenheit treten auch unter Clonidin im Opiatentzug auf. Außerdem kann gelegentlich Niedergeschlagenheit und Schwächegefühl auftreten; zuweilen ist ein Blutdruckabfall zu verzeichnen. Die im Entzug auftretenden Schlafstörungen, Erbrechen und Durchfälle werden dagegen weniger beeinflußt. Zur Vermeidung eines Clonidinabsetzsyndroms mit Blutdruckanstiegen sollte in kleinen Dosen ausgeschlichen werden. Jede Pharmakotherapie der Abhängigkeit, so auch die mit Clonidin, muß in eine psychosoziale Betreuung eingebettet sein. Nach Erreichen der Drogenfreiheit kann zur Unterstützung und zur Abstinenzhilfe das oral zur Verfügung stehende Naltrexon, ein reiner Opiatantagonist, verabreicht werden (Abb. 7.20). Dieser Antagonist blockiert langfristig den Rezeptor, so daß gewünschte Heroinsymptome selbst bei i.v.-Gabe nicht eintreten. Mit Hilfe von Clonidin ließe sich unter gleichzeitiger psychischer Betreuung, wenn nötig mit Naltrexonschutz, ein neuer Weg in der Entwöhnungstherapie ohne Methadonvorgabe realisieren (Keup 1983).

7.8.2 Entzugstherapie mit dem partiellen Agonisten Buprenorphin

Nach Untersuchungen von Jasinski et al. (Jasinski 1978; Bickel 1988) sowie anderen Forschungsgruppen (Woods 1992) ist das Abhängigkeitspotential von Buprenorphin, im Vergleich zu anderen Opioiden sehr niedrig. Da es nur eine milde Abstinenzsymptomatik zur Folge hat (Fudala 1989) und es eine Methadon-ähnliche sowie dem Naltrexon nahekommende pharmako-

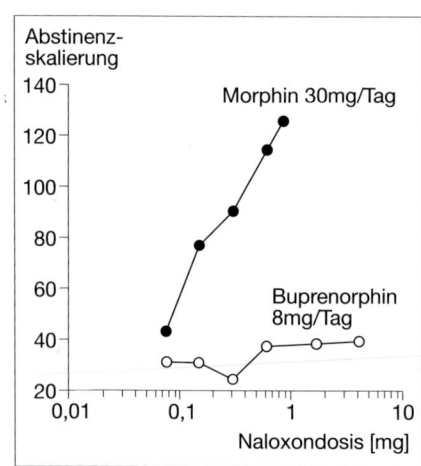

Abb. 7.21. Abstinenzskalierung unter steigenden s.c.-Naloxondosen bei chronischer Morphin- bzw. Buprenorphineinnahme. (Mod. nach Jasinski 1978)

logische Charakteristik aufweist, wurde vom Theoretischen her erwogen, anstatt Methadon, Buprenorphin zur Substitution einzusetzen (Lewis 1992; Abb. 7.21).

Diese Annahme konnte durch Untersuchungen von Mello et al. bestätigt werden, so daß die Überlegung, Buprenorphin in vermehrtem Maße bei Drogenabhängigen als Ersatzdroge einzusetzen, gerechtfertigt ist (Mello 1980; Mendelson 1991; Mendelson 1992). Mit einer Buprenorphintherapie erhofft man sich, aufgrund der bei diesem Pharmakon intensiven und langanhaltenden Rezeptorbindung, eine langsame Entwöhnung zu erreichen, ein Programm das in den USA jetzt vermehrt in der Klinik einer Prüfung unterzogen wird (Kosten 1991; Resnick 1992; Strain 1992; Blaine 1992).

Abstinenzsymptome sind nach dem Entzug von Buprenorphin deutlich geringer als nach Methadontherapie, wo der Entzug protrahiert nach ca. 20 Tagen einsetzt und bzgl. der Symptomatik um ein Vielfaches quälender ist und länger andauert als nach Heroin. Der Entwöhnung von Methadon oder Heroin mit Buprenorphin (2–6 mg/Tag) (Kosten 1993) folgt die Stabilisierungsphase mit Naltrexon, um langfristig den Erfolg zu sichern. Naltrexon ist nur nach einer Entgiftung einzusetzen, wobei das Pharmakon als unterstützende Therapie im Rahmen der präventiven psychosozialen Betreuung zur Sicherung des Erfolgs, anzusehen ist (s. auch S. 227 ff.).

Praktisch stehen heutzutage folgende Verfahren zur Therapie eines Opioidabhängigen zur Verfügung, um eine Resozialisierung bzw. Drogenfreiheit zu erreichen:

1. Methadonsubstitutionstherapie,
2. Buprenorphinsubstitutionstherapie,
3. kombinierte Clonidin-/Naltrexontherapie.

Die beiden letztgenannten Verfahren haben in Deutschland noch keinen Eingang gefunden.

8 Die durch Opioide ausgelöste Muskelstarre (Rigidität)

Die Rigidität der quergestreiften Muskeln ist durch einen erhöhten Tonus charakterisiert, der sich bis hin zu einer Muskelstarre entwickeln kann. Besonders wird davon die quergestreifte Muskulatur von Thorax und Abdomen befallen, ein Phänomen, das nach der schnellen Injektion aller wirkstarken Opioide zu beobachten ist und in eine ungenügende Ventilation des Patienten mündet (Abb. 8.1). Diese Stammrigidität:

1. tritt nach der Bolusinjektion eines wirkstarken Opioids auf,
2. ist besonders bei älteren Patienten (>60 Jahren) nachweisbar und
3. wird durch N_2O verstärkt (Freund 1973; Sokoll 1972).

Das anatomische Korrelat, über den Opioide eine muskuläre Rigidität auslösen, ist zentral im Striatum zu suchen, welches reich an Opioidbindestellen ist. Beteiligt sind dopaminerge D_2-Leitungsbahnen, die eine spezielle Aufgabe in der Lokomotion haben und beim M. Parkinson ein anatomisches Defizit aufweisen. Eine Opioidapplikation dagegen führt, aufgrund eines verstärkten Abbaus von Dopamin, zu einem funktionellen Mangel in den Synapsen des Striatums. Der vorherige Gleichgewichtszustand zwischen cholinergen und dopaminergen Neuronenverbänden wird zugunsten der cholinergen Aktivitäten im nigrostriatalen System verschoben (Kuschinsky 1972; Freye 1976). Da das Striatum als übergeordnetes Zentrum den Muskeltonus reguliert, wird verständlich, daß eine gesteigerte cholinerge Aktivität zu einer Tonuszunahme bis hin zur Muskelsteife führt. Auch wird dem Nucleus raphe pontis eine Bedeutung bei der Vermittlung der Opioid-induzierten Muskelstarre zugesprochen, da beim Tier nur die Mikroinjektionen von Methylnaloxon (einem quarternären Abkömmling, der sehr schlecht die Blut-Hirn-Schranke passiert) in das Kerngebiet, nicht jedoch die systemische Gabe, die Umkehr einer Alfentanil-induzierten Rigidität bewirkte (Amalric 1986).

Obgleich die Opioide nicht direkt den Tonus der Muskulatur beeinflussen, kann die Rigidität durch Muskelrelaxanzien vom Typ der polarisierenden (Succinylcholin) bzw. der kompetitiven Blocker (z.B. Curare, Pancuronium) aufgehoben werden (Jaffe 1983; Abb. 8.1).

Zentral angreifende Pharmaka, die die hohe cholinerge Aktivität im Striatum reduzieren, können zur Umkehr des Effekts nicht eingesetzt werden, da aufgrund der langsamen Penetration durch die Blut-Hirn-Schranke die Wirkung viel zu langsam einsetzt. Ob die bei einer Narkose mit wirkstar-

[%]
Alfentanil: ● über 30s i.v.
○ als Bolus über 3s i.v.
100
90
80
70
60
50
Vergleich der Gruppen
* p<0,05
** p<0,01
Alfentanil 3mg
Succinylcholin 25mg
1 2 3 4 5 6 7 8 9 10
[min]

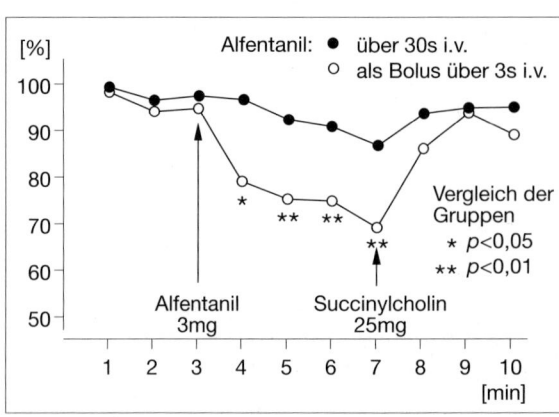

Abb. 8.1. Wirkung von Alfentanil, als Bolus und über 30 s verabreicht, auf den Tonus der quergestreiften Muskulatur des Rumpfes, gemessen an der Compliance des Thorax (Dehnbarkeit) unter Beatmung. Sowohl eine langsame Injektionsgeschwindigkeit als auch die anschließende Gabe niedriger Dosen von Succinylcholin sind in der Lage, die muskuläre Rigidität zu verhindern bzw. aufzuheben. (Nach Freye 1986)

ken Opioiden vorangehende Prämedikation mit Atropin einen gewissen Schutz bietet, ist nicht eindeutig bewiesen. Die muskuläre Rigidität der Opioide scheint direkt mit der jeweiligen analgetischen Potenz des Pharmakons zu korrelieren. So verursachen schwachwirkende Opioide und gemischt wirkende Agonisten/Antagonisten keine Tonuszunahme der Muskulatur, während die Antagonisten diesen Effekt umkehren können. Letzteres ist als Hinweis zu deuten, daß die Tonuserhöhung nach Opioidgabe über Opiatrezeptoren vermittelt wird, die vornehmlich der μ-Subpopulation angehören (Abb. 8.2).

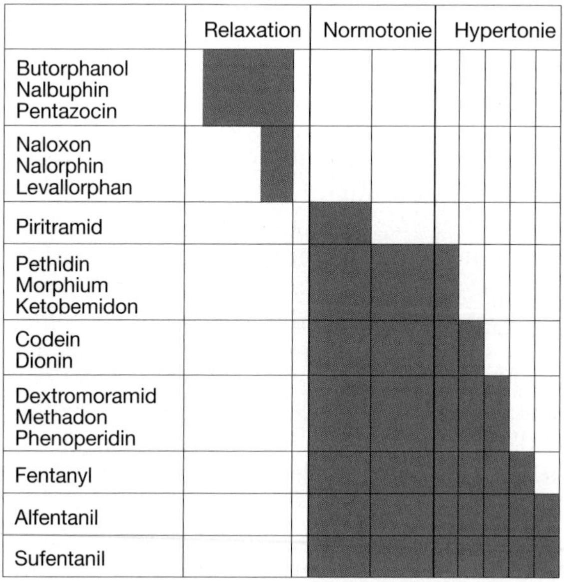

Relaxation
Normotonie
Hypertonie
Butorphanol
Nalbuphin
Pentazocin
Naloxon
Nalorphin
Levallorphan
Piritramid
Pethidin
Morphium
Ketobemidon
Codein
Dionin
Dextromoramid
Methadon
Phenoperidin
Fentanyl
Alfentanil
Sufentanil

Abb. 8.2. Tendenz verschiedener Opioide, eine muskuläre Rigidität auszulösen

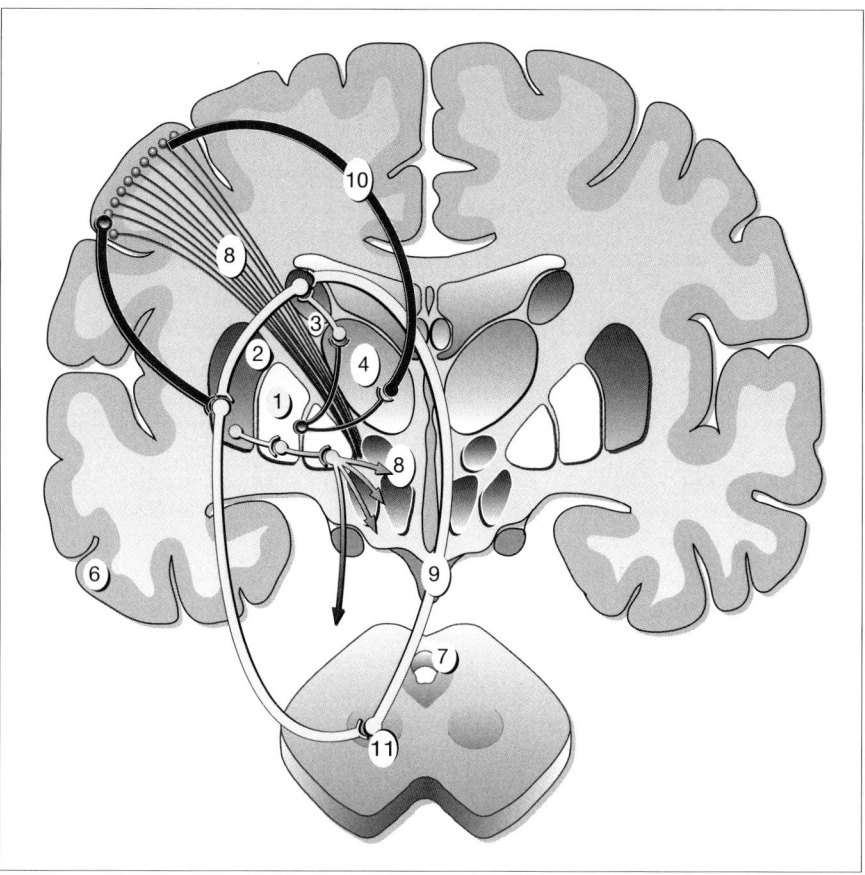

Abb. 8.3. Bedeutung des Neurotransmitters Dopamin in der Tonusregulierung der quergestreiften Muskulatur in den Hirnstammganglien. Als Ergebnis einer verminderten Dopa-
minsynthese in der Substantia nigra entsteht eine Aktivitätssteigerung cholinerger Neurone im Thalamus und Striatum
1 Pallidum externum; *2* Putamen; *3* Nucleus caudatus; *4* Thalamus; *5* Hypothalamus; *6*
Lobus parietalis; *7* zentrales Höhlengrau; *8* Tractus corticospinalis; *9* hemmendes dopami-
nerges System; *10* thalamokortikale Neurone; *11* Substantia nigra

Der genaue Wirkmechanismus, mit dem Opioide die Dopaminkonzen-
tration im Striatum herabsetzen, erfolgt wahrscheinlich über eine Hemmung des synthesefördernden Enzyms Tyrosinhydroxylase (Freye 1976). Bei
der Wirkvermittlung spielen Opiatrezeptoren in der Substantia nigra eine
bedeutende Rolle, da die Rigidität sich durch Naloxon aufheben läßt (Have-
mann 1982; Paakkari 1988). Eine enge Nachbarschaft zum α_2-Adrenozeptor
wird durch die Hemmung einer opioidinduzierten Muskelrigidität mit Dexe-
medetomidin, einem hochselektiven α_2-Liganden, belegt (Weinger 1991).
Die folgende, nach Opioidgabe resultierende Aktivitätsminderung im Putamen induziert eine verminderte Freisetzung von GABA im Pallidum, wel-

ches inhibitorische Funktionen auf den Thalamus und den daraus entspringenden Afferenzen zum prämotorischen Kortex ausübt. Hierauf weisen Daten mit den GABA-Rezeptor modulierenden Bindestellen für Benzodiazepine und dem Benzodiazepinantagonisten Flumazenil hin (Paakkari 1988). Die efferenten Neurone vom Pallidum sind cholinerger Natur, so daß unter dem verminderten dopaminergen Input aus dem Striatum eine Erregbarkeitssteigerung der cholinergen Neurone im Pallidum resultiert. Vom Pallidum schließlich ziehen Efferenzen zum Vorderhorn des Rückenmarks und weiter zur quergestreiften Muskulatur (Abb. 8.3).

9 Wirkung der Opioide auf das kardiovaskuläre System

Grundsätzlich weisen die Opioide keine im Verhältnis zu anderen Pharmaka nennenswerte Beeinträchtigung des kardiovaskulären Systems auf. Dies spiegelt sich auch in der großen therapeutischen Breite wider. Diese tierexperimentell abgeleiteten Werte (LD_{50}/ED_{50}) können insofern auf den Menschen übertragen werden, als eine große therapeutische Breite mit einer geringen bis fehlenden Beeinträchtigung des kardiovaskulären Systems einhergeht (Tabelle 9.1).

Carfentanil (2mal so stark wie Sufentanil) ist bis jetzt nur zur Immobilisierung von Tieren bei geringem atemdepressorischem Effekt eingesetzt worden (De Vos 1978); während Lofentanil (20mal stärker als Fentanyl) aufgrund seiner intensiven Rezeptorbindung über 24 h am Rezeptor bindet. Beide Pharmaka sind für den praktisch-klinischen Gebrauch nicht vorgesehen. Mit größerer Rezeptorspezifität und intrinsischer Aktivität ist auch eine größere therapeutische Breite zu erwarten, ein Effekt, der auf weniger Nebenwirkungen, insbesondere von Seiten des kardiovaskulären Systems hinweist (De Castro 1979; De Castro 1982; Leysen 1983; Niemegeers 1976; Niemegeers 1981; Van Bever 1978; Cookson 1983; Lagler 1978; Pircio 1976; Janssen 1984; Janssen 1971; Lewis 1983; Meert 1989).

Eine über den Nucleus dorsalis nervi vagi ausgelöste zentrale Bradykardie ist für jedes Produkt charakteristisch und besonders bei den μ-Liganden anzutreffen. Da hierbei ein erhöhter vagaler Tonus am Herzen ausgeübt wird, kann es auch zu einem Abfall des arteriellen Mitteldrucks kommen. Der erhöhte Vagotomus kann sehr gut durch Atropin (0,25–0,5–1,0 mg/ 70 kg) aufgehoben werden, so daß die Herzfrequenz und der arterielle Mitteldruck sich wieder normalisieren. Grad und Häufigkeit dieser kardialen Nebenwirkung sind nicht vorhersehbar; sie sind jedoch von dem jeweiligen vegetativen Grundtonus des Individuums und der verabreichten Dosis abhängig (Tabelle 9.2).

Die in Abhängigkeit vom Produkt und vegetativem Grundtonus des Patienten ausgelösten exzitatorischen (sympathischen) oder inhibitorischen (vagalen) Effekte können entweder durch Atropin bzw. durch α-Blocker (z.B. Phenoxybenzamin), β-Blocker (z.B. Propranolol) oder Ganglioplegika (z.B. Hexamethoniumverbindungen) vermindert werden (De Castro 1979). Eine Reduktion ist jedoch auch durch eine Dosisangleichung zu erreichen, die für jedes Produkt charakteristisch ist (Tabelle 9.3).

Tabelle 9.1. Therapeutische Breite (LD_{50}/ED_{50}) verschiedener Opioide

Pharmakon	Therapeutische Breite
Tramadol	3
Tilidin	3
Pentazocin	4
Thiopental	8
Pethidin	6
Piritramid	11
Methohexital	11
Ketamin	11
Methadon	12
Etomidate	32
Butorphanol	45
Morphin	71
Dextromoramid	105
Lofentanil	112
Fentanyl	277
Nalbuphin	1 034
Carfentanil	10 000
Alfentanil	1 080
Buprenorphin	7 933
Sufentanil	26 716

Tabelle 9.2. Inhibitorische (vagale) und exzitatorische (sympathikotone) Effekte unterschiedlicher Ausprägung nach Opioidapplikation. (Nach De Castro 1979; De Castro 1975; De Castro 1968)

Sympathikusdominanz	Parasympathikusdominanz
Hypertension	Bradykardie
Tachykardie	Hypotension
Hyperglykämie	Erbrechen
Hyperlaktämie	Schwitzen
Akrozyanose	Salivation
Sklereninjektion	Bronchsparmus
Rötung des Gesichtes	Sphinkterenspasmus
Antidiurese	Miosis

In der Anästhesie werden vagale bzw. sympathikotone Nebeneffekte durch folgende Maßnahmen vermindert bzw. eliminiert:

1. vorangehende Applikation von Atropin (bis zu 1 mg/70 kg);
2. gleichzeitige Anwendung von volatilen Anästhetika (Lachgas, Halothan, Enfluran, Isofluran, Desfluran) in Form der balanzierten Narkosetechnik;
3. gleichzeitiger Einsatz eines Neuroleptikums (Haloperidol bzw. Dehydrobenzperiodol);
4. gleichzeitiger Einsatz eines Benzodiazepins (z.B. Diazepam, Lorazepam, Midazolam);

Tabelle 9.3. Dosisbereiche verschiedener Opioide für eine intraoperative Analgesie, unter denen es bei alleiniger Applikation zu einer Dominanz vagaler bzw. sympathikotoner Effekte kommt. Anzustreben ist ein Zustand, bei dem das Vegetativum im Äquilibrium steht und weder vagale (außer Bradykardie und Miosis) noch sympathikotone Effekte zu verzeichnen sind. (Nach Ce Castro 1971; Freye 1987)

Opioid	Vorherrschender Parasympathikotonus (mg/kg i.v.)	Äquilibrium (mg/kg i.v.)	Vorherrschender Sympathikotonus (mg/kg i.v.)
Pethidin	0,45 −32	∅	∅
Piritramid	0,22 − 1,6	1,6 −3,2	∅
Morphin	0,15 − 3,0	3,0 −6,0	6,0–10
Phenoperidin	0,015 − 0,3	0,3 6,0	6,0–18
Alfentanil	0,005 − 0,04	0,04 −1,2	1,2− 5
Fentanyl	0,001 − 0,01	0,01 −2,0	2,0–10
Sufentanil	0,00025–0,001	0,001–1,0	1,0− 2,0

5. gleichzeitige Gabe eines Hypnotikums (Barbiturat, Clomethiazol, Etomidat, Propofol).

Alle diese Pharmaka bewirken in unterschiedlichen Bereichen des ZNS (Abb. 9.1) eine Dämpfung, was letztendlich in eine neurovegetative Dämpfung der Opioidwirkung mündet und überschießende vagale bzw. sympatikotone Effekte verhindert.

Eine durch das Opioid gleichzeitig zentral ausgelöste Verminderung des Sympathikotonus (Laubie 1977) führt zu einer Verringerung des peripheren Widerstandes, ein Mechanismus, der als „Poolingeffekt" von Bedeutung ist (Freye 1974; Lappas 1975). Die kardiovaskulären Effekte (Bradykardie, Senkung des peripheren Widerstands, venöses Pooling mit vermindertem Rückstrom zum Herzen) sind von Vorteil, wenn:

– die Vorlast, d.h. der Füllungsdruck des Herzens, abnehmen soll,
– die Nachlast des Herzens gesenkt werden soll und
– die Frequenz des Herzens vermindert werden soll.

Alle 3 Faktoren haben eine Abnahme des myokardialen Sauerstoffverbrauchs ($\dot{V}_mO_2$) des Herzens zur Folge (Braunwald 1971; Piepenbrock 1977); so daß Opioide gern beim Herzinfarkt und auf der Intensivstation eingesetzt werden. Zu berücksichtigen ist aber auch, daß der „Poolingeffekt" sich in einem Abfall des arteriellen Blutdrucks besonders dann bemerkbar macht, wenn eine larvierte Hypovolämie oder ein Schock vorliegt und der venöse Rückstrom zum Herzen weiter verringert wird.

Insbesondere ist die analgetische Wirkstärke des jeweiligen Opioids, die sich für Sufentanil aus einer im Vergleich zu Fentanyl 12- bis 27fach höheren Affinität zum Opiatrezeptor ableiten läßt (Stahl 1977), dann von besonderer Bedeutung, wenn es gilt, die Kreislaufreaktionen auf einen schmerzhaften Reiz wirksam zu unterdrücken. So führt die hämodynamische Streßantwort mit zusätzlicher Freisetzung von Streßhormonen, insbesondere von Angio-

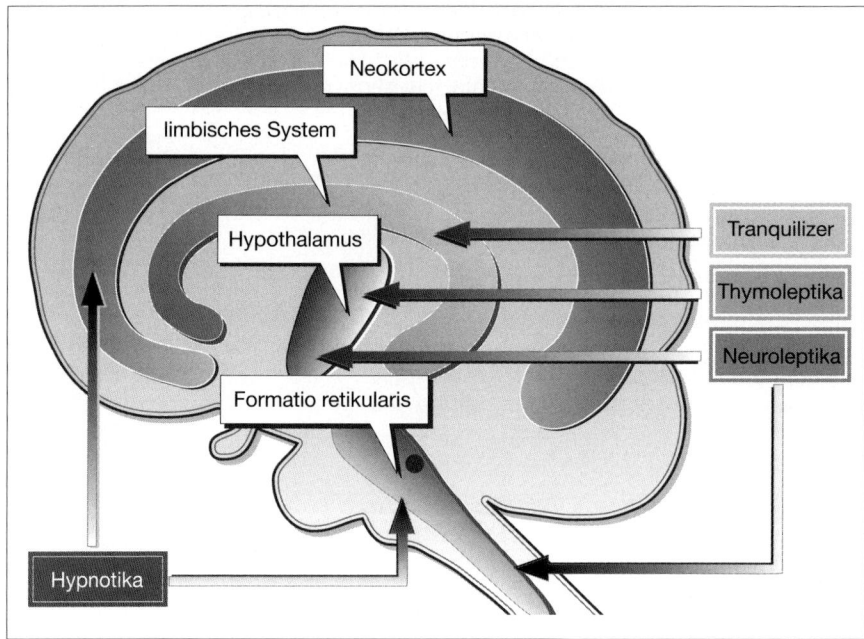

Abb. 9.1. Angriffspunkte der verschiedenen Pharmaka im ZNS zur Potenzierung der Opioidwirkung. Neuroleptika schützen die den Schlaf organisierenden Zentren vor aufsteigenden Afferenzen. Tranquilizer schirmen vor inneren Erregungsströmen ab. Barbiturate, Hypnotika und volatile Anästhetika bewirken eine Blockade der Großhirnrinde; erst sekundär kommt es zu einer Dämpfung subkortikaler Zentren

tensin II, dazu, daß die Empfindlichkeit der Blutgefäße für die Katecholamine aufrechterhalten wird. In diesem Zusammenhang hat sich besonders das Sufentanil als geeigneter erwiesen, in der Kardiochirurgie schmerzhafte Streßreaktionen mit Hochdruckkrisen signifikant nach Sternotomie und Sternumspreizung zu unterdrücken (de Lange 1982; Sanford 1986; Stephan 1989).

Die gemischt wirkenden Agonisten/Antagonisten führen zu einer wahrscheinlich über den σ-Rezeptor induzierte Zunahme des Sympathikustonus, besonders wenn sie über ihren therapeutischen Dosisbereich hinaus verabreicht werden. Letzteres macht sich in einer Tachykardie, Zunahme des peripheren Widerstands, einer Widerstandserhöhung im kleinen Kreislauf und einer Erhöhung des myokardialen Sauerstoffbedarfs bemerkbar (Tabelle 9.4).

Eine Dysregulation der atrioventrikulären Erregungsüberleitung mit Verlängerung des PQ-Intervalls ist ein Phänomen, welches besonders bei Patienten mit Erregungsüberleitungsstörungen und bei der Verwendung wirkstarker Opioide (z.B. Fentanyl, Sufentanil) zu beobachten ist. Auslöser ist hierbei die Vagusstimulierung, die über den Sinusknoten auf das Herz mit einer vermehrten Acetylcholinfreisetzung reagiert.

Tabelle 9.4. Stimulierende, kardiovaskuläre Effekte verschiedener Agonisten/Antagonisten im Vergleich zu reinen Agonisten besonders im hohen Dosisbereich. (Nach Zola 1983; Dick 1981; Boldt 1987)

Pharmakon	Blutdruck	Herzfrequenz	Pulmonalarterieller Druck
Morphin	Abfall	Abfall-$\emptyset$	Abfall-$\emptyset$
Buprenorphin	Abfall	Abfall-$\emptyset$	$\emptyset$
Butorphanol	Anstieg-$\emptyset$	$\emptyset$	Anstieg
Pentazocin	Anstieg	Anstieg	Anstieg
Meptazinol	Anstieg	Anstieg	Anstieg
Nalbuphin	$\emptyset$	Abfall-$\emptyset$	$\emptyset$
Pethidin	(Abfall)	(Anstieg)	$\emptyset$
Piritramid	(Abfall)	$\emptyset$	$\emptyset$
Fentanyl	Abfall	Abfall	$\emptyset$
Sufentanil	Abfall	Abfall	$\emptyset$

Eine direkte, dosisabhängige Beeinträchtigung der Kontraktilität des Myokardmuskels konnte am isolierten Papillarmuskel und am Langendorff-Herzen für unterschiedliche Opioide nachgewiesen werden (Strauer 1972; Vargish 1987). Dies ist jedoch von *untergeordneter klinischer* Bedeutung, da die Effekte erst bei Dosen über dem therapeutischen Wirkbereich hinaus auftreten, bzw. im hohen Dosisbereich Kompensationsmaßnahmen von Seiten des Kreislaufs und des Vegetativums einsetzen. Nach Pethidin können bei intravenöser Applikation Blutdruckabfall und Synkopen auftreten, wobei sowohl eine Tachykardie als auch eine Bradykardie beobachtet wurden (De Castro 1969). Dieses Opioid ist somit bei Patienten mit Herzinfarkt zu meiden (Jaffe 1985). Auch wird die Möglichkeit diskutiert, daß im Schockzustand, der mit einer Zunahme endogener Opioide einhergeht, die zusätzliche Besetzung myokardialer Opiatrezeptoren durch exogene Opioide in eine weitere hämodynamische Beeinträchtigung mündet (Vargish 1987; näheres s. Kap. 20).

Der in einigen Arbeiten propagierte direkte negativ-inotrope Effekt von N_2O bei einer Opioidnarkose ist dahingehend zu erklären, daß bei hohen Konzentrationen ($N_2O > 50\%$) der F_iO_2 abfällt und es zu einer geringeren myokardialen Sauerstoffversorgung kommt. Des weiteren hat ein hoher N_2O-Anteil auch einen direkten vasodilatativen Effekt, der einen verminderten venösen Rückstrom zum Herzen zur Folge hat (Michaels 1984; Michaels 1983). Somit ist, speziell bei kardial vorgeschädigten Patienten darauf zu achten, daß bei einer opioidgestützten Narkose der F_iO_2 nicht zu niedrig, am optimalsten in einer Relation von $N_2O/O_2 = 50/50$ gewählt wird.

Hohe Opioiddosen sollen einen antiarrhythmischen Effekt bewirken. Hierauf verweisen jedenfalls mehrere experimentelle Ergebnisse unter Koronarokklusion (Freye 1975; Hess 1989; Saini 1988; Freye 1981); wobei ursächlich für den antiarrhythmischen Effekt eine Zunahme im Vagotonus diskutiert wird (DeSilva 1978).

10 Behandlung akuter und chronischer Schmerzen mit Opioiden

Eine medikamentöse Schmerzunterbrechung, die schon am Beginn der Schmerzbahn wirkt, beruht auf der Reizunterdrückung peripherer Nozizeptoren. Klassisches Beispiel ist die Acetylsalicylsäure, die das zur Synthese von Prostaglandin notwendige Enzym Cyclooxygenase hemmt, so daß die Schmerzrezeptoren geringer auf algetische Stoffe reagieren.

Lokalanästhetika wiederum hemmen die Weiterleitung der Schmerzafferenz in peripheren Nerven durch unspezifische Blockade (Infiltrations-, Leitungs-, Spinal- und Periduralanästhesie).

Und schließlich können Opioide an allen den Stellen im schmerzverarbeitenden System ihre Wirkung entfalten, in dem Opiatrezeptoren nachweisbar sind (s. S. 30). Dort können neben den körpereigenen Opioiden (Enkephaline, Endorphine) auch exogen zugeführte Opioide eine Bindung eingehen. Für die Opioide gilt folgender Leitsatz:

> Bei starken bis stärksten Schmerzen sind Opioide die einzigen Pharmaka, die eine ausreichende Analgesie vermitteln.

Je nach Affinität (Paßform zum Rezeptor) und intrinsischer Aktivität (Konformationsänderung des Rezeptors) ist die analgetische Wirkstärke der Opioide recht unterschiedlich (s. Tabelle 10.1). Obgleich viele Opioide in der Lage sind, einen identischen maximalen analgetischen Effekt herbeizuführen, differieren jedoch die hierzu notwendigen Dosen recht erheblich. Das heißt, ein wirkstarkes Opioid wie z.B. Sufentanil braucht zur Auslösung analgetischer Effekte weniger Rezeptoren zu besetzen als z.B. ein schwächeres Opioid wie Morphin. Die höhere Wirkstärke eines Opioids ist letztlich mit größerer Affinität und/oder intrinsischer Aktivität am Rezeptor vergesellschaftet.

Von der Wirkstärke kann nicht unbedingt auf eine bessere analgetische Effektivität geschlossen werden, da z.B. Agonisten/Antagonisten schon früh einen analgetischen Ceilingeffekt aufweisen.

Tabelle 10.1. Die unterschiedliche analgetische Wirkstärke verschiedener Opioide bezogen auf Morphin = 1. (Nach Freye 1987)

Analgesie	Opioid	Wirkstärke
Sehr stark	Sufentanil	1 000
	Fentanyl	100–300
	Alfentanil	40–50
	Buprenorphin	10–50
	Oxymorphon	12–15
Stark	Butorphanol	8–11
	Hydromorphon	7–10
	Diamorphin	1–5
	Dextromoramid	2–4
	Racemorphan	2,5
	Levomethadon	4
	Methadon	1,5
	Isomethadon	1–1,3
	Piminodin	1
	Properidin	1
	Morphin	1
	Priritramid	0,7
Schwach	Nalbuphin	0,5–0,8
	Hydrocodein	0,35
	Pentazocin	0,3
	Codein	0,2
	Pethidin	0,1
Sehr schwach	Levallorphan	0,07–0,1
	Tilidin	0,05–0,07
	Tramadol	0,05–0,07

10.1 Indikationsbereiche der Opioide

Nicht alle Schmerzen, die der Patient angibt, können erfolgreich mit Opioiden therapiert werden. Deswegen sollte man sich darüber klar werden, bei welchen Schmerzzuständen Opioide indiziert sind, und die Bereiche ausklammern, bei denen diese Wirkgruppe keine bzw. nur eine bedingte Besserung bringt.

10.1.2 Opioidrefraktäre Schmerzen

Hierbei handelt es sich um Schmerzen, die auf Opioide nicht ansprechen. Dazu zählen Patienten mit:

Muskelschmerzen myofaszialer Natur, die aufgrund von Verspannungen und Krämpfen entstehen. Therapeutisch steht im Vordergrund eine physika-

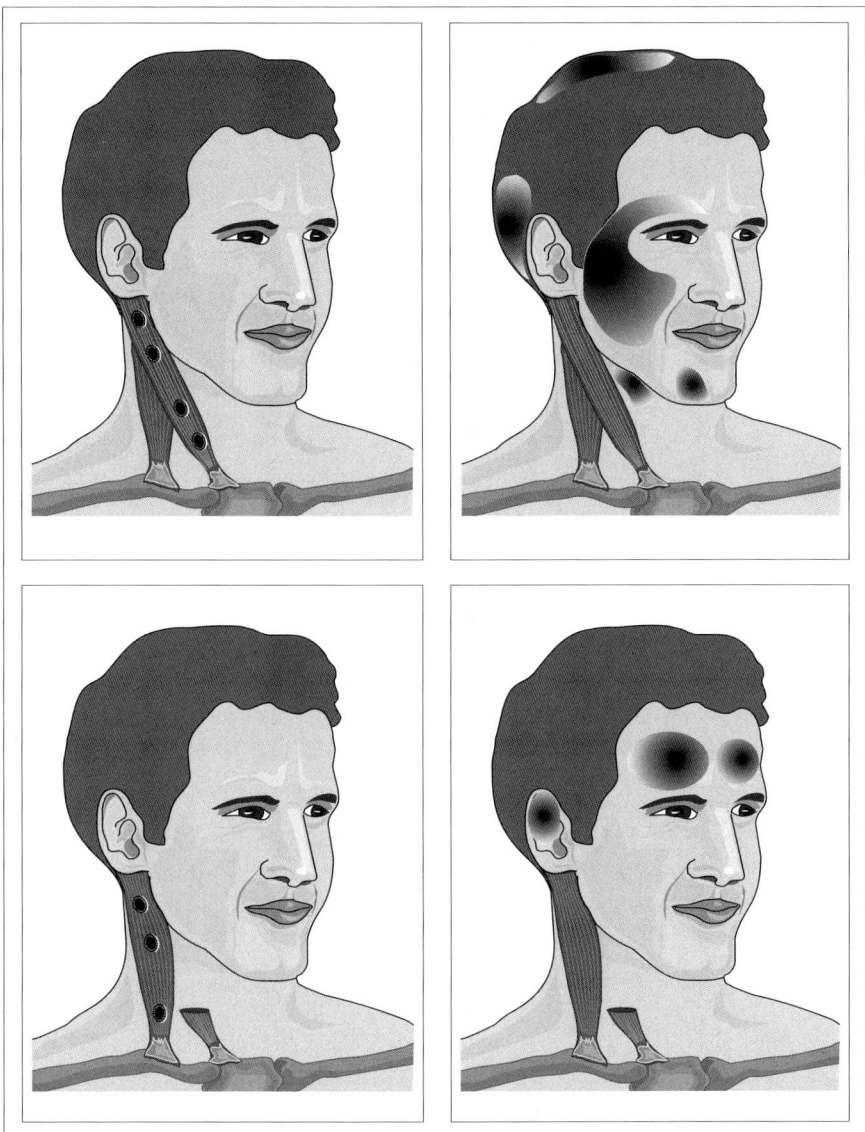

Abb. 10.1. Die von den Triggerpunkten (links) fortgeleiteten Schmerzzonen (rechts)

lische Therapie, Diazepam bzw. die lokale Injektion eines Kortikosteroids und 0,5 % Bupivacain in die sog. Triggerpunkte (Abb. 10.1).

Die Triggerpunkte befinden sich in typischer Lokalisation in dem für die Schmerzsymptomatik ausgehenden Reflexzonen und Zonen fortgeleiteten Schmerzes. Sie können unter dem palpierendem Finger als Knoten oder fester Strang gefühlt werden, der auf dem Muskel hin und her gleitet. Durch die

Injektion eines Lokalanästhetikums wird der Circulus vitiosus aus Muskelspannung und -schmerz unterbrochen, es wird die lokale Ischämie aufgehoben und es werden die lokal sich angehäuften Schmerzmediatoren ausgeschwemmt.

So ist z.B. auch der Spannungskopfschmerz, der heutzutage die häufigste Form des chronischen Kopfschmerzes darstellt, als Folge einer Dauerspannung bestimmter Muskelgruppen zu verstehen. Er hat seine Ursache im Alltagstreß mit emotionalen Faktoren und Ängsten und kann dem psychosomatischen Krankheitsbild zugeordnet werden.

Der neurogene oder Deafferenzierungsschmerz nach Nervenschädigung (Kausalgie, postherpetiforme Neuralgie, Trigeminusneuralgie, Phantomschmerzen, diabetische Neuropathie) entsteht proximal der Nozizeptoren und ist ein Ausdruck der Dysfunktion oder Läsion im peripheren oder zentralen Nervensystem. Er ist charakteristischerweise mit einem sensiblen Defizit verbunden und weist oft eine brennende schneidende, zerreißende oder elektrisierende Symptomatik auf. Der Schmerz setzt nach der Läsion ein, ist gegenüber Opioiden ausgesprochen therapieresistent und hat eine Störung der Sensibilität mit Hypästhesie, Dysästhesie, Hyperalgesie oder Hyperästhesie im Gefolge.

Ursächlich werden verschiedene Mechanismen diskutiert:

– Entstehung ektopischer Impulse in peripheren Nerven an der Läsionsstelle;
– elektrische Kurzschlüsse zwischen verschiedenen Nervenfasern. Dies erklärt die Auslösung von Schmerzen durch Berührung;
– Verlust der Hemmung zentralnervöser Neurone mit Spontanentladungen kortikaler nozizeptiver Neurone;
– Beteiligung des sympathischen Nervensystems durch Kurzschluß zwischen afferenten, nozizeptiven und efferenten sympathischen Nervenfasern. Dies führt zur Ausbildung der Kausalgie oder Formen der sympathischen Reflexdystrophie.

Therapeutisch werden hierbei Antidepressiva, Neuroleptika und Antikonvulsiva empfohlen. Gelegentlich kann die Elektrostimulation in Form der transkutanen elektrischen Nervenstimulation (TENS) oder die Rückenmarkstimulation (DCS) sichtbare Erleichterung bringen. Hierbei soll es neben einer Freisetzung sog. endogener Opioide (Enkephaline, Dynorphin) im Bereich des Hinterhorns des Rückenmarks und im Hypothalamus, über deszendierende serotinerge und noradrenerge Bahnen zu einer Hemmung des nozizeptiven Inputs im Rückenmark kommen. Weiterhin kommen als Zusatztherapie Entspannungstechniken in Betracht.

Ein weiterer durch Opioide schlecht therapierbarer Schmerz ist *der reflektorische Schmerz.* Er tritt auf bei der Reflexdystrophie (z.B. Sudeck-Syndrom). Der therapeutische Ansatz liegt hierbei in der Sympathikusblockade, einer chirurgischen Sympathektomie oder erfolgt in Form einer intravenösen Leitungsanästhesie mit Guanethidin.

Des weiteren können aber auch Schmerzen (psychosomatische Schmerzen) im Rahmen einer *Depression* und Schmerzen als Vorboten einer *Schi-*

zophrenie auftreten, die alle durch Opioide schlecht zu therapieren sind. Insbesondere kann der Schmerz dann als Symptom eines *konversionsneurotischen Syndroms* auftreten (Kockott 1984). Hierbei lassen sich gleichzeitig neben Angst phobische, hypochondrische und auch zwangsneurotische Symptome vorfinden (Pinsky 1978; Pilowsky 1981). Patienten mit diesen schwer behandelbaren Schmerzzuständen sind von der Organizität fest überzeugt (Organneurose), die Schmerzproblematik ist zum zentralen Inhalt ihres Lebens geworden. Therapeutisch muß im Einzelfall abgewogen werden, ob eine medikamentöse Behandlung mit Neuroleptika, Tranquilizer oder eine psychoanalytische Behandlung in Kombination mit einer Verhaltenstherapie angezeigt ist.

10.1.3 Schmerzen, die teilweise auf Opioide ansprechen

Diese Gruppe umfaßt den Schmerzkomplex, der durch Knochenmetastasen hervorgerufen wird. In solchen Fällen sind die besten Ergebnisse mit Acetylsalicylsäure (oder einem entsprechenden nichtsteroidalen Entzündungshemmer) und Morphin (bzw. einem entsprechenden Opioid) zu erreichen.

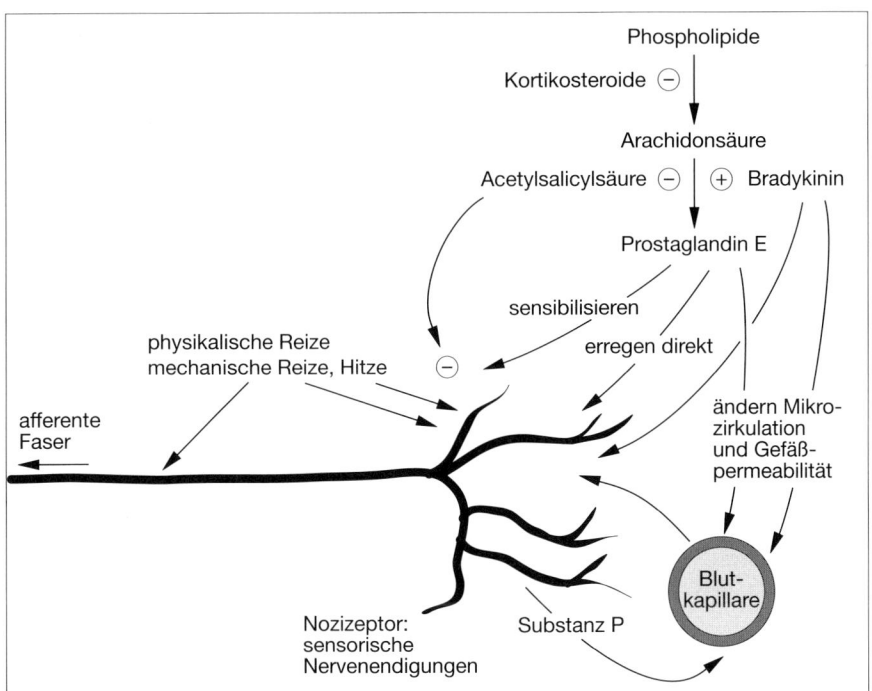

Abb. 10.2. Hemmechanismus von Acetylsalicylsäure auf die Prostaglandinsynthese, die durch lokale Noxen angeregt wird

Da die meisten ossären Metastasen die Produktion von Prostaglandin induzieren bzw. verstärken, kommt es zu einer Erniedrigung der Schmerzschwelle (Ferreira 1981). Acetylsalicylsäure und nichtsteroidale Entzündungshemmer blockieren die Prostaglandinsynthese, so daß es zur
Schmerzverminderung kommt (Abb. 10.2). Dosen bis zu 3 g und 4 g/Tag
mit oder ohne Zusatz eines Opioids können bei solchen Schmerzen angezeigt sein.

10.1.4 Neurologische Schmerzen auf der Grundlage einer Nervenkompression

Solche Schmerzen sind in aller Regel nicht allein mit einem Opioid zu
beherrschen. In solchen Fällen ist die zusätzliche Gabe von Dexamethason
in Erwägung zu ziehen (4 mg/Tag), bzw. es kann bei gleichzeitiger Knochenbeteiligung eine Radiotherapie indiziert sein. Sollten die Schmerzen auf die
Kombinationstherapie Opioid plus Dexamethason nicht in dem erhofften
Maß ansprechen, so ist eine Neurolyse angezeigt (Ventafridda 1987).

Der primäre Wirkmechanismus der Kortikoide in der Schmerztherapie
ist in ihrem antiödematösen und entzündungshemmenden Effekt zu
suchen. Speziell bei tumorbedingten Schmerzen, bei denen öfters ein
Ödem und eine Entzündung als Schmerzauslöser anzusehen sind, erklärt
sich der schmerzsenkende Effekt der Kortikoide aus ihrem völlig anders
gearteten Wirkmechanismus, benachbarte Nerven, Venen und Lymphbahnen vor einer Stauung und Kompression zu bewahren. Obgleich Kortikoide
die Synthese von Prostaglandin nicht in dem Maße wie Acetylsalicylsäure
hemmen, so wird ihr Wirkeffekt über eine „Stabilisierung" der Zellmembran erklärt.

10.1.5 Opioid-nichtrefraktäre Schmerzen, wo Opioide jedoch nicht indiziert sind

Prinzipiell können alle funktionellen Schmerzen, die vom Darm ausgehen,
auch mit einem Opioid behandelt werden. Hierzu zählen kolikartige
Schmerzen mit Konstipation. Der Schmerz hat in solchen Fällen seinen
Ursprung in dem durch die Gase aufgeblähten Zökum. Opioide stellen hierbei den zweitbesten therapeutischen Ansatz zur Behandlung dar. Grundsätzlich ist in solchen Fällen primär die Konstipation zu korrigieren. Da
intestinale Koliken in Verbindung mit einer Obstruktion stehen, sind eher
Spasmolytika wie Butylscopamin (z.B. Buscopan) indiziert. Flankierende
Maßnahmen, die die Darmtätigkeit betreffen, sind Metoclopramid (Paspertin 4mal 10 mg) oder Cisaprid (Propulsin 3mal 5–10 mg), Antiflatulentia und
Lactulose (Bifiteral) zur Verbesserung der Gleitfähigkeit. Bei kolikartigen

Schmerzen des Darms mit Hyperperistaltik sind lokal wirkende Opioide wie Loperamid (Imodium) indiziert, da hierbei keine zentralen Effekte mit Sedierung und Abhängigkeitsentwicklung zu erwarten sind.

10.1.6 Schmerzen, die auf Opioide sehr gut ansprechen

Hierzu zählen alle Arten von Schmerzen die auf

– traumatischer,
– postoperativer,
– ischämischer bzw.
– tumoröser Grundlage beruhen.

Grundlage der Therapie mit Opioiden ist die Tatsache, daß die Schmerzafferenzen, die über spezifische Leitungsbahnen zu den supraspinalen Schmerzzentren geleitet werden, durch das Pharmakon eine Dämpfung bzw. vollständige Blockade erfahren. Der durch den Reiz ausgelöste afferente Impuls wird vor der eigentlichen Bewußtwerdung auf seinem Weg zu den schmerzverarbeitenden Zentren beeinträchtigt. Das Indikationsgebiet stark wirkender Opioide besteht in der Beseitigung mittlerer, schwerer und schwerster Schmerzzustände.

10.2 Opiattherapie bei Schmerzen nichtmaligner Ursache

Die Opiattherapie bei Schmerzen nichtmaligner Ursache wird momentan noch kontrovers diskutiert (Maier 1991; Zech 1991; Zenz 1991). Die Vertreter eines solchen Vorgehens zur Therapie nichtmaligner Schmerzen sehen eine Opioidgabe dann für indiziert an, wenn alle anderen etablierten schmerztherapeutischen Maßnahmen versagt haben und der Patient dem Schmerz weiter ausgesetzt ist. Wie bei der Krebsschmerztherapie mit Opioiden erfolgt auch hier

– die Therapie nach einem festen Zeitschema,
– eine fortlaufende Überwachung, damit eine Dosisanpassung (Erhöhung oder Erniedrigung) jederzeit erfolgen kann,
– die Indikationsstellung durch die Schmerzstärke und nicht durch die Diagnose,
– der Beginn der Therapie mit niedrigpotenten Opioiden,
– eine Einbettung der Opiattherapie in eine Begleitmedikation,
– eine gleichzeitige Obstipationsprophylaxe.

Es kann allgemein festgestellt werden:

> Der therapieresistente, starke Schmerz aufgrund einer benignen Grund-
> erkrankung muß als maligne aufgefaßt werden und bedarf der Therapie
> mit Opioiden.

Erste Ergebnisse einer chronischen Opioidgabe bei nichtmalignen Schmerzen deuteten auf eine fehlende Abhängigkeitsentwicklung hin. Als besonders effektiv erwies sich die Opiattherapie bei den durch schwerste, degenerative Gelenkerkrankungen und den Deafferenzierungsschmerz ausgelösten
Beschwerden (Zenz 1990; Sorge 1991).

10.3 Postoperativer Einsatz von Opioiden

Trotz der großen Anzahl der zur Verfügung stehenden Präparate für eine
erfolgreiche Schmerztherapie in der postoperativen Phase, stellten im Jahre
1980 Cohen et al. (Cohen 1980) in einer Übersichtsarbeit fest, daß 75,2 %
aller Patienten postoperative Schmerzen erdulden mußten. Auch die
Erkenntnisse über neuere und wirkungsvolle Schmerzmittel in den folgenden Jahren führte dazu, daß im Jahre 1983 immer noch 41 % aller Patienten
postoperativ über Schmerzsensationen klagten (Suwatakul 1983). Diese
Ergebnisse lassen nicht Rückschlüsse auf ein unzureichendes Angebot von
Medikamenten in der Schmerztherapie zu. Vielmehr weist die Untersuchung auf andere Faktoren hin, die in eine Unterversorgung der Patienten
in der postoperativen Phase münden.

10.3.1 Faktoren, die eine effektive postoperative Schmerztherapie beeinflussen

Der postoperative Schmerz ist ein Beispiel für den akuten Schmerz der eine
sofortige Therapie verlangt. Da während der Operation nicht nur Haut- und
Muskelnozizeptoren aktiviert werden, sondern auch durch Zug am Perito-
neum und den Muskeln viszerale und spastische Schmerzen auftreten, sollten Therapiemaßnahmen zum Einsatz kommen, die alle diese Auslöser
berücksichtigen. Die einfachste und effektivste Methode ist die lokale
Instillation der Wundränder mit einem Lokalanästhetikum (Gerwig 1951);
obgleich diesem Verfahren eine nicht eindeutig nachgewiesene Verzögerung
im Heilungsprozeß nachgesagt wurde (Morris 1977).
    Generell sind die zu erwartenden Schmerzsensationen in der postoperati-
ven Phase abhängig

Tabelle 10.2. Unterschiedliche operative Eingriffe und die daraus abzuleitende postoperative Schmerzinzidenz. (Nach Bonica 1983)

Operativer Eingriff	Schmerzhäufigkeit [%]		Schmerzdauer	
	mittel	schwer	Tage	von bis
Obere Baucheingriffe	30	60	3	2–6
Thorakotomien	30	65	4	2–7
Untere Baucheingriffe	35	45	2	1–4
Urologische Eingriffe	25	50	4	2–7
Extremitäteneingriffe	35	65	3	2–6

– von der Lokalisation des operativen Eingriffs und
– von dem verwendeten Anästhesieverfahren.

So verlangen nach einer Thorakotomie 74 % der Patienten nach einem Analgetikum, nach Oberbaucheingriffen sind es 63 %, nach Unterbaucheingriffen 51 % und nach Operationen an den Extremitäten 27 % (Tabelle 10.2). Allgemeinchirurgische oder urologische Operationen dagegen erfordern bei 36 % bzw. 49 % der Patienten überhaupt kein postoperatives Analgetikum (Dundee 1977). Nach Ferrari et al. (Ferrari 1969) spielt neben dem Ausmaß und der Lokalisation des operativen Eingriffs auch das verwendete Anästhesieverfahren eine entscheidende Rolle. Nach Narkosen mit Methoxyfluran hatten 90 %, nach Halothan 85 %, jedoch nach einer Neuroleptnarkose mit Fentanyl nur 50 % der Patienten in den ersten 8 postoperativen Stunden ein Schmerzmittel benötigt. Besonders ist nach Narkosen mit dem neuen Opioid Sufentanil, im Vergleich zu Fentanyl, nicht nur die postoperative Schmerzfreiheit länger, vielmehr wird auch eine Optimierung der postoperativen Schmerzfreiheit beim Patienten erreicht (Clark 1987).

Trotz dieser Erkenntnisse steht es um die postoperative Schmerztherapie i.allg. nicht zum allerbesten. Die Gründe hierfür sind vielgestalt. Der Anästhesist, der sich aufgrund seiner Kenntnisse über die Pharmakologie und den während der Operation sowie der postoperativen Phase eingesetzten Analgetika und der individuellen Reaktion des Patienten auf das Schmerzmittel am besten auskennt, ist für die Therapie auf der Station nicht mehr verantwortlich. In der „postoperativen Verordnung" ist deswegen öfters zu lesen, daß „bei Bedarf" (pro re nata) ein bestimmtes Analgetikum empfohlen wird. Die letztendliche Entscheidung über den Einsatz des Schmerzmittels trifft jedoch meistens die auf der Station diensttuende Schwester, die auf sich allein gestellt mit den Anordnungen des Anästhesisten öfters nichts anfangen kann und eine Dosierung „pro re nata" (bei Bedarf) nach ihren eigenen Erfahrungen und Kenntnissen durchführt. Angell (Angell 1982) konnte in einer Untersuchung nachweisen, daß über den Gebrauch und den Einsatz von postoperativen Analgetika eher Unkenntnis als Klarheit herrscht, ein Faktor, der in eine Unterdosierung von notwendigen Schmerzmitteln mündet. Überlegungen hinsichtlich:

1. Suchtpotenz des Schmerzmittels,
2. potentielle Nebenwirkungen wie
   - Atemdepression,
   - Harnretention,
   - starke Sedierung und eine mögliche
   - Konstipation

führen dazu, daß der Anwender lieber eine Unterdosierung beim Patienten in Kauf nimmt. Die geringste Dosis stellt jedoch nicht die für den Patienten beste dar, so daß trotz der Möglichkeit, wirkstarke Schmerzmittel einzusetzen, der Patient immer noch Schmerzen ertragen muß.

Wie steht es mit diesen Nebenwirkungen und inwieweit ist der Patient wirklich gefährdet, beim Einsatz von Opioiden in der postoperativen Schmerztherapie süchtig zu werden?

10.3.2 Suchtentwicklung während der postoperativen Schmerztherapie mit Opioiden

In einer großangelegten Untersuchung konnte nachgewiesen werden, daß die Patienten, die ein Opioid gegen postoperative Schmerzen erhalten hatten, mit an Sicherheit grenzender Wahrscheinlichkeit davon *nicht* süchtig wurden (Angell 1982). Die Häufigkeit, eine Sucht durch ein postoperativ verabreichtes Opioid auszulösen, liegt unterhalb von 0,1 %. Ursächlich für diese ungewöhnlich niedrige Inzidenz ist die Tatsache, daß Abhängigkeit und Sucht sich nur dann entwickeln, wenn Analgetika mit Opioidcharakter von Personen *ohne* Schmerzen eingenommen werden. Es scheint eine Besonderheit der Suchtentwicklung zu sein, daß zu den Zeiten, wo ein Bedürfnis des Organismus für die körpereigene Schmerzregulation besteht, die Tendenz zur Sucht- und Abhängigkeitsentwicklung deutlich erniedrigt ist. Eine nachgewiesene Sucht konnte unter chronischer Opioideinnahme bei therapieresistenten Schmerzen nur in 4 Fällen nachgewiesen werden; und in nur einem Fall von 1 200 Fällen wurde eine Abhängigkeit attestiert (Porter 1980). Besonders ist eine unzureichende Dosierung mit Opioiden bei Schmerzen nichtmaligner Krankheiten die Ursache für eine psychische Abhängigkeitsentwicklung (Taub 1982; Portenoy 1986). Momentan existieren keine Daten, die darauf hinweisen, daß eine postoperative Opioidanalgesie Sucht und Abhängigkeit induzieren kann.

10.3.3 Postoperative Dosierung der Opioide nach Bedarf

Bei der „Dosierung nach Bedarf" muß berücksichtigt werden, daß ein Patient generell nicht in der Lage ist, über den Zeitpunkt einer postoperativen Analgetikagabe selber zu befinden, um eine optimale Schmerztherapie zu erreichen. Er müßte entscheiden, ob und wann ein Schmerzmittel verab-

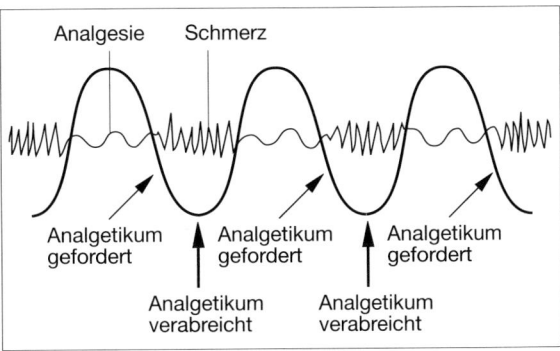

Abb. 10.3. Schematische Darstellung zum wechselnden Blutspiegel eines Analgetikums und den daraus resultierenden Zeiten von Schmerz und Schmerzfreiheit. Es besteht eine zeitliche Latenz zwischen Bedarf und Applikation

reicht werden soll (den Bedarf äußern), und erst anhand dieser Willensäußerung orientiert sich das medizinische Personal. Dies ist jedoch mit einer Verzögerung in der Applikation verbunden, so daß Zeiten starker Schmerzempfindung zwischen den Applikationen auftreten (Abb. 10.3).

> Eine Dosierung von Opioiden nach Bedarf zur postoperativen Schmerztherapie ist abzulehnen!

Denn es entsteht folgende Schaukeltherapie, die den Patienten stark beeinträchtigt:

> Nachlassen der Wirkung des Analgetikums → Wiederauftreten von Schmerzen, Gefühl des Unwohlseins → Angst vor stärkeren Schmerzen → Wunsch nach Schmerzbeseitigung → Wunsch nach einem Schmerzmittel → Ruf nach einem Schmerzmittel → Schmerzmittel wird appliziert → Rückgang der Schmerzen und des Unwohlseins.

10.3.4 Zeitlich konstante Opioidapplikation in der postoperativen Schmerztherapie

Das Ziel jeglicher postoperativen Schmerztherapie ist es, schon vor dem Auftreten erneuter Schmerzen ein Opioid zu verabreichen (Prinzip der zeitlich konstanten Dosierung; s. Abb. 10.4), so daß überlappend ein konstanter Blutspiegel im Organismus aufrecht erhalten wird, und eine gleichmäßige Besetzung der Rezeptoren und eine anhaltende Blockade schmerzhafter Afferenzen resultiert. Dies garantiert:

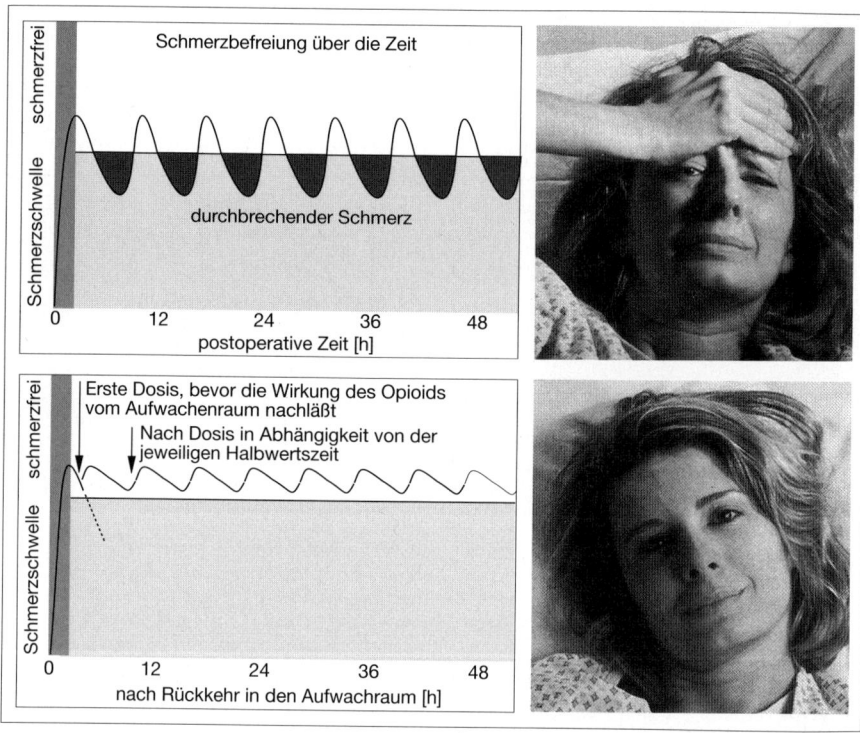

Abb. 10.4. Gegenüberstellung von zeitlich unregelmäßigen und zeitlich konstanten Dosierungen, dargestellt an den jeweiligen Blutspiegeln. Zielsetzung ist ein sich überlappendes festes Dosierungsregime

1. einen anhaltend stabilen Blutspiegel,
2. eine Verminderung streßinduzierter Komplikationen und Wundheilungsstörungen,
3. eine Reduktion von Schmerzmittel (es muß dem Schmerz nicht hintergelaufen werden),
4. keine Entwicklung eines „Wind-up-Phänomens" mit Verstärkung der einschießenden Schmerzafferenzen (s. S. 11 ff.),
5. keine Entwicklung einer chronischen Schmerzsymptomatik und schließlich
6. einen zufriedenen Patienten.

Für den Patienten ist es angenehmer, ein Schmerzmittel großzügig verabreicht zu bekommen, und zwar zu einem Zeitpunkt, wo starke Schmerzen noch nicht empfunden werden und es noch nicht zu Mißempfindungen gekommen ist (Donald 1977) (Abb. 10.4).

10.4 Welches Opioid für die postoperativen Schmerzen?

Bei der Beantwortung der Frage, welche Schmerzmittel wohl am geeignetsten für eine postoperative Schmerztherapie sind, muß prinzipiell darauf hingewiesen werden, daß eine Unterdrückung postoperativer Schmerzen immer noch am besten mit einem Opioid zu erreichen ist. Hierbei ist nicht so sehr die Wirkstärke des jeweiligen Präparates von Bedeutung. Vielmehr sind Faktoren wie Wirkdauer, Inzidenz von Nebenwirkungen und eine evtl. Atemdepression von vorherrschendem Interesse (Tabelle 10.3). So weist z.B. das Opioid Sufentanil die größte analgetische Wirkstärke auf. Diese ist jedoch an zu viele Nebenwirkungen, insbesondere an eine potentielle Atemdepression, gebunden. Weitere Abkömmlinge wie z.B. Fentanyl und Alfentanil haben mit im Mittel 20–30 bzw. 5–10 min eine für die postoperative Schmerztherapie zu kurze Wirkdauer (Tabelle 10.3). Andere weit verbreitete Analgetika aus der Gruppe der Opioide wie Pethidin (Dolantin) und Morphium (Morphin) weisen zwar schon eine mittlere Wirkdauer zwischen 2–3 bzw. 3–5 h auf. Beide Substanzen können jedoch Nebenwirkungen auslösen, die in der postoperativen Phase nicht wünschenswert sind. So ist die Kreislaufdepression bei Pethidin und eine sie begleitende Herzfrequenzzunahme mit daraus resultierendem myokardialem Sauerstoffmehrbedarf nicht förderlich. Beim Morphin ist die begleitende Histaminfreisetzung, die gelegentlich zu starken Blutdruckabfällen führen kann, nachteilig. Bei dem Präparat Piritramid (Dipidolor), ebenfalls ein Pipiridinabkömmling, liegt eine mittlere Analgesiedauer von bis zu 6 h vor. Insbesondere sind Kreislaufwirkungen nur marginal vorhanden und eine Atemdepression tritt nur bei Überdosierung, oder wenn das Präparat mit einem Benzodiazepin kombiniert wird, auf. Die analgetische Wirkstärke entspricht etwa 0,7mal der von Morphin (Tabelle 10.1) (Freye 1987) und kann somit für die postoperative Schmerztherapie als besonders geeignet angesehen werden.

Tabelle 10.3. Die für eine postoperative Analgesie am häufigsten eingesetzten Opioide, ihre Wirkdauer und möglichen Nebenwirkungen

Substanz (Präparat)	Dosis [mg/kg KG]	Analgesie	Atemdepression	Kreislaufdepression	Mittlere Wirkdauer
Morphium i.m.	0,2				
(Mophin) i.v.	0,1–0,15	++	++	+	3–5 h
Pethidin i.m.	0,5–1,0	+	++	++	2–3 h
(Dolantin) i.v.	0,15–0,7				
Piritramid i.m.	0,2–0,4	++	+	(+)	6 h
(Dipidolor) i.v.	0,1–0,15				
Fentanyl i.v.	0,0015–0,008	++++	++++	+	20–30 min
(Fentanyl)					
Alfentanil i.v.	0,015–0,08	+++	++	+	7–10 min
(Rapifen)					

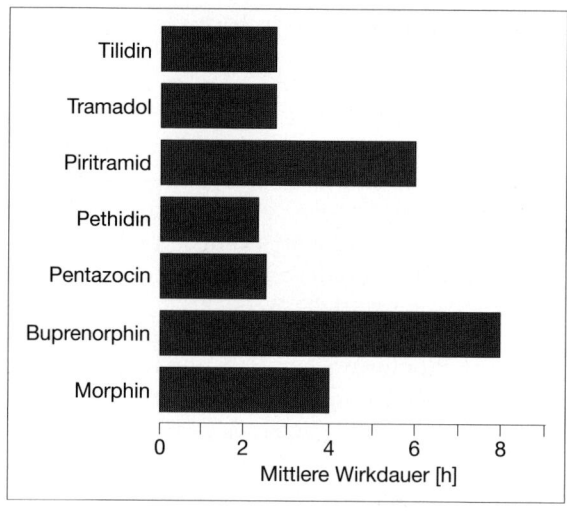

Abb. 10.5. Gegenüberstellende analgetische Wirkdauer verschiedener Opioide in der postoperativen Schmerztherapie

Ebenso wie Morphin weist auch Codein eine mittlere Wirkdauer von 4 h auf. Pethidin (Dolantin) ist mit seiner mittleren Wirkdauer zwischen 2 und 3 h dem Pentazocin (Fortral) mit einer Wirkdauer bis zu 4 h deutlich unterlegen. Nur das Buprenorphin (Temgesic) schlägt mit einer mittleren Wirkdauer zwischen 8 und 10 h alle anderen Vertreter (Heel 1979; Lewis 1985) (Abb. 10.5). Hierbei ist jedoch die sehr lange Anschlagzeit zu berücksichtigen. Diese kann bis zu 60 min nach der i.v.-Injektion betragen, bevor eine volle Wirkung erreicht wird. Somit ist nach einer Erstinjektion, bei anscheinend ungenügender Analgesie, mit einer Zweitinjektion zu warten, da die Analgesie in der Folgezeit noch zunimmt. Repetitive Gaben, die zu frühzeitig vorgenommen werden, können (insbesondere bei älteren Patienten) zu einer Atemdepression führen. Eine einmal induzierte Atemdepression ist selbst durch hohe Dosen von Naloxon kaum zu antagonisieren. In solchen Fällen kann versuchsweise mit dem zentralen Atemanaleptikum Doxapram (Dopram) die Atmung angeregt werden. Ansonsten muß bis zur endgültigen Dissoziation des Pharmakons vom Rezeptor beatment werden (ca. 8–9 h) (Orwin 1977).

10.4.1 Gemischt wirkende Agonisten/Antagonisten in der postoperativen Schmerztherapie

Neben den „reinen" Agonisten existieren gemischt wirkende Agonisten/ Antagonisten, die, postoperativ verabreicht, ebenfalls eine Unterdrückung der Schmerzen bewirken. Ihr theoretischer Vorteil ist darin zu sehen, daß sie über eine Untergruppe von Opiatrezeptoren, den sog. x-Bindestellen, Analgesie vermitteln, während über den μ-Rezeptor die antagonistische

Tabelle 10.4. Gegenüberstellende agonistische (analgetische) und antagonistische (verdrängende) Potenz verschiedener gemischt wirkender Agonisten/Antagonisten. Die jeweilige Stärke bezieht sich auf den Agonisten Morphin (= 1) bzw. Antagonisten Naloxon (= 1)

Produkt	Hersteller	Antagonistische Potenz	Agonistische Potenz
Butrophanol	Bristol/Myers	0,025	40
Buprenorphin	Reckitt & Colmann Böhringer	0,5	30
Levallorphan	Roche	0,2	1
Naloxon	Du Pont	1	0
Morhin	Merk	0	1
Nalbuphin	Du Pont	0,5	0,8
Pentazocin	Winthrop	0,04	0,4
Meptazinol	Wyeth	0,02	0,15

(verdrängende) Eigenschaft ausgelöst wird (Freye 1986). Einige dieser gemischt wirkenden Agonisten/Antagonisten wie z.B. Nalbuphin, Butorphanol können deshalb zur Umkehr einer durch Fentanyl- oder Morphin bedingten Atemdepression eingesetzt werden. Ihr geringes Suchtpotential hat dazu geführt, daß einige Vertreter nicht betäubungsmittelverschreibungspflichtig (BtMVV) sind. Hierzu zählen neben Nalbuphin (Nubain) auch Tramadol (Tramal), Tilidin-N (Valoron N), Dextropropoxyphen (Develin retard) und Meptazinol (Meptid) (Tabelle 10.4).

Aus Tabelle 10.4 wird ersichtlich, daß je nach agonistischem bzw. antagonistischem Wirkprofil, das jeweilige Produkt eine unterschiedliche Indikation für den klinischen Einsatz hat. Ihnen allen gemeinsam ist jedoch die

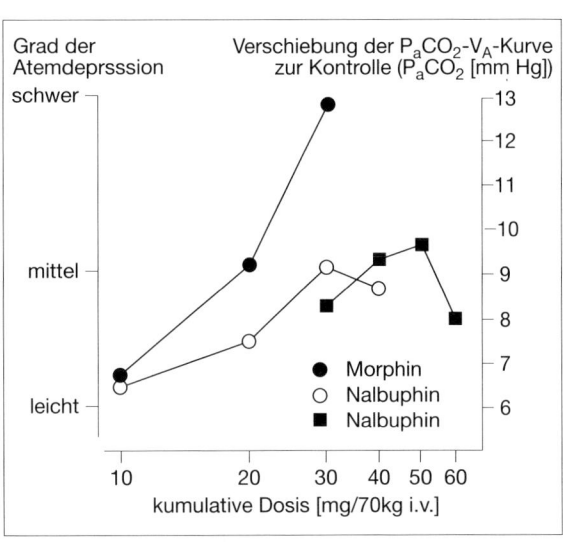

Abb. 10.6. Die zentral induzierte Atemdepression unter steigenden Dosen von Morphin (einem reinen Agonisten) und der Ceilingeffekt, dargestellt an dem gemischt wirkenden Opioid Nalbuphin. Trotz steigender Dosen kommt es ab einem gewissen Dosisbereich von Nalbuphin nicht zu einer Zunahme der Atemdepression. (Nach Romagnoli 1980)

Tabelle 10.5. Der analgetische Ceiling-Effekt verschiedener Agonisten/Antagonisten

Opioid	Analgetische Stärke zu Morphin = 1	Ceilingeffekt für Analgesie [mg/70 kg] (parenteral)	Äquianalgetische Dosis in [mg/70 kg]
Buprenorphin[a]	30–40	>1,2	0,3
Nalbuphin	0,8	240	20–40
Pentazocin	0,4	90	30–60
Butorphanol	4–5	10	2–4
Meptazinol[a]	0,07	400	100

[a] Burprenorphin und Meptazinol werden von vielen Autoren auch als morphinartige Agonisten/Antagonisten bezeichnet. Das heißt, sie induzieren nach einer ersten antagonistischen Wirkung am gleichen Rezeptor einen eigenen agonistischen Effekt.

geringe Sucht- und Abhängigkeitsentwicklung sowie die Eigenschaft, bei steigenden Dosen einen „Ceilingeffekt" bzgl. einer zentral ausgelösten Atemdepression aufzuweisen (Abb. 10.6).

Einen Ceilingeffekt weisen diese Präparate jedoch auch bzgl. ihrer analgetischen Wirkung auf. Das heißt, innerhalb eines gewissen Dosisbereichs (therapeutischer Bereich) kann die Analgesie verstärkt werden. Wird dann die Dosis in der Hoffnung, eine weitere Zunahme der Analgesie zu erreichen, gesteigert, so nehmen nur die Nebenwirkungen wie Dysphorie, Unruhe, Schwitzen, Halluzinationen, Übelkeit und Erbrechen zu. Eine Verstärkung der Analgesie ist trotz Dosiserhöhung *nicht* zu verzeichnen (Herz 1981; Freye 1987). Der Dosisbereich bei dem ein analgetischer Ceilingeffekt bei den verschiedenen Agonisten/Antagonisten auftritt, ist recht unterschiedlich (Tabelle 10.5).

Die seit kurzem im Ausland verfügbare nasale Applikationsform von Butorphanol in Form eines Sprays (Stadol NS™) zur postoperativen Schmerztherapie soll neben dem Pharmakon eigenem niedrigen Suchtpotential folgende Vorteile aufweisen:

1. Verbesserung der Schmerztherapie durch eine vom Patienten durchzuführende Dosierung (Nasenspray!), ganz dem individuellen Schmerzniveau angepaßt (ähnlich der PCA);
2. einfache Applikationsweise;
3. geringe Nebenwirkungsrate außer einer dosisabhängigen Sedierung (Abboud 1991); die allen ϰ-Liganden eigen ist, und Schwindel bei 30 % aller Patienten (Wetchler 1992);
4. kann auch bei Übelkeit und Erbrechen eingesetzt werden;
5. es besteht eine schnelle Resorption über die Nasenschleimhaut mit Spitzenplasmawerten nach 1 h (Shyu 1993);
6. Umgehung des First-pass-Effekts durch die Leber; es resultiert eine 70 % Bioverfügbarkeit;
7. Anschlagzeit innerhalb von Minuten;
8. analgetische Wirkdauer beträgt zwischen 4–5 h;

9. da die Elimination zu 70–80 % über die Nieren erfolgt, ist eine Wirkverlängerung bis zu 10 h bei Patienten mit Nierenfunktionsstörungen zu erwarten;

10. ausreichende Schmerzbefreiung bei mittelstarken bis starken traumatischen Schmerzen, Schmerzen nach orthopädischen Eingriffen, nach Sectio, nach Herniotomie und nach Dammschnitt (Wetchler 1992; Abboud 1991; Joyce III 1993);

11. keine lokale Irritationen der Nasenschleimhaut, selbst bei chronischer Anwendung über 16 Tage (Shyu 1993);

12. zeigt auch bei Migräne und Clusterkopfschmerz eine befriedigende bis gute Wirkung (Couch 1993; Diamond 1992).

10.5 Nebenwirkungen der Opioide in der postoperativen Schmerztherapie

Während für eine ausreichende postoperative Schmerztherapie die Wirkdauer eines Analgetikums von Bedeutung ist, so gehen bei der Wahl des Pharmakons auch die möglichen Nebenwirkungen mit in die Überlegung ein (Tabelle 10.6).

Tabelle 10.6. Zusammenfassung der möglichen Nebenwirkungen (in %) bei den gemischt wirkenden Agonisten/Antagonisten in der postoperativen Schmerztherapie (▼ abnehmend, ▲ zunehmend)

	Nalbuphin[a] (Nubain)	Butorphanol[a] (Stadol)	Pentazocin[a] (Fortral)	Buprenorphin[b] (Temgesic)
Am meisten vorkommend (>10%)	(36 %)	Sedierung	Brechreiz Schwindel Erbrechen Euphorie Dermatologische Erscheinungen	Sedierung Gemütsveränderungen▲ Euphorie
Seltener vorkommend (1–10%)	Kalter, klebriger Schweiß (9 %) Brechreiz (6 %) Schwindel (5 %) Mundtrockenheit (4 %) Kopfschmerzen (3 %)	Brechreiz Kalter, klebriger Schweiß Kopfschmerzen Vertigo Schwebegefühl Schwindelgefühl Lethargie Verwirrung „light headedness"	Atmung▼ Dyspnoe Kreislauf▼ BD▼ oder▲ Sedierung Stimmungswechsel Alpträume Verstopfung Mundtrockenheit Urinretention Kopfschmerzen Parästhesie	Atmung▼ Brechreiz Erbrechen Schwindelgefühl Schwitzen

[a] Physicians Desk Reference (1982)
  (Nalbuphin n = 1066 Patienten, Butorphanol n = 1250 Patienten)
[b] Temgesic Verschreibungsinformation.

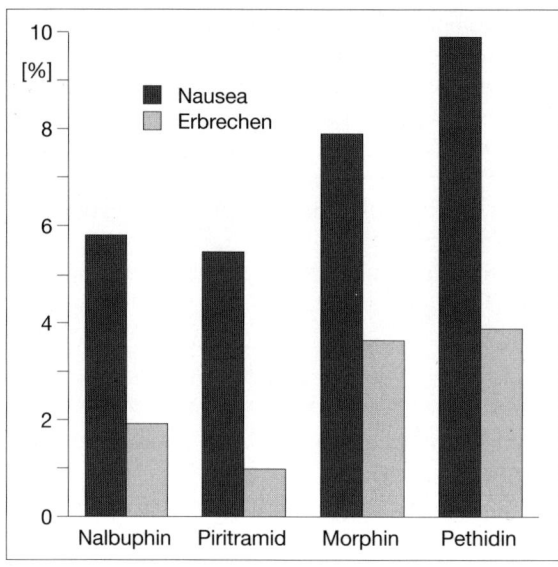

Abb. 10.7. Häufigkeit von Nausea und postoperativem Erbrechen nach Nalbuphin- (1 066 Patienten), Pethidin- (234 Patienten), Morphin- (486 Patienten) bzw. Piritramidgabe (9 756 Patienten). (Nach Schmidt 1985; Saarne 1969)

Pentazocin, insbesondere dann, wenn es im hohen Dosisbereich verabreicht (>30 mg) wird, verursacht eine Dysphorie, charakterisiert durch Angst, Unruhe und Bedrängung. Diese Effekte gehen mit einer Druckerhöhung im kleinen Kreislauf und einer Frequenzzunahme einher (Houde 1979). Nach Nalbuphin ist aufgrund der relativ starken antagonistischen Wirkung nach Opiatnarkosen mit einer kurzfristigen (bis zu 10 min andauernden) Schmerzinduktion zu rechnen (Freye 1988). Erst anschließend wirkt die über den ϰ-Rezeptor vermittelte Analgesie. Tramadol muß aufgrund seiner geringen analgetischen Wirkung öfters mit einem peripher angreifenden Analgetikum bzw. Spasmolytikum kombiniert werden, um ein ausreichendes Analgesieniveau zu erreichen. Bei i.v.-Gabe wird bis zu 90 % aller Fälle Nausea und Emesis angegeben (Arend 1978). Butorphanol ist nicht auf dem deutschen Markt und bringt gegenüber Morphin keine eindeutigen Vorteile (Wermeling 1986). Über Meptazinol liegen momentan noch zu wenig Daten vor, um eine eindeutige Aussage im Vergleich zu den anderen auf dem Markt befindlichen Opioiden zuzulassen. Immerhin soll dieses Präparat einen im Vergleich zu Morphin geringeren atemdepressorischen Effekt aufweisen (Jordan 1979); wobei erste klinische Daten auf eine hohe Emesisrate hinweisen. Piritramid dagegen hat, was Nausea und Erbrechen betrifft, eine vergleichsweise geringere Inzidenz. Hervorzuheben ist die Stabilität des kardiovaskulären Systems (De Castro 1969; Houde 1979). Ein gesteigerter Tonus der glatten Harnleitermuskulatur, sonst charakteristisch für Opioide mit μ-Charakter, konnte nicht nachgewiesen werden (Watson 1977). Da dieses Pharmakon im Vergleich zu den anderen in Frage kommenden Opioiden in der postoperativen Phase nicht nur eine längere Wirkdauer hat, sondern auch die Inzidenz möglicher Nebenwirkungen vergleichsweise niedriger ist, kann es als das Analgetikum für eine postoperative Schmerztherapie empfohlen werden (Abb. 10.8). Soll jedoch ein Opioid aus der Reihe der Agonisten/Antagonisten eingesetzt werden, so ist Nalbuphin (Nubain) das Mittel der Wahl. Insbesondere ist bei diesem Präparat, im Vergleich zu Pethidin und Morphin, die Rate an Nausea und Erbrechen deutlich geringer (Abb. 10.7), wobei jedoch eine Antagonisierung der Analgesie durch den perioperativ verabreichten Agonisten in Kauf genommen werden muß.

10.5.1 Unterschiedliche Rezeptorbesetzung und ihre Konsequenz in der postoperativen Schmerztherapie

Für den praktischen Einsatz ist es wichtig zu wissen, daß die Gruppe der Agonisten (z.B. Morphin, Pethidin, Piritramid) streng von der Gruppe der Agonisten/Antagonisten (z.B. Buprenorphin, Nalbuphin) auseinandergehalten wird.

> Bei der medikamentösen Therapie mit Opioiden dürfen Substanzen beider Gruppen nicht abwechselnd verabreicht oder sogar gemischt werden!

Diese apodiktische Forderung findet ihre Erklärung in der Tatsache, daß der schmerzstillende Effekt beider Gruppen über verschiedene Rezeptoruntergruppen vermittelt wird und gemischt wirkende Agonisten/Antagonisten die analgetische Wirkung der reinen Agonisten aufheben können (Wood 1984). Denn beide Opiatgruppen wirken ähnlich wie die Katecholamine, die eine unterschiedliche Präferenz einmal für den β_1-Rezeptor und ein anderes Mal mehr für den β_2-Rezeptor aufweisen, über verschiedene Opioidbindestellen. So interagieren Opioide vom Typ Morphin, aber auch Pethidin (Dolantin), Fentanyl und Piritramid (Dipidolor), vornehmlich mit dem μ-Rezeptor (Hermans 1983). Diese befinden sich v.a. in der Medulla oblongata, dem limbischen System, dem Thalamus und dem Striatum (Della Bella 1978). Diese Rezeptorgruppe ist maßgeblich auch an der Vermittlung typischer Opioideffekte wie einer tiefen Analgesie, Euphorie, Atemdepression, Konstipation, Abhängigkeitsentwicklung, Bradykardie und einer Hypothermie beteiligt (Martin 1976; Martin 1981) (s. auch Abb. 6.4, S. 37). Die sog. $\varkappa$-Rezeptoren, für die Ethylketocyclazin (Ketazocin) einen typischen Liganden darstellt, vermitteln vornehmlich Sedierung, gefolgt von einer Analgesie. Pharmaka, die hauptsächlich mit diesen Rezeptoren interagieren, weisen ein niedriges Abhängigkeitsniveau und einen Ceilingeffekt, was Atemdepression und Analgesie betrifft, auf. Rezeptoren für diese Gruppe finden sich besonders in den tiefen Schichten des Kortex und im Rückenmark, was die besondere Pharmakodynamik dieser Opioide erklärt (Goodman 1982; Della Bella 1978). Substanzen, die über diese

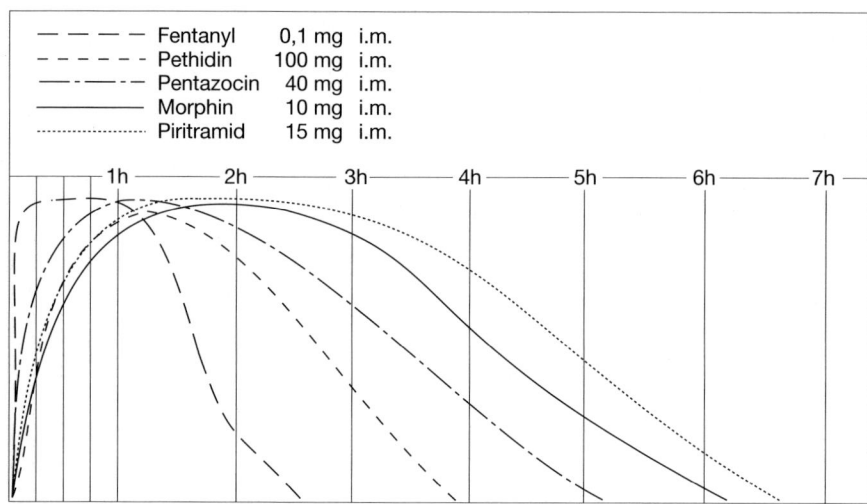

Abb. 10.8. Vergleichendes Wirkprofil verschiedener Opioide untereinander bei Verabreichung äquianalgetischer Dosen in der postoperativen Schmerztherapie

Rezeptoren ihre Wirkung vermitteln, sind die gemischt wirkenden Agonisten/Antagonisten (Fortral, Nubain z.B.). Da einige dieser Substanzen, insbesondere dann, wenn sie über den therapeutischen Dosisbereich hinaus dosiert werden, auch mit der σ-Rezeptorgruppe interagieren, von der Dysphorie, Hypertonie, Tachykardie und Halluzinationen ausgeht, müssen bei hohen Dosen Nebenwirkungen in Kauf genommen werden (Schmidt 1985). Ein typischer Ligand für den σ-Rezeptor ist auch Ketamin, was die exzitatorischen und halluzinatorischen Effekte bei alleiniger Applikation ohne ein Benzodiazepin erklärt (Smith 1981).

Ein Opioid sollte postoperativ zunächst möglichst i.v. gegeben werden. Nur die i.v.-Bolusinjektion erlaubt, die Dosis gegen die Wirkung zu titrieren. Ist auf diese Weise erst einmal der individuelle Bedarf des Patienten festgestellt, kann die Erhaltungsbehandlung auch durch repetitive intramuskuläre Gaben in fixen Zeitabständen durchgeführt werden, die, dem jeweiligen Wirkprofil des Opioids angepaßt, einen ausreichenden Plasmaspiegel und eine damit einhergehende ausreichende Besetzung der Opiatrezeptoren, gefolgt von Analgesie, garantieren (Abb. 10.8). Stets sollte hierbei jedoch die Möglichkeit der Dosisadaptation offen bleiben.

10.5.2 Patientenkontrollierte Schmerztherapie (PCA)

Da jeder Patient ein unterschiedliches Schmerzausgangsniveau in der postoperativen Phase und ein unterschiedliches Opioidbedürfnis hat, wäre an sich die patientenkontrollierte Opiatmedikation die beste Methode, um

Abb. 10.9. Mittlere Schmerzscores von je 40 Patienten, die unter den Bedingungen der patientengesteuerten On-demand-Analgesie (PCA) individuell ein bestimmtes Opioid anforderten. Darstellung der Effektivität im Vergleich zum peripheren Analgetikum Metamizol. *0* keine Schmerzen; *1* leichte; *2* mittelstarke; *3* starke Schmerzen. (Nach Lehmann 1984)

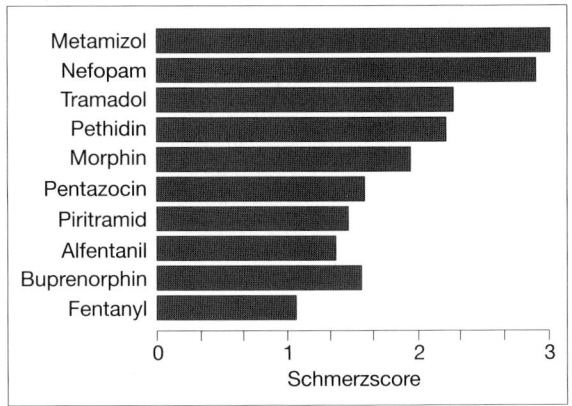

Schmerzen zu vermeiden. Hierbei steuert der Patient per Knopfdruck den Zeitpunkt der Applikation einer bestimmten Opiatmenge; eine höchst individuelle Dosierung wird hierdurch ermöglicht. Voraussetzung für ein solches Vorgehen ist ein On-demand-System (patientengesteuerte Anforderung), welches jedoch zusätzliche Kosten verursacht. Während für die On-demand-Methode als absolute Kontraindikation eine respiratorische Insuffizienz und eine noch nicht ausgeglichene Hypovolämie anzusehen ist, besteht eine relative Kontraindikation für die Patienten, die postoperativ nicht in der Lage sein werden, das Gerät zu bedienen, um das Schmerzmittel per Anforderung über die Infusion zu erhalten (Keeri-Szanto 1979). Außerdem mündet die anfänglich verordnete Opioiddosis, die angefordert werden kann, dann in eine Überdosierung, wenn postoperativ eine Blutung auftritt (Tamsen 1982), die Opioidkonzentration nicht korrekt vorher verdünnt worden ist, bzw. aufgrund einer fehlgesteuerten Mechanik oder unexakten Bolusabgaben vom System höhere Opioiddosen, als ursprünglich eingestellt, abgegeben werden (Thomas 1988; White 1987). Auch bietet die kontinuierliche Hintergrundinfusion eines Opioids im Rahmen einer On-demand-Analgesie zur postoperativen Schmerzbefreiung gegenüber der alleinigen On-demand-Analgesie keine Vorteile (Parker 1991). Die PCA („patient controlled analgesia") muß, wie schon für die chronische Schmerztherapie nachgewiesen wurde (Coyle 1986), nicht obligat intravenös erfolgen. Ähnliche Erfolge lassen sich auch mit einer subkutanen PCA erreichen, da auch hier eine fast 100 %ige Bioverfügbarkeit besteht, dabei jedoch die typischen Komplikationen einer i.v.-Gabe vermieden werden. Auch kann mit Hilfe dieser patientengesteuerten Analgesie die Effektivität verschiedener Opioide in der postoperativen Phase überprüft werden. Hierbei erwies sich das Piritramid, was die Unterdrückung der Schmerzen betraf (gemessen an der visuellen analogen Schmerzskalierung), nach Fentanyl und Alfentanil am effektivsten (Abb. 10.9). Daraus ist abzuleiten, daß von diesem Präparat, im Vergleich zu anderen langwirkenden Opioiden, in der postoperativen Schmerztherapie auch eine optimale Schmerzbefreiung zu erwarten ist.

10.5.3 Individuelle Dosierung von Opioiden bei postoperativen Schmerzen

Um jedoch auch ohne On-demand-System in der postoperativen Phase eine auf die individuellen Bedürfnisse des Patienten abgestimmte Analgesie zu erreichen, ist es notwendig, nach der Narkose im Aufwachraum so lange zu warten, bis die ersten Schmerzsensationen angegeben werden. Anschließend erfolgt intravenös unter Kontrolle die Applikation von 1 Ampulle Piritramid auf 5 mL NaCl (3 mg/mL) in fraktionierten Dosen von 3-6-9 mg i.v. Hierdurch ist schon innerhalb von wenigen Minuten zu beurteilen, ob eine ausreichende Analgesie erreicht wurde oder ob z.B. eine Zweitinjektion erforderlich ist, bzw. evtl. Nebenwirkungen, insbesondere eine Atemdepression, bei Überdosierung auftritt, die dann sofort therapiert werden kann.

> Liegen nach Opiatmedikation noch Schmerzen vor, so ist keine Atemdepression zu erwarten. Einer der wirkungsvollsten Antagonisten gegen eine opioidbedingte Atemdepression ist der Schmerz.

Anschließend werden aufgrund der individuellen Reaktion auf diese erste Injektion

1. der Grad der Schmerzbefreiung objektiviert und
2. die vegetativen Parameter für Schmerzfreiheit wie
   a) Herzfrequenz,
   b) Blutdruck,
   c) Atemfrequenz und
   d) Schwitzen

beurteilt.

Anschließend wird der Patient aufgrund der individuell ermittelten Dosis mit einer Dosierungsempfehlung, z.B. alle 5–6 h 15 mg Piritramid i.m., auf die Station entlassen, so daß eine für ihn angepaßte, überlappende Dosierung und damit auch eine dauerhafte Analgesie gewährleistet wird.

> Da ein individuelles Opioidbedürfnis für jeden einzelnen Patienten vorliegt, soll die erste Opioiddosis im Aufwachraum unter Kontrolle *i.v.* verabreicht werden. Je nach Wirkung erfolgt für die Station eine Dosisempfehlung in festen Zeitabständen.

10.6 Zusammenfassung der für eine postoperative Schmerztherapie geeigneten Opioide

1. Das Opioid Piritramid weist im Vergleich zu Pethidin und Pentazocin eine ausgesprochene Kreislaufstabilität nach Applikation auf.
2. Im Vergleich zu Pethidin ziehen Piritramid und Nalbuphin keine kardiovaskulären Effekte, insbesondere keine Myokarddepression bzw. Zunahme des myokardialen Sauerstoffbedarfs ($\dot{V}_mO_2$), nach sich.
3. Im Vergleich zu Morphin, Pethidin und Pentazocin haben Nalbuphin und besonders Piritramid eine geringere Inzidenz von Nausea und Erbrechen.
4. Piritramid hat eine mittlere Wirkdauer bis zu 6 h, ist somit in seiner Wirkdauer deutlich länger im Vergleich zu Pentazocin (3 h), Pethidin (2–3 h) und Morphin (4–5 h).
5. Piritramid und Nalbuphin lösen keine dysphorischen Nebenwirkungen wie Pentazocin aus.
6. Selbst über Tage gegeben, ist unter allen postoperativen Opioiden eine Sucht- und Abhängigkeitsentwicklung bei *Schmerzpatienten* nicht zu erwarten (Saarne 1969).
7. Seltene bis fehlende allergische Reaktionen sind für Piritramid (De Castro 1969) und Nalbuphin (Schmidt 1985) kennzeichnend.
8. Piritramid stammt aus der gleichen Produktreihe wie Fentanyl bzw. Afentanil und Sufentanil, so daß nach einer Neuroleptnarkose die unterschwellig noch vorliegende Analgesie eine sofortige Verstärkung erhält und die Übernahme der Analgesie durch ein Pharmakon gleicher Wirkstruktur erfolgt.
9. Piritramid und Morphin sind, im Gegensatz zu den Agonisten/Antagonisten wie Pentazocin und Nalbuphin, reine Agonisten. Nach einer Neuroleptnarkose ist bei einem Opioid mit antagonistischen Wirkqualitäten eine unerwünschte Kreislaufstimulierung (Blutdruck- und Herzfrequenzzunahme) möglich.
10. Ein Teil der schwach wirkenden reinen Agonisten und der größte Teil der gemischt wirkenden Agonisten/Antagonisten unterliegt nicht der Betäubungsmittelverschreibungsverordnung (BtMVV; Codein, Tramal, Nalbuphin, Meptazinol, Tilidin-N und Dextropropoxyphen).
11. Nur eine i.v.-Bolusinjektion erlaubt die Dosis gegen die Wirkung zu titrieren. Auf diese Weise wird der individuelle Bedarf des Patienten erkannt. Je nach Reaktion erfolgt eine Empfehlung für die Erhaltungsdosierung.
12. Die Kombination von einem Agonisten (z.B. Piritramid) mit einem Agonisten/Antagonisten (z.B. Nalbuphin, Pentazocin) ist zu vermeiden.
13. Die Verabreichung von Opioiden unterschiedlicher Wirkdauer und Wirkpotenz (z.B. Buprenorphin und Piritramid) ist ebenfalls zu vermeiden.

10.7 Fixe Kombination von Opioid und Psychopharmaka in der postoperativen Schmerztherapie

Es hat nicht an Versuchen gefehlt, das schwach wirkende Opioid Tramadol mit Psychopharmaka für eine postoperative Analgesie einzusetzen (Würzburger Schmerztropf). Hierbei macht man sich die fast fehlende atemdepressorische Komponente des Opioids zu Nutze, muß dabei jedoch gleichzeitig die öfters zu geringe analgetische Wirkung mit einem zusätzlichen peripheren Analgetikum, z.B. Metamizol, potenzieren. Tramadol wird dabei in einem festen Mischungsverhältnis mit Metamizol verabreicht. Zusätzlich ist der Mischung das Neuroleptikum Dehydrobenzperidol beigefügt, welches die Aufgabe übernimmt, die nach hohen Dosen von Tramadol auftretende Übelkeit und Emesis zu unterdrücken.

Zusammensetzung des Würzburger Schmerztropfes in 500 ml Infusionslösung:

- 400   mg Tramadol,
- 5,0 mg Metamizol,
- 2,5 mg Dehydrobenzperidol.

Nach einer initialen Bolusgabe von 100 ml für 30 min sollen kontinuierlich 2 ml/h (8 gtt./min) über einen Perfusor gegeben werden (Krimmer 1986). Die Dosis von Tramadol beträgt hierbei 16 mg/h, die von Metamizol 200 mg/h. Es muß jedoch bei dieser festen Mischung auch an die Kontraindikationen und möglichen Unverträglichkeitserscheinungen der einzelnen Medikamente gedacht werden. Nicht zu übersehen ist die Zuordnung von Nebenwirkungen bei der großen Anzahl der Einzelsubstanzen in einem festen Mischungsverhältnis. So muß die beschriebene Wirkeffektivität den Risiken, die eine solche Dreierkombination beinhaltet, gegenübergestellt werden. Auch ist zu bedenken, ob die technischen und organisatorischen Gegebenheiten einer Allgemeinstation ausreichen, diese Methode für eine chirurgische Normalstation zu empfehlen. Insbesondere muß berücksichtigt werden, daß bei bestehenden schweren Schmerzen man sich den Weg für eine suffiziente Analgesie mit einem wirkstärkeren Analgetikum verbaut. Sollten unter einer solchen Kombination die Schmerzen weiterhin sistieren, so kann vom theoretischen her ein wirkstärkeres Opioid zusätzlich gegeben werden. Nur befinden sich dann 4 verschiedene Pharmaka im Organismus, die nicht vorhersehbare Interaktionen und Nebenwirkungen mit sich bringen, so daß eine Monotherapie anzustreben ist.

Unter Berücksichtigung aller Daten ist z.B. dem Piritramid eine zentrale Stellung im Rahmen der postoperativen Schmerztherapie einzuräumen.

11 Langzeittherapie chronischer Schmerzen mit Opioiden

Besonders bei der Therapie chronischer Schmerzen ist eine anhaltende Analgesie durch gleichbleibende Besetzung der Opiatrezeptoren zu fordern, ein Prinzip, das nur durch eine zeitlich konstante Dosierung erreicht wird. Bei der Verabreichung von Opioiden muß auch hier besonders berücksichtigt werden:

- Die Gruppe der Agonisten (z.B. Morphin, Pethidin) ist streng von der Gruppe partieller Agonisten oder der Agonisten/Antagonisten (z.B. Buprenorphin, Pentazocin) zu trennen.
- Bei der medikamentösen Therapie mit Opioiden dürfen Substanzen beider Gruppen nicht abwechselnd verabreicht oder sogar gemischt werden!

Ähnlich wie bei der postoperativen Schmerztherapie liegt die Erklärung darin begründet, daß der schmerzstillende Effekt beider Gruppen über verschiedene Rezeptorgruppen vermittelt wird und gemischt wirkende Agonisten/Antagonisten die analgetische Wirkung der reinen Agonisten *aufheben* können (Wood 1984).

Opioide sollten, wenn sie *nicht* unmittelbar postoperativ verabreicht werden, bei der Langzeittherapie möglichst *oral* gegeben werden (Tabelle 11.1). Die regelmäßige Gabe in fixen Abständen, der jeweiligen Pharmakokinetik und Wirkdauer des Opioids angepaßt, garantiert einen ausreichenden Plasmaspiegel, eine damit einhergehende gleichbleibende Besetzung der Opiatrezeptoren sowie eine langanhaltende Analgesie.

> Die Dosierung nach Bedarf ist bei der chronischen Schmerztherapie abzulehnen.

Während Opioide wie Codein, Oxycodon und Morphin einen 4-h-Rhythmus haben, werden Pharmaka wie Pethidin (Dolantin) im Mittel zwischen 2–3 h, Pentazocin (Fortral) alle 4 h und MST 30 (MST 30 Mundipharma) sowie Buprenorphin (Temgesic) alle 8–10 h verabreicht. Speziell im letzten Fall ist die bukkale Darreichungsform von Vorteil, da der First-pass-Effekt durch die Leber, der eine Metabolisierung und Wirkstoffverringerung bedingt, umgangen wird. Methadon hat mit einer Halbwertszeit von bis zu 55 h (!) zwar die längste Wirkdauer (Nielsson 1983); aufgrund der bei regelmäßiger Gabe auftretenden Kumulation ist die Anwendung in der chroni-

Tabelle 11.1. Opioide mit oraler Zubereitungsform, Wirkstärke, Wirkdauer und Tageshöchstmenge nach dem Betäubungsmittelgesetz

Opioid	Präparat	Wirkstärke zu Morphin	Wirkdauer [h]	Höchstdosis [mg/Tag]
Morphin	Morphin Merk	1	4	2 000
Morphin Retard	MST 20/30/60/ 100/200 Mundi- pharma	1	8–12	2 000
Buprenorphin	Temgesic	20	6–8	15
Levomethadon	L-Polamidon	4	6–8	150
Oxycodon	Eukodal	2/3	3–5	200
Dextromoramid	Jetrium	2	1–2	100
Pethidin	Dolantin	1/8	2–3	1 000
Pentazocin	Fortral	1/6	2–3	1 500
Codein	Codeinum Phos- phoricum Comp.	2/10	4	keine
Dihydrocodein Retard	DHC 60/90/120 Mundipharma	2/10	12	keine
Tilidin/Naloxon	Valoron N	1/5–1/10	3–4	keine
Tramadol	Tramal	1/5–1/10	3–4	keine
Morphinsulfat Retard	Capros 10/30/60/100	1	8–12	2 000

schen Schmerztherapie jedoch nicht zu empfehlen, da es leicht zu Überdosierungen kommen kann.

Die anfängliche Dosierung von Tumorschmerzen mit einem starken Opioid hängt von der vorausgegangenen Behandlung des Patienten ab. Ist vorher ein schwaches Opioid gegeben worden, so kann mit einer Anfangsdosierung von z.B. 5 mg Morphin behandelt werden (Tabelle 11.2). Bei ungenügender Analgesie wird nach 24stündiger Behandlung die jeweilige Dosis um 50 % erhöht. Ist dagegen der Patient nach der ersten Dosis sehr müde, jedoch schmerzfrei, so sollte die nachfolgende Dosis um 50 % reduziert werden.

Der Einsatz von kurzwirkenden Opioiden vom Typ des Fentanyls oder des Alfentanils ist für eine chronische Schmerztherapie ebenfalls abzulehnen, da die Wirkung einer Einzeldosis nach i.v.-Applikation dieser sehr wirkstarken Opioide schon innerhalb von 15–30 min nachläßt. Auch ist bei

Tabelle 11.2. Stark wirkende orale und sublingual verabreichbare Opioidanalgetika und ihre Anfangsdosierungen

Opioid	Typische Anfangsdosierung [mg]
Morphin	5–10
Levomethadon	5–10
Pethidin	50–100
Buprenorphin	0,2–0,4

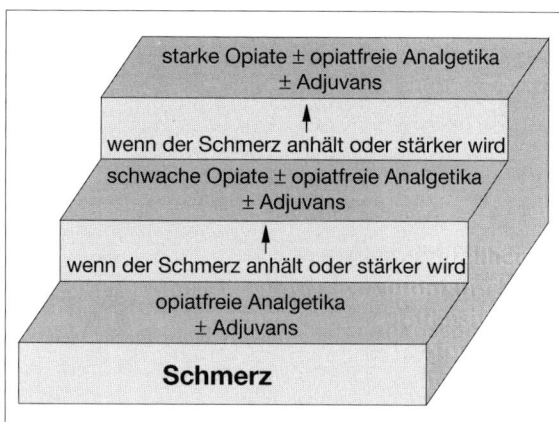

starke Opiate ± opiatfreie Analgetika
± Adjuvans

↑
wenn der Schmerz anhält oder stärker wird
schwache Opiate ± opiatfreie Analgetika
± Adjuvans

↑
wenn der Schmerz anhält oder stärker wird
opiatfreie Analgetika
± Adjuvans

Schmerz

Abb. 11.1. Prinzip der Stufentherapie beim chronischen Schmerz

diesen Opioiden an eine Atemdepression zu denken, die unmittelbar nach einer i.v.-Injektion einsetzt (Taeger 1981).

Soll über den intramuskulären Weg eine rasche Analgesie erzielt werden, so ist die intradeltoidale Applikation der intraglutäalen vorzuziehen. Im letzten Fall sind, unabhängig vom verabreichten Pharmakon, niedrigere Plasmaspiegel zu beobachten (Grabinski 1983). Hierbei ist auch zu berücksichtigen, daß eine Hypothermie und/oder Hypovolämie die Resorptionsgeschwindigkeit deutlich beeinflussen können. Bei Wiedererwärmung und Beseitigung der Hypovolämie können plötzlich unerwartet hohe Mengen der Substanz resorbiert werden, die von Nebenwirkungen gefolgt sind.

In der Kombinationsbehandlung, insbesondere beim Tumorpatienten mit Schmerzen, können Neuroleptika wertvolle Dienste erweisen. Durch ihren Hauptangriffspunkt im nigrostriatalen und limbischen System wird die somatomotorische und die emotional-affektive Komponente beeinflußt. Es kommt zur Beruhigung und Gleichgültigkeit, obwohl das eigentliche Schmerzgefühl nicht beeinflußt wird. Somit sind die Neuroleptika im Stufenplan einer Schmerztherapie miteingebunden (Abb. 11.1).

11.1 Stufenplan der WHO zur medikamentösen Schmerztherapie bei tumorbedingten Schmerzen

Stufe 1: Paracetamol, Acetylsalicylsäure oder Metamizol bis zu 4 g/Tag,

– bei ungenügender Schmerzlinderung zusätzlich Neuroleptika (Neurocil/Haldol) und/oder Umsetzen auf Diclofenac/Ibuprofen Retard (150/800 mg) bzw. Indometacin (200 mg) oder Naproxen (500 mg).

Stufe 2: Bei unzureichender Schmerzlinderung zusätzlich Neuroleptika (Neurocil/Haldol) und

– Codein bzw. Tramadol 30–50 mg alle 4–6 h oder
– Dihydrocodein Retard (DHC) Mundipharma 60, 90, 120 alle 8–12 h,
– Dextropropoxyphen (Develin Retard) alle 6–8 h.

Stufe 3: Ist die vorrangegangene Therapie ohne Wirkung:

– Fortsetzung mit peripheren Analgetika und einem Neuroleptikum,
– Ersatz von Codein/Tramadol durch Morphintropfen 5–10 mg, alle 4 h (1 gtt. = 1 mg), Steigerung bis zur wirksamen Dosis oder
– MST Tabletten (10/30/60/100/200 mg) oder
– MSR Suppositorien 10, 20, 30 mg in 2 Tagesdosen oder
– Capros (10/30/60/100) oder
– Buprenorphin 1–2 Tbl. sublingual oder
– Levomethadon alle 6–8 h.

Eine starre Dosierung für den chronischen Karzinomschmerz gibt es nicht. Die Dosis muß auf den individuellen Bedarf eingestellt werden

11.2 Koanalgetika in der Therapie chronischer Schmerzen

Die große Anzahl der Opiatrezeptoren, wie auch die hohen Endorphinkonzentrationen im limbischen System, weisen darauf hin, daß der Schmerz eine morphologische Grundlage besitzt. Es ist von nicht unerheblicher Bedeutung, daß diese in dem für die emotionale und affektive Verarbeitung verantwortlichen Gehirnabschnitt zu suchen ist. Abgesehen davon, daß Opioide hier eine euphorisierende Wirkung ausüben, ist dieser Angriffspunkt auch für Antidepressiva, Neuroleptika und Tranquilizern zugänglich. Da chronische Schmerzpatienten eher unruhig, gereizt, affektlabil und schlafgestört sind als müde und antriebslos, werden sedierende Antidepressiva eher eingesetzt als anregende Substanzen (Wörz 1989). Ausgehend von

Tabelle 11.3. Möglichkeiten der Kombinationstherapie bei chronischen Schmerzen mit Psychopharmaka

Neuroleptika	Thymoleptika
Schmerzen mit gequälter Unruhe	
Levopromazin	Amitriptylin
Haloperidol	Clomipramin
Promethazin	Doxepin
Chlorprothixen	Trazodon
Thioridazin	Mianserin
Schmerzen mit matt-passivem Verhalten	
Flupentixol	Imipramin
Pimozid	Mianserin
Melperon	Lofepramin
Perphenazin	Maprotilin
Thioridazin	Melitracen

dem unterschiedlichen Wirkprofil der einzelnen Neuroleptika und Thymoleptika, sind bestimmte Kombinationen bei der Behandlung spezieller psychischer Verhaltensweisen angezeigt (Tabelle 11.3).

Für die analgetische Wirksamkeit der Antidepressiva gibt es nach dem heutigen Forschungsstand die Vorstellung, daß bei den Schmerzhemmsystemen die Monoamine Serotonin, Noradrenalin, Dopamin, Acetylcholin und die Aminosäure GABA beteiligt sind, während als schmerzvermittelnde Substanzen, speziell im Rückenmark, Glutamat und Substanz P als Neurotransmitter eine entscheidende Rolle spielen (Wörz 1989). Somit aktivieren Antidepressiva schmerzhemmende, serotinerge und noradrenerge Bahnen. Zentrale Dopaminantagonisten vom Typ der Neuroleptika wirken potenzierend. Trizyklische Antidepressiva sollen auch direkt analgetisch über eine Aktivierung der deszendierenden, hemmenden Bahnen auf das Hinterhorn des Rückenmarks wirken (Abb. 11.2).

Die Verordnung einer Begleitmedikation, insbesondere die Beherrschung der in fast allen Fällen auftretenden Obstipation mit Laxanzien

Tabelle 11.4. Zusammenfassung der mit Morphin einhergehenden Nebenwirkungen

Nebenwirkung	Inzidenz [%]	Dosis-abhängig	Toleranz-entwicklung	Therapie
Obstipation	90–100	ja	nein	Prophylaktisch Laxanzien
Übelkeit, Erbrechen	20	nein	nach 5–7 Tagen	Prophylaktisch Antiemetika
Sedierung	2	ja	nach 3–4 Tagen	Meist unbedeutend
Verwirrtheit	2	ja	nein	Dosisreduktion, Opiatwechsel
Halluzination	1	nein	nein	Haloperidol

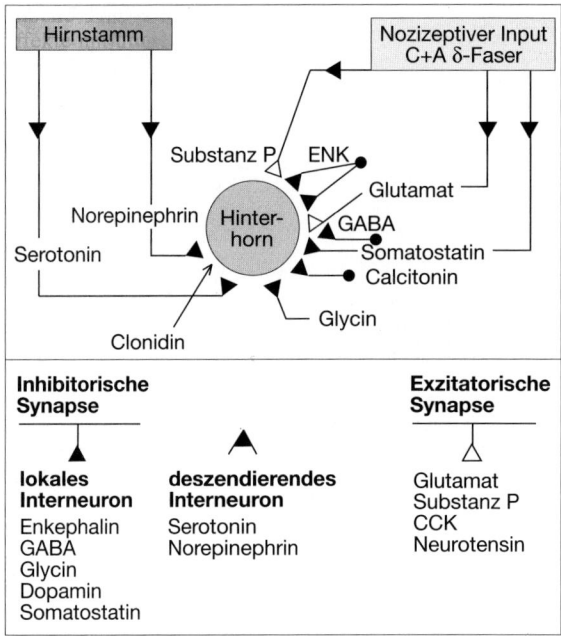

Inhibitorische Synapse | deszendierendes Interneuron | Exzitatorische Synapse

Inhibitorische Synapse

lokales Interneuron
Enkephalin
GABA
Glycin
Dopamin
Somatostatin

deszendierendes Interneuron
Serotonin
Norepinephrin

Exzitatorische Synapse

Glutamat
Substanz P
CCK
Neurotensin

Abb. 11.2. Schematische Darstellung der bei der Schmerzverarbeitung im Hinterhorn des Rückenmarks beteiligten Transmittersysteme, die sowohl hemmende als auch schmerzvermittelnde Funktion aufweisen (CCK = Cholecystokinin)

(Lactulos, Sennosid B, Biscodyl, Na-Picosulfat), geht parallel mit der Opiatgabe einher (Tabelle 11.4).

Bei Übelkeit ist Haloperidol oder Domperidon indiziert. Auch kann der Einsatz des neuen Antiemetikums vom Typ der $5\,HT_3$- (Hydroxytryptamin-) Antagonisten Odansetron (Zofran) der Vorzug gegeben werden, ein

Tabelle 11.5. Koanalgetika in Abhängigkeit von der Schmerzursache bei tumorbedingten Schmerzen (Twycross 1988)

Schmerzursache	Koanalgetika
Knochenmetastasen oder Knocheninfiltrationen	Nichtsteroidale Antirheumatika, Kortikoide
Nervenkompression oder Nerveninfiltration	Kortikoide, Antikonvulsiva, Neuroleptika, Antidepressiva
Kopfschmerzen bei Hirndruck	Kortikoide, Diuretika, Antikonvulsiva
Lymphödem	Kortikoide, Diuretika
Muskelspasmen, Weichteilinfiltrationen	Zentrale Muskelrelaxanzien, nichtsteroidale Antirheumatika, Kortikoide
Kapseldehnungsschmerz (Leber, Milz)	Kortikoide
Tumorbedingte Knochenzerstörung	Clodronat, Etodronat, Pamidronat
Posttherapeutische Neuralgie	Sympathikusblockade
Knochenschmerzen, Knochenmetastasen	Periphere Analgetika, Kalzitonin
Dyästhesien	Neuroleptika, Antidepressiva
Abdominelle und glatte Muskelspastik	N-Butylscopolaminiumbromid, Atropin

Tabelle 11.6. Rezeptorinteraktion verschiedener Opioide in der Therapie chronischer Schmerzen

Opioid	Agonistisch	Antagonistisch
Reiner Agonist Typ Morphin	$\mu, \varkappa, \delta$	$\emptyset$
Reiner Antagonist Typ Naloxon	$\emptyset$	$\mu, \varkappa, \delta$
Agonist/Antagonist Typ Nalbuphin	$\varkappa$	μ, δ
Partieller Agonist Typ Buprenorphin	μ	$\varkappa$

Pharmakon, das direkt über die in der Chemorezeptorzone liegenden Bindestellen seine Wirkung vermittelt.

Zusätzliche Koanalgetika sind dann indiziert, wenn die in Abhängigkeit von dem Grundleiden verursachten Schmerzen eine wichtige Bedeutung erlangen (Tabelle 11.5).

Die bei der chronischen Schmerztherapie zum Einsatz gelangenden Opioide zeigen eine unterschiedliche Präferenz der Bindung zu verschiedenen Rezeptorsubpopulationen, was sich in der Dynamik ihrer Wirkung, aber auch in der Häufigkeit möglicher Nebenwirkungen niederschlägt (Tabelle 11.6).

11.3 Buprenorphin, ein Opioid mit besonders langer Rezeptorbindung

Bezüglich der Interaktion am Rezeptor stellt Buprenorphin insofern eine Besonderheit dar, als es im Gegensatz zu den anderen Opioiden

1. eine sehr langsame Bindung mit dem Rezeptor eingeht (langsamer Wirkeintritt),
2. die einmal eingegangene Bindung sehr intensiv ist (schwieriger Ersatz),
3. die Bindung sich kaum durch einen Antagonisten aufheben läßt (schlechte Antagonisierung),
4. das Pharmakon sich sehr langsam vom Rezeptor löst (lange Wirkdauer).

Aufgrund dieser besonderen Rezeptorkinetik ist in der Klinik und in der Praxis Buprenorphin durch folgende Eigenschaften charakterisiert:

1. Eine sehr lange Anschlagszeit. Es kann bis zu 60 min nach der i.m.-Injektion bzw. nach sublingualen Gabe dauern, bevor die volle Wirkung erreicht ist. Somit ist nach einer Erstapplikation, bei anscheinend ungenügender Analgesie, mit einer Zweitgabe zu warten, da die Analgesie in der Folgezeit noch zunimmt. Repetitive Gaben, die zu frühzeitig vorge-

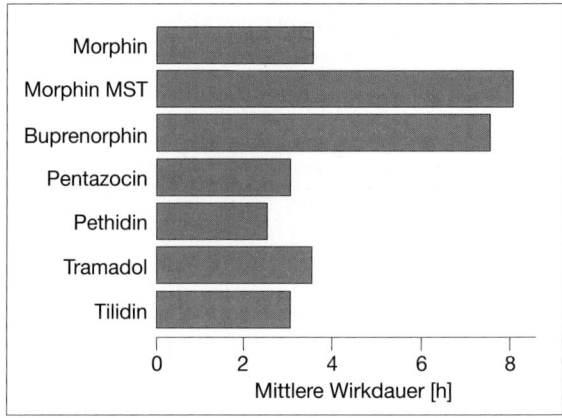

Abb. 11.3. Gegenüberstellende analgetische Wirkdauer verschiedener Opioide in der Therapie chronischer Schmerzen

nommen werden, können (insbesondere bei älteren Patienten) dann zu einer Atemdepression führen (μ-Rezeptorinteraktion!).

2. Eine einmal induzierte Atemdepression ist selbst durch hohe Dosen von Naloxon schlecht zu antagonisieren. In solchen Fällen kann versuchsweise mit dem zentralen Atemanaleptikum Doxapram (Dopram) die Atmung angeregt werden. Ansonsten ist bis zur endgültigen Dissoziation des Pharmakons vom Rezeptor zu beatmen (ca. 8–9 h).

3. Die intensive und lange Rezeptorbindung hat den Vorteil, daß der analgetische Effekt, neben dem von MST Mundipharma und Capros, von allen anderen in der Medizin angewendeten Opioiden am längsten anhält (Abb. 11.3). Eine Repetitionsdosis muß deswegen nur in einem Abstand von 8–9 h erfolgen, was besonders bei chronischen Schmerzen von Vorteil ist.

4. Die langsame Lösung (Dissoziation) des Opioids vom Rezeptor bedingt aber auch, daß das Sucht- und Abhängigkeitspotential sehr niedrig ist (s. hierzu auch Abschn. 7.4). Auch entwickelt sich eine Tachyphylaxie (Gewöhnung an das Pharmakon mit der Notwendigkeit, die Dosis zu steigern, um ähnliche Wirkeffekte zu erhalten) selbst bei langfristiger Gabe über Wochen kaum.
Ursächlich geht die Gewöhnung an ein Opioid auch mit einer Abnahme der Bindungskapazität des Liganden zum Rezeptor einher, eine Tatsache die als sog. „Downregulierung" in die Literatur eingegangen ist (Tao 1986; Tao 1988).

5. Aufgrund der hohen intrinsischen Aktivität von Buprenorphin am Rezeptor genügen schon geringe Dosen (0,3–0,6 mg/70 kg), um eine ausreichend tiefe Analgesie zu erhalten.

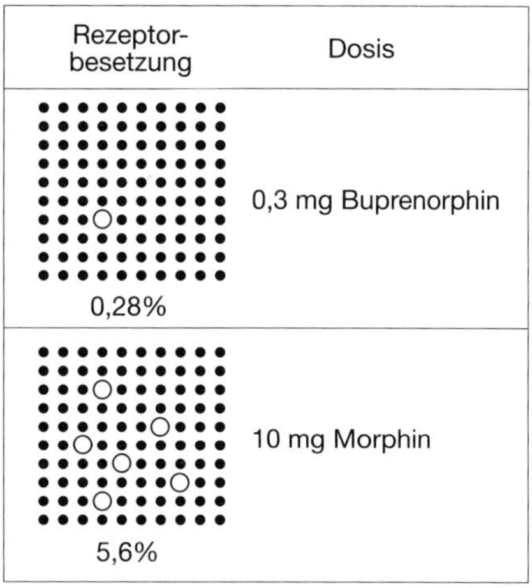

Rezeptor-besetzung	Dosis
0,28%	0,3 mg Buprenorphin
5,6%	10 mg Morphin

Abb. 11.4. Prozentualer Anteil der durch Buprenorphin bzw. Morphin besetzten Rezeptoren. Selbst bei einem Wechsel von Buprenorphin auf Morphin ist immer noch eine ausreichende Anzahl von Rezeptoren frei, die zur Wirkvermittlung dienen. Es müssen anfänglich jedoch höhere Dosen veranschlagt werden

6. Aufgrund der geringen Anzahl von Rezeptoren, die durch Buprenorphin besetzt werden, kann aber auch auf orales Morphin und vice versa umgestiegen werden (Abb. 11.4). Eine Verdrängung mit nachfolgender ungenügender Schmerzkupierung findet hierbei nicht statt (Twycross 1988).

7. Ein Ceilingeffekt von Buprenorphin ist bei der Therapie schwerster Tumorschmerzen mit hohen Dosen zu beobachten (Abb. 11.5). Ist eine Tagesdosis von 5 mg erreicht, kann problemlos auf Morphin umgestellt werden, wobei äquianalgetische Dosen zu verwenden sind (Atkinson 1990). Hierbei wird die tägliche Buprenorphingesamtdosis mit 100 multipliziert und die erhaltene Morphindosis auf entsprechende Einzeldosen verteilt. Bei oraler Gabe von z.B. 0,4 mg Buprenorphin entspricht dies einer Dosis von 40 mg Morphin.

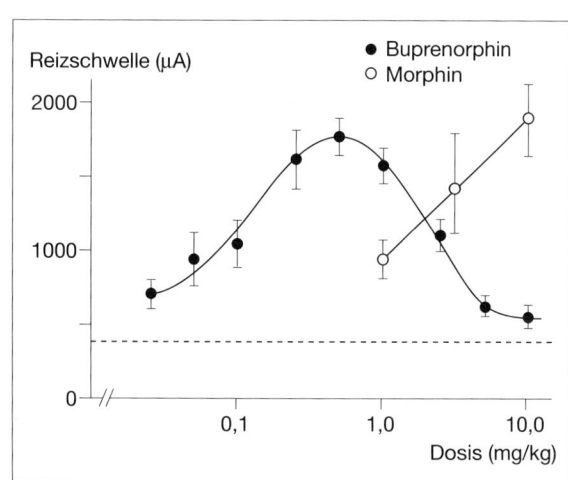

Abb. 11.5. Unter steigenden Buprenorphindosen sich einstellender analgetische Ceilingeffekt im Vergleich zu Morphin, dargestellt an der Toleranz elektrischer Reize beim Tier. (Nach Herz 1981)

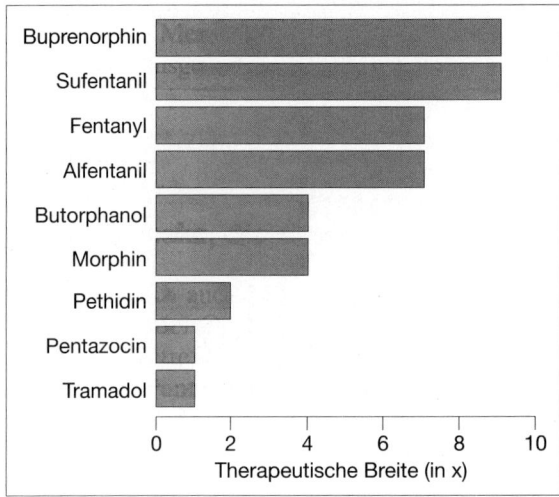

Abb. 11.6. Gegenüberge-stellte therapeutische Breite verschiedener Opioide nach i.v.-Gabe bei beatmeten Ratten bzw. Mäusen. (Nach Bristol u. Myers 1978; Herrmann 1970; Niemegeers 1978; Reckitt u. Colmann 1982)

Letztlich wirkt sich die hohe intrinsische Aktivität von Buprenorphin auch auf eine große therapeutische Breite (LD_{50}/ED_{50}) aus (Abb. 11.6).

Schon eine Besetzung einzelner Rezeptoren führt aufgrund der hohen Affinität und intrinsischen Aktivität von Buprenorphin zu einer Wirkung. Hohe Dosen, die einen systemischen Effekt auslösen werden, sind nicht notwendig. Die große therapeutische Breite bedeutet aber auch, auf Klinik und Praxis übertragen, daß selbst bei versehentlicher Überdosierung keine negativen Auswirkungen von seiten des kardiovaskulären Systems wie Blutdruckabfall und/oder eine Kontraktilitätseinbuße des Myokards zu erwarten sind.

Bei schweren Tumorschmerzen, die mit anderen Methoden nicht zu beherrschen sind, empfehlen einige Autoren (Bowlder, Berg-Seler 1984) einen Morphin-Haloperidol-Cocktail in 4stündlichen Abständen, wobei Einzeldosen von 10–40 mg Morphin mit 0,25 mg Haloperidol in destilliertes Wasser auf 5 ml aufgefüllt werden. Als letzter Schritt in der Therapie bietet sich dann noch die Möglichkeit der periduralen Analgesie mit Opioiden an (s. Abschn. 11.6). Hierdurch ist eine regionale Schmerzbekämpfung über die im Rückenmark lokalisierten Opiatrezeptoren gegeben, wodurch Nebenwirkungen, wie sie bei systemisch verabreichten Opioiden öfter zu verzeichnen sind, seltener beobachtet werden. Es wird in 12- bis 15stündigen Abständen entweder Morphin 3–5 mg oder Buprenorphin 0,15–0,3 mg, gelöst in 10–20 ml Kochsalz, als „single shot" peridural injiziert.

11.4 Generelle Überlegungen bei der Langzeittherapie von Tumorschmerzen mit Opioiden

Während bei akuten Schmerzen nach Verletzungen und während der Operation zentral wirksame Analgetika meistens parenteral verabreicht werden, ist bei chronischen Schmerzen wie z.b. beim Karzinom die orale Gabe zu empfehlen. Dieses Vorgehen entbindet von der Notwendigkeit, das Pharmakon applizieren zu lassen, erweitert die Selbständigkeit des Patienten und ist billiger (Foley 1986). Galenisch aufgearbeitete Präparate, die eine stete Wirkstofffreisetzung und damit einen langanhaltenden Blutspiegel garantieren (retardiertes Morphin in Form von MST Mundipharma 10/30/60/100/200 oder Capros 10/30/60/100) als auch eine langwirkende sublinguale Applikationsform (z.b. Buprenorphin) haben die Bedeutung dieses Applikationsweges bei 2maliger Gabe/Tag deutlich gesteigert. Die mittlere Dosierung bei Buprenorphin ist eine Sublingualtablette alle 8 h, bei MST Mundipharma 30 eine Tablette alle 8–12 h und entspricht der 3maligen, alle 4 h zu verabreichenden Menge einer wäßrigen Morphinlösung. Allgemein muß bei der Dosierung von Opioiden beim Karzinomschmerz festgehalten werden:

> Generell können Empfehlungen für Opioiddosen beim Krebsschmerz nicht gegeben werden. Die richtige Dosis ist erst diejenige, die eine ausreichende Schmerzfreiheit garantiert.

Die Dosis eines Opioids zur Therapie des Karzinomschmerzes muß so lange erhöht werden (Abb. 11.7), bis

– der Schmerz sistiert oder
– eine Bewußtseintrübung eintritt oder
– die Atemfrequenz unter 12/min fällt.

In beiden letzten Fällen sollte eine Reevaluierung der Dosis erfolgen.

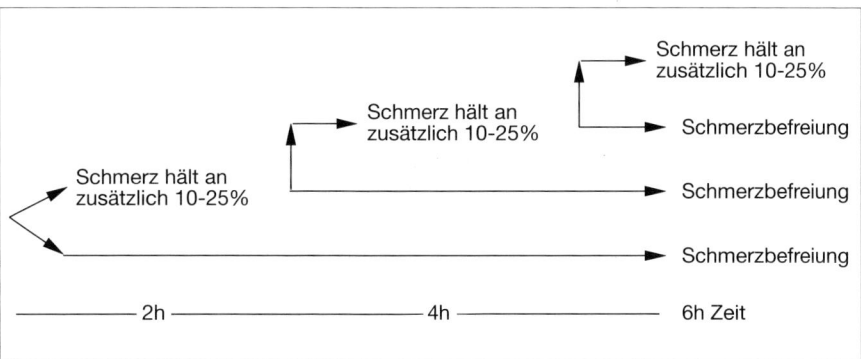

Abb. 11.7. Algorithmus zur Bestimmung der individuell notwendigen Morphindosen bei Tumorschmerzen

11.5 Bei langfristiger Opioideinnahme auftretende Nebeneffekte

Vorstellungen zur Opioidbehandlung bei Karzinomschmerzen deckten in einer Umfrage einen hohen Grad an Unkenntnis bei den behandelnden Ärzten auf. Dieser mangelnde Kenntnisstand dürfte die Ursache für eine unzureichende Behandlung beim Krebspatienten sein. So wurde u.a. von 51 % eine Toleranzentwicklung auf Opioide angenommen, 29 % hielten den adjuvanten Einsatz von Koanalgetika für nicht gerechtfertigt, 27 % hielten es für notwendig, Opioide nur parenteral zu verabreichen, und 29 % stellten die Morphinabhängigkeit als ein potentielles Risiko dar (Elliott 1992).

11.5.1 Atemdepression bei chronischer Opioidgabe

Eine auch unter oraler Opioideinnahme eintretende, zentral induzierte Atemdepression wird bei Langzeittherapie als mögliches Hindernis angesehen. Jedoch ist der Schmerz der physiologische Antagonist für eine sich zentral entwickelnde Atemdepression. Daraus kann abgeleitet werden, daß unter der Voraussetzung einer titrierten Opioidmedikation gegen den individuellen Schmerz des Patienten sich eine klinisch relevante Atemdepression nicht entwickelt. Eine Atemdepression ist jedoch dann zu erwarten, wenn der Patient zusätzlich durch eine Neurolyse schmerzfrei wird oder, wenn hohe Dosen einer nichtopioiden Zusatzmedikation in Form eines Sedativums (Clomethiazol, Triazolam, Phenothiazin) oder eines Anxiolytikums (Diazepam) verabreicht werden. Alle Zusatzmedikationen münden in eine Verstärkung der zentral ausgelösten Analgesie; sie sind jedoch auch mit einer Verstärkung von potentiellen Nebenwirkungen, insbesondere einer Atemdepression, belastet. Deshalb ist eine zusätzliche medikamentöse Sedierung von einer mindestens 25 %igen Verringerung der vorher üblichen Opioiddosis begleitet. Bei einer Nervenblockade muß daran gedacht werden, das Opioid evtl. völlig wegzulassen. Obgleich eine relevante Hypoxie bei Patienten nach einer Opioidnarkose möglich ist, besteht doch gegenüber den Patienten, die Opioide wegen chronischer Schmerzen bekommen, ein grundlegender Unterschied:

1. Die Patienten haben schon seit einiger Zeit ein schwaches Opioid eingenommen, d.h. sie sind nicht mehr opioidnaiv.
2. Chronische Schmerzpatienten nehmen die Opioide oral auf. Dies ergibt im Vergleich zur i.v.-Injektion eine langsamere Resorption mit geringeren Plasmaspitzenkonzentrationen.
3. Die für den Schmerzpatienten individuell ermittelte Dosis wird gewöhnlich gegen den Schmerz titriert, so daß die Möglichkeit einer Überdosierung eher unwahrscheinlich ist.

> Eine Atemdepression ist bei peroraler Opioidgabe nicht zu befürchten, da die atemdepressorische Dosis über der analgetischen Dosis liegt.

11.5.2 Sucht- und Abhängigkeitsentwicklung bei chronischer Opioidgabe

Das Risiko, unter chronischer Opioidmedikation abhängig zu werden, ist eine wiederholt geäußerte Befürchtung, die zu einer zurückhaltenden Dosierung mit einer ungenügenden Schmerzbefreiung führt. Die Häufigkeit, daß Schmerzpatienten unter chronischer Opioidmedikation süchtig werden, ist wie eine großangelegte Studie nachweisen konnte, extrem niedrig. Von 1 200 Fällen wurde nur eine Abhängigkeit beobachtet (Porter 1980). Und bei der Nachuntersuchung von insgsamt 11 882 Patienten konnte in nur 4 Fällen (0,03 %) eine psychische Abhängigkeit beobachtet werden (Jick 1970; Babayan 1980). Auch konnte bei der Langzeittherapie mit Opioiden bei Schmerzen nichtmaligner Natur eine psychische Abhängigkeit nicht nachgewiesen werden (Taub 1982; Portenoy 1986). Alle aufgeführten Untersuchungen weisen darauf hin, daß bei alleiniger Opioideinnahme das Opioid nicht der einzige Faktor einer relevanten Sucht- und Abhängigkeitsentwicklung darstellt. Andere viel wichtigere Faktoren, wie soziales Umfeld und die zugrundeliegende Persönlichkeitsstruktur, haben eine viel bedeutendere Auswirkung auf eine Abhängigkeitsentwicklung (Robbins 1974). Auch wurde in den Nachuntersuchungen deutlich, daß der Mißbrauch von Analgetika mit nichtopioidartiger Struktur oder die Kombination eines schwachen Opioids mit einem peripheren Analgetikum bei Abhängigen häufiger anzutreffen ist als der Mißbrauch stark wirkender Morphinomimetika (Maruto 1979; Tennant 1983).

> Eine psychische Abhängigkeit tritt bei Krebspatienten, wenn überhaupt, sehr selten auf. Sie ist in keinem Fall ein Argument, die chronische Schmerztherapie mit Opioiden zu unterlassen.

11.5.3 Entwicklung einer Toleranz unter chronischer Opioidmedikation

Eine Toleranzentwicklung unter Opioidgabe ist dadurch charakterisiert, daß der Organismus sich an das Medikament gewöhnt und zur Auslösung des gleichen Effekts (Analgesie) immer höhere Dosen verabreicht werden müssen. Diese Erkenntnisse basieren jedoch auf Untersuchungen an Freiwilligen und Tieren und entbehren jeglicher klinischen Bedeutung. Denn es fehlen die physiologischen und psychologischen Vorbedingungen, die bei

einem Schmerzpatienten vorliegen. Untersuchungen bei Patienten mit
Karzinomschmerzen unter Langzeittherapie mit Opioiden haben offen-
bart, daß direkt proportional zur Dauer der Therapie die Notwendigkeit
der Dosissteigerung entfällt (Schultheiss 1992). Vielmehr kann sogar eine
Dosisreduktion vorgenommen werden, und in einigen Fällen war eine
Opioidgabe überhaupt nicht mehr notwendig (Twycross 1983; Twycross
1988). Somit neigen Opioide, wenn sie zum Zwecke der Unterdrückung
schwerer Schmerzen eingesetzt werden, weniger zur Toleranzentwicklung.
Eine physische Abhängigkeit kann sich innerhalb einer wochenlangen
Therapie entwickeln; dies rechtfertigt jedoch nicht, die Dosis zu reduzieren. Oftmals steht eine bei Tumorpatienten im Verlauf notwendige Dosiserhöhung auch nicht im Zusammenhang mit einer Toleranzentwicklung,
sondern beruht auf einer dem Krankheitsverlauf entsprechenden Erhöhung der Schmerzintensität. Eine Toleranzentwicklung auf die opioidinduzierte Motilitätshemmung des Darms ist im Gegensatz zur Toleranzentwicklung auf die opioidbedingte Analgesie weniger häufig anzutreffen.
Sollte sich jedoch eine Toleranz auf die anfänglich gewählte Dosierung entwickeln, so muß eine Dosisadaptation nach oben erfolgen. Der häufigste
Grund für eine Dosiserhöhung ist nicht so sehr eine verminderte
Ansprechbarkeit auf das Opioid als vielmehr ein Voranschreiten der
Grundkrankheit (Kanner 1981).

> Eine klinisch signifikante Toleranzentwicklung ist bei oraler Opioidgabe
> in der Schmerztherapie nicht zu erwarten.

11.5.4 Überlegungen, von einem Opioid auf das andere zu wechseln

Aufgrund der unterschiedlichen Rezeptorinteraktion der verschiedenen
Opioidklassen stellt die Mischung eines μ-Liganden mit einem gemischt wirkenden Agonisten/Antagonisten auch in der Langzeittherapie einen pharmakologischen Fehler dar. Denn die gleichzeitige Applikation eines
gemischt wirkenden Opioids mit einem reinen Agonisten würde zu einer
Verdrängung des μ-Liganden vom Rezeptor führen, was mit einer Verringerung der analgetischen Wirkung einhergeht. Soll ein Patient, der unter der
Therapie mit einem Agonisten/Antagonisten (z.B. Pentazocin) steht, ein
wirkstärkeres Opioid mit μ-Eigenschaften erhalten (z.B. Morphin), muß
eine sog. Auswaschphase abgewartet werden. Während dieser Zeit wird die
Schmerzfreiheit durch periphere Analgetika vom Typ der Acetylsalicylsäure
bzw. nichtsteroidalen Prostaglandinsynthesehemmer aufrecht gehalten.
Nach dieser Eliminationsphase, die von der Eliminationshalbwertszeit des
jeweiligen Produkts abhängt, erfolgt eine langsame Titrierung mit dem
neuen Opioid (Tabelle 11.7).

Tabelle 11.7. Hinweise zu äquianalgetischen Dosen verschiedener Opioide im Vergleich zu oralem Morphin

Pharmakon	Mittlere Wirkdauer [h]	Dosis pro Patient [mg]	Dosisäquivalenz zu oralem Morphin
Buprenorphin	6–8	3- bis 3mal 0,2	40–60
(Temgesic)		3- bis 4mal 0,4	80–120
Pentazocin	2–4	6- bis 8mal 25	25–35
(Fortral)		6- bis 8mal 50	50–70
Pethidin	2–4	6- bis 8mal 50	40–50
(Dolantin)		6- bis 8mal 100	75–100
Levomethadon	3–5	6mal 2,5	60
(L-Polamidon)		6mal 5	120
Morphin	4–5	6mal 10	60
		6mal 20	120
		6mal 30	180
Oxycodon	4–5	4- bis 6mal 5	15–20
(Eukodal)		4- bis 6mal 10	30–40
Tramadol	3–6	6- bis 8mal 50	30–40
(Tramal)		6- bis 8mal 100	60–80
Tilidin/Naloxon	3–4	6- bis 8mal 50	30–40
(Valoron N)		6- bis 8mal 100	60–80
Dextropopoxyphen	5–6	3- bis 4mal 50	40–50
(Develin Retard)		3- bis 4mal 100	75–100

Zusammenfassend sollen folgende Punkte bei der Langzeittherapie chronischer Schmerzen mit Opioiden berücksichtigt werden:

1. Es bringt keinen Vorteil, gleichzeitig 2 schwach wirkende oder 2 stark wirkende Opioide zu verabreichen.
2. Ein schwaches Opioid kann jedoch einem stark wirkenden Opioid hinzugesetzt werden, wenn Phasen der Schmerzzunahme auftreten. Im allgemeinen ist der Patient dahingehend zu unterweisen, alle die Schmerzschwelle durchbrechenden Beschwerden mit einer zusätzlichen Dosis der üblichen Medikation zu kupieren.
3. Kurz wirkende Opioide wie Pentazocin, Pethidin oder Dextromoramid sollten vermieden werden, da die Einnahmefrequenz zu kurz ist.
4. Die gleichzeitige Einnahme eines Agonisten/Antagonisten oder eines partiellen Agonisten (z.B. Pentazocin, Nalbuphin, Buprenorphin) mit einem reinen Agonisten (z.B. Codein, Morphin) ist zu vermeiden.
5. Das Opiat soll in regelmäßigen Zeitabständen, die sich nach der Wirkdauer des Präparats richten, gegeben werden.
6. Zu schwache Wirkung bei ausreichender Wirkdauer erfordert eine Dosiserhöhung. Diese Erhöhung erfolgt durch eine Verdoppelung der Dosis.
7. Eine ausreichende Wirkstärke, die aber zu kurz anhält, erfordert eine Verkürzung der Einnahmefrequenz.

11.5.5 Hauptsächlichste Nebenwirkungen
bei langfristiger Opioidmedikation

Mit der Einnahme von Opioiden, besonders wenn sie in großen Mengen benötigt werden, kommt es bei den Patienten gehäuft zu einer *Obstipation*. Um diese Unannehmlichkeit zu beseitigen, ist ein Stuhlregulans wie z.B. Lactulose (Bifiteral) zu empfehlen. Sollte dies nicht ausreichen, so muß eine mehr aggressive Therapie in Form eines Abführmittels (z.B. Dulcolax) eingesetzt werden. Öfters gestaltet sich die Beherrschung der Obstipation schwieriger als die eigentliche Schmerztherapie.

> Die Behandlung der Obstipation durch Laxanzien gehört beim Schmerzpatienten obligat zur Narkotikatherapie.

Nausea und *Erbrechen* sind bei etwa 40–60 % aller Patienten, die wirkstarke Opioide einnehmen, als Nebeneffekt nachweisbar. Letzteres beruht auf einer Reizung der Chemorezeptoren in der Area postrema der Medulla oblongata oder auf einer verminderten intestinalen Motilität (Twycross 1988). Sollte die Übelkeit vom ZNS ausgehen, so stellen Neuroleptika wie Haloperidol (Haldol), die allgemein als wirkstarke Antiemetika angesehen werden können, eine wirkungsvolle Therapie dar. Beruht jedoch die Übelkeit auf einer intestinalen Motilitätshemmung, so ist als Gastrokinetikum das Präparat Domperidon oder Propulsin (Cisaprid) von Vorteil.

> Nach den ersten 2–3 Tagen sistieren bei oraler Opioidgabe gewöhnlich Übelkeit und Erbrechen.

Die Therapie chronischer Schmerzen erfolgt nach dem Stufenprinzip (s. S. 120), wobei zuerst mit peripheren Analgetika begonnen wird. Sollte diese Medikation die Schmerzen nicht beherrschen, so ist keine Zeit zu vergeuden und ein schwaches Opioid zu verabreichen, welches später durch ein stärkeres ersetzt werden kann.

11.6 Peridurale Analgesie mit Opioiden

Die Opiatrezeptoren, die für die analgetische Wirkvermittlung verantwortlich sind, befinden sich nicht nur im Gehirn, sondern auch im Rückenmark, der ersten Schaltstelle der sensorischen Afferenz (s. Abb. 11.2). Werden Opioide in der Nähe dieser Rückenmarkrezeptoren (intrathekal oder peridural) appliziert, kommt es zu einer Besetzung der dort liegenden Bindestellen und einer daraus resultierenden Dämpfung bis zur Blockade der Schmerzafferenz.

Tabelle 11.8. Zusammenfassung der für eine peridurale Opioidapplikation am häufigsten verwendeten Pharmaka. (Nach De Castro 1981)

Substanz	Warenname	Mittlere Dosis [mg/70 kg]
Buprenorphin	Temgesic	0,15–0,3
Diamorphin	Heroin	5
Fentanyl	Fentanyl Janssen	0,1–0,35
Hydromorphon	Dilaudid	1
Methadon	Polamidon	5
Pethidin	Dolantin	210–100
Phenoperidin	Phenoperidin Janssen	1
Morphin	Morphin	2–5
Sufentanil	Sufenta	0,01–0,05

Der Vorteil der periduralen Applikation von Opioiden zur Schmerzunterbrechung liegt in

- einer weitgehend nur die Schmerzfasern betreffenden Blockade,
- der langen Wirkdauer,
- der starken Wirkung,
- der weitgehend regionalen Begrenzung,
- der zur systemischen Applikation vergleichsweise geringeren Inzidenz an Nebenwirkungen,
- der zur systemischen Applikation vergleichsweise geringeren Dosierung (Tabelle 11.8).

Eine Indikation für eine peridurale Opiatapplikation ist unter folgenden Bedingungen gegeben:

- im terminalen Krebsstadium,
- bei hohem Analgetikaverbrauch,
- bei Unwirksamkeit oraler Opioide,
- bei zu starken Nebenwirkungen der oralen Opioide,
- zur langfristigen postoperativen Schmerzbefreiung,
- zur Potenzierung der periduralen Lokalanästhesie,
- zur Wirkverlängerung einer Lokalanästhesie.

Folgende physikochemischen und pharmakokinetischen Eigenschaften eines Opioids sind bei periduraler Applikation von Vorteil (De Castro 1981) (Abb. 11.8):

- hohe Affinität zum Rezeptor und damit hohe analgetische Potenz,
- hohe Lipophilie (Fettlöslichkeit) und damit leichte Passage durch die Dura mater mit Anreicherung im Rückenmark,
- geringe Hydrophilie und damit geringe Verweildauer im Liquor,
- hohes Molekulargewicht und damit gute Absorption in umliegendes Gewebe (Moore 1982);
- lange Rezeptorbindung und damit eine lange Wirkdauer,
- geringe Toleranzentwicklung mit einhergehender geringer Gewöhnung.

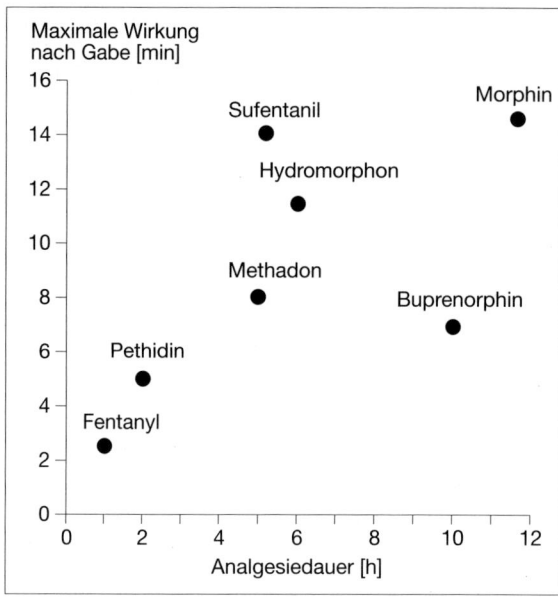

Abb. 11.8. Vergleichende Anschlagzeiten und Wirkdauer verschiedener Opioide für eine peridurale Analgesie. (Mod. nach De Castro 1981; Leicht 1986)

Die unterschiedlichen Wirkmechanismen beruhen auf den unterschiedlichen physikochemischen Eigenschaften des jeweiligen Opioids. Da die Diffusionsrate vom Epiduralraum in das Rückenmark und in den Blutstrom größtenteils von der jeweiligen Lipophilie abhängt, weist Fentanyl den kürzesten Wirkanstieg, aber auch die kürzeste Wirkdauer auf. Morphin dagegen, ein Pharmakon, das ausgesprochen hydrophil ist, zeigt eine sehr träge Diffusion in und aus dem Rückenmark. Dies erklärt den sehr langsamen Wirkanstieg und die sehr lange Wirkdauer. Buprenorphin weist aufgrund der intensiven Rezeptorbindung eine lange Wirkdauer auf.

Von allen Opioiden ist nur das Morphin für eine peridurale bzw. intrathekale Applikation registriert, jedoch nicht zugelassen. Werden Opioide peridural oder intrathekal appliziert, so geschieht dies immer auf Verantwortung des behandelnden Arztes!

11.6.1 Zu erwartende Nebenwirkungen bei periduraler Opioidgabe

An Nebenwirkungen sind im Mittel folgende Effekte als typisch zu bewerten, die jedoch in den seltensten Fällen bedrohliche Ausmaße annehmen:

1. *Blutdruckabfall* in 11,5 % aller Fälle,
2. *Bradykardie* in 1,6 % aller Fälle,

Tabelle 11.9. Atemdepression nach Morphin in Abhängigkeit vom Injektionsort. (Nach Jaffe 1985; Glynn 1979; McCaughey 1982)

Applikationsweg	Beginn der Atemdepression
Intravenös	Nach 7 min
Intramuskulär	Nach <30 min
Epidural	Nach > 8 h
Intrathekal	Nach > 8 h

3. *Muskelrelaxation* in 7 % aller Fälle,
4. eine späte (>8 h) *Atemdepression.*

Letztere ist die am häufigsten vorkommende und gefährlichste Nebenwirkung nach einer periduralen Opioidapplikation. Sie ist besonders nach Morphingabe zu beobachten, da das Pharmakon vom Applikationsort rostralwärts nach oben steigt und direkt auf das Atemzentrum am Boden des IV. Hirnventrikels einwirkt. Der Liquor benötigt etwa 6–10 h, um vom lumbalen intrathekalen Raum bis zum IV. Hirnventrikel aufzusteigen (Camporesi 1983; Bromage 1982). Aufgrund der größeren Hydrophilie von Morphin ist davon auszugehen, daß relativ mehr Wirksubstanz im Liquor verbleibt und sich intrathekal ausbreiten kann. Insbesondere ist daran zu denken, daß bei einer intrathekalen Opioidgabe ein postoperativer Blutverlust mit Hypotension das Risiko einer Atemdepression deutlich erhöht (Johnson 1992). Die Zeit, nach der eine morphinbedingte Atemdepression eintreten kann, ist zum größten Teil vom Applikationsweg abhängig. So ist innerhalb von 5 min nach i.v.-Gabe von Morphin eine Atemdepression zu erwarten; diese Zeitspanne kann nach periduraler oder intrathekaler Gabe im Mittel zwischen 4 und 12 h betragen (McCaughey 1982; Tabelle 11.9).

Buprenorphin ist lipophil, so daß die Wirksubstanz schnell in das Rückenmark eindringt. Eine ähnliche Eigenschaft wird auch dem Sufentanil nachgesagt, welches aufgrund der guten Affinität zum Opioidrezeptor unter periduraler Applikation eine tiefe Analgesie vermittelt (Cohen 1988). Daneben bewirken jedoch viele andere Faktoren eine Atemdepression, von denen die gewählte Dosierung am wichtigsten ist.

Zusammenfassung der Faktoren, die die Nebenwirkungen epiduraler Opioide verringen bzw. verstärken

Zunahme der Nebenwirkungen:	– Dosissteigerung,
	– wiederholte Injektionen,
	– zusätzlich parenterale Injektionen,
	– fortgeschrittenes Alter,
	– geringe Lipophilie des Opioids,
	– Aortenabklemmung,
	– liegende Position.
Verringerung an Nebenwirkung:	– aufrechte Position,
	– hyperbare Lösung,
	– hohe Lipophilie des Opioids,
	– Dosisreduktion,
	– Volumenreduktion.

Im Falle einer Atemdepression wird Naloxon 0,1–0,2 mg i.v. als Bolus oder in Form einer Infusion 5–10 µg/h, Nalbuphin 5–10 mg i.v. (Cheng 1989; Chalmer 1988) oder Naltrexon 3–6 mg oral empfohlen. Diese Dosis genügt, um eine ausreichende Spontanatmung wieder herzustellen, ohne dabei den analgetischen Effekt wesentlich einzuschränken. Jedoch muß dann eine Verkürzung der Analgesiedauer in Kauf genommen werden. Gelegentlich sind wiederholte Nachinjektionen von Naloxon notwendig, um eine langanhaltende Umkehr der opioidbedingten Atemdepression zu garantieren.

5. Eine weitere Nebenwirkung ist der *Juckreiz,* der bei 5 und 50 % der Patienten auftritt und vegetativen Ursprungs ist.

Ursächlich handelt es sich um eine Alteration der sensorischen Modulation im oberen Zervikalmark. Da der Pruritus relativ verspätet auftritt, ist als Ursache eine Histaminfreisetzung auszuschließen (Bromage 1982). Wie die Atemdepression, so läßt sich auch der Pruritus mit Naloxon (0,2–0,8 mg titriert) antagonisieren, eine Tatsache, die auf eine Beteiligung von Opiatrezeptoren hinweist. Empfohlen werden auch Diphenhydramin oder Propofol 10 mg i.v.

6. Die *Harnretention* wurde sowohl nach epiduraler als auch nach intrathekaler Morphingabe beschrieben (Rawal 1981) und kann bei bis zu 14 % der Patienten auftreten. Ursächlich wird eine über den Opiatrezeptor vermittelte Hemmung der Acetylcholinfreisetzung von efferenten, postganglionären Neuronen, die die Blasenmuskulatur innervieren, diskutiert (Cousins 1984). Auch hier kann Naloxon (0,2–0,8 mg titriert) den Effekt umkehren. Andererseits werden aber auch die den Opioiden beigefügten Stabilisatoren dafür mitverantwortlich gemacht.

7. Ebenfalls kann Morphin eine Wirkung auf das *Brechzentrum* und die Chemorezeptoren in der Medulla oblongata ausüben. Die Zeit des Auftretens stimmt sehr gut mit der rostralen Ausbreitung des Pharmakons im

Spinalkanal überein (Bromage 1982). Auch hier kann Naloxon, intravenös gegeben, die Nebenwirkung aufheben, ohne daß die Analgesie wesentlich beeinträchtigt werden soll (Rawal 1982). Alternativ wird Dehydrobenzperidol 0,125–2,5 mg oder Scopolamin transdermal empfohlen (Eisenach 1992).

Andere Nebenwirkungen, wie sie öfters nach Lokalanästhetika auftreten, sind jedoch weit weniger zu beobachten.

Zusammenfassend kann es nach der periduralen Opioidapplikation zu folgenden Nebenwirkungen kommen (Bailey 1980; Davies 1980; Gjessing 1981; Rutter 1981; Kitahata 1981):

1. Sofort nach der Injektion:
   – Atemdepression.
2. Durch „Remorphinisierung":
   – Vertigo,
   – Kopfschmerzen,
   – Pruritus,
   – Dysurie,
   – Harnretention,
   – Euphorie, Desorientiertheit,
   – muskuläre Rigidität,
   – Somnolenz,
   – Nausea, Erbrechen.

11.6.2 Lipophile oder hydrophile Opioide für die neuroaxiale Applikation

Die anfänglich vertretene Hypothese, daß nach neuroaxialer Verabreichung lipophiler Opioide die Inzidenz einer Atemdepression geringer sein soll, ist in letzter Zeit hinterfragt worden. Das heißt, die Vorstellung: lipophiles Opioid → lokalisierter Effekt → weniger Atemdepression, besteht wahrscheinlich zu Unrecht, denn

1. Pruritus und Nausea sind sowohl nach Morphin als auch nach Fentanyl nachweisbar.
2. Fentanyl kann nach lumbaler Applikation auch im Zervikalbereich nachgewiesen werden.

Hieraus resultiert die Forderung:

> Sowohl nach Morphin als auch nach den lipophilen Opioiden Fentanyl und Sufentanil muß ein Monitoring der Atmung erfolgen.

So konnten einige Studien demonstrieren, daß nach lumbaler Applikation des lipophilen Fentanyls schon nach 30 min hohe Wirkstoffspiegel in der zervikalen Spinalflüssigkeit nachweisbar waren (Gourlay 1989). Der Mechanis-

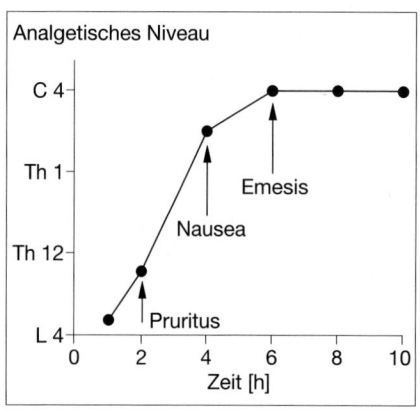

Abb. 11.9. Zeitabhängige, rostrale Ausbreitung des schmerzfreien Niveaus nach epiduraler Morphingabe und die damit einhergehenden Nebenwirkungen. (Mod. nach Bromage 1982)

mus für diese schnelle Ausbreitung ist nicht eindeutig, jedoch sind hiermit die nach der periduralen Gabe lipophiler Opioide auftretenden Atemdepressionen mit einer Häufigkeit von 0,6 % zu erklären (Weightman 1991). Diese Häufigkeit liegt nicht unter der von Morphin und in einigen Fällen trat die Atemdepression erst 17 h nach einer über 5 h laufenden kontinuierlichen Fentanylgabe (125 µg/h) auf. Somit können aufgrund einer rostralen Ausbreitung, ähnlich wie in der klassischen Studie mit Morphin von Bromage eindeutig demonstriert werden konnte (Abb. 11.9), auch nach lipophilen Opioiden Atemdepressionen zu erwarten sein. Ursächlich kann die in Relation zum hydrophilen Morphin höhere Dosis der lipophilen Opioide zur Initiierung einer ausreichenden Analgesie (z.B. Sufentanil 30–50 µg) bei periduraler Applikation mitverantwortlich gemacht werden.

Die Vorteile lipophiler Opioide für eine peridurale Applikation sind somit zweifelhaft, da die Relation zwischen einer analgetisch-effektiven i.v.-Dosis und einer periduralen Dosis eher zu Gunsten der hydrophilen Opioide (Morphin) verschoben ist. Das heißt, eine deutliche Dosisverringerung und eine damit einhergehende Verringerung der Nebenwirkungen bei periduraler Opioidgabe ist bei Morphin offensichtlicher als z.B. bei Fentanyl. Hierauf verweisen Ergebnisse am Tier, die eine bessere Effektivität der hydrophilen Opioide Morphin und Dihydromorphin im Vergleich zu Fentanyl in bezug auf die Analgesie demonstrieren (Herz 1971). Diese Ergebnisse konnten in der Klinik bestätigt werden (Abb. 11.10).

Folgende Gründe sprechen dafür, daß lipophile Opioide bzgl. der Dosis-Wirkungs-Beziehung epidural weniger effektiv sind als nach systemischer Applikation:

1. Die nichtspezifische Bindung an peridurales Fett (lokales Depot) ist besonders hoch für lipophile Opioide. Hierdurch erklärt sich, daß für Sufentanil effektive Dosen zwischen 30–50 µg als Bolus notwendig sind.
2. Lipophile Opioide weisen eine schnelle Penetration durch die Dura mater in das Rückenmark auf. Genauso schnell erfolgt aber auch die Resorption durch den Venenplexus um das Rückenmark.

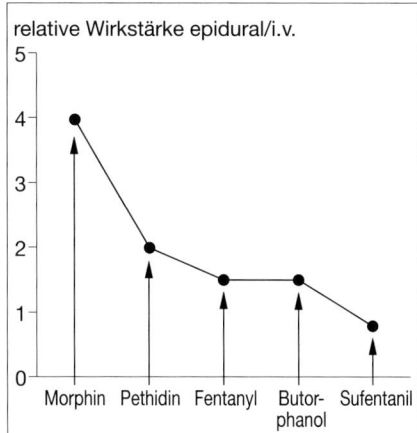

Abb. 11.10. Antinoziceptive Wirkstärke verschiedener Opioide nach intravenöser bzw. periduraler Applikation. Bei dem hydrophilen Opioid Morphin besteht die günstigste Beziehung zugunsten einer neuroaxialen Applikation. (Nach Eisenach 1992)

3. Es besteht möglicherweise eine schwächere Interaktion zwischen Bindestellen im Rückenmark und supraspinalen Effekten. So ist für Morphin ein synergistischer Effekt anzunehmen, während für Fentanyl nur eine additive Wirkung besteht.
4. Sufentanil in einer Dosis zwischen 20 und 30 µg hat sich jedoch in Kombination mit 0,125 % Bupivacain als Mittel der Wahl zur Schmerzbefreiung in der Geburtshilfe bewährt. Hierdurch war
   – eine Verbesserung der Analgesiequalität,
   – eine Verlängerung der Analgesiedauer,
   – eine geringere Inzidenz an sonst auftretende Blutdruckabfällen,
   – eine Verringerung vaginal-operativer Entbindungen sowie
   – keine Beeinträchtigung des Neugeborenen
   zu erreichen (Vertommen 1991).

11.6.3 Agonisten/Antagonisten und α_2-Agonisten zur rückenmarknahen Applikation

Aufgrund der auch im Rückenmark nachweisbaren $\varkappa$-Rezeptoren erschien es indiziert, auch gemischt wirkende Agonisten/Antagonisten wie Nalbuphin, Butorphanol und Pentazocin für die peridurale Applikation einzusetzen. Erste Untersuchungen mit 10 mg Nalbuphin peridural waren insofern recht günstig, als eine postoperative Schmerzbefreiung über 13 h nachweisbar war und im Vergleich zu Morphin die Inzidenz an Nebenwirkungen deutlich niedriger lag (Mok 1981). Da das Opioid jedoch einen Lösungsvermittler enthält, der möglicherweise neurotoxisch ist, wird von der periduralen Applikation vorerst abgeraten. Neuere Daten aus einer multizentrischen Studie in Kanada zur periduralen Applikation von Nalbuphin konnten eine ausreichende postoperative Schmerzbefreiung nicht demonstrieren. Wenn auch dem Pentazocin (Kalia 1983) und dem Butorphanol (Mok 1984) ein wechselnder Erfolg bei periduraler Applikation attestiert wird, so hat sich die neuroaxiale Anwendung der gemischten Agonisten/Antagonisten zur Schmerzbekämpfung nicht durchgesetzt.

Weitere Pharmaka, die versuchsweise in der rückenmarknahen Schmerztherapie eingesetzt wurden, sind die Benzodiazepine, das Somatostatin und die α_2-Agonisten. Hierbei hat es sich gezeigt, daß die Koadministration des Opioids zur Wirkverstärkung und Wirkverlängerung mit Midazolam, Somatostatin oder dem $\varkappa$-spezifischen Peptid Dynorphin aufgrund einer in Tierstudien nachgewiesenen Neurotoxizität zu vermeiden ist (Malinovsky 1991). Bei der intraspinalen Applikation von Sufentanil und Butorphanol ist Zurückhaltung angesagt (Rawal 1991). Auch bringt die epidurale PCA gegenüber der i.v.-PCA in bezug auf die Schmerzbefreiung keine Vorteile.

Keine Neurotoxizität und deutliche Vorteile im Hinblick auf eine Wirkverstärkung und Wirkverlängerung bietet jedoch die peridurale Koadministration eines Opioids mit dem α_2-Agonisten Clonidin (Morphin mit Clonidin 450 µg/24 h). Selbst die alleinige Gabe von Clonidin mit oder ohne Lokalanästhetikum führt als Bolus (75–150 µg auf 6–7 ml Kochsalz) oder in Form der kontinuierlichen Applikation über einen Perfusor (750 µg auf 50 ml Kochsalz) durch Aktivierung der α_2-Rezeptoren im Bereich der Substantia gelatinosa des Rückenmarks (Ossipov 1989; Wilcox 1987; Carabine 1992) zu einer postoperativen, nebenwirkungsarmen Analgesie, die auch für die Therapie beim Tumorschmerz angezeigt ist (Eisenach 1989).

11.7 Kontinuierliche, bedarfsgesteuerte peridurale Opiatinfusion

Die kontinuierliche Infusion von Opiaten in den Periduralraum bei Schmerzpatienten weist eine Reihe von Vorteilen auf:

– An erster Stelle steht die Unterdrückung der Schmerzinformation bei erhaltenem Temperatur-, Lage- und Drucksinn.
– Die Schmerzdämpfung bleibt regional begrenzt, so daß zentrale Nebenwirkungen wie Sedierung und Atemdepression weniger ausgeprägt sind.
– Die Analgesie ist stärker ausgeprägt und länger anhaltend als nach systemischer Gabe.
– Durch die kontinuierliche Zufuhr eines Opioids mit niedriger Flußrate wird das Risiko einer Atemdepression vermindert.

Die Auswahl der Patienten für eine kontinuierliche Opioidinfusion ist Voraussetzung für den Erfolg. Dabei gelten folgende Kriterien:

– Die Schmerzen können konventionell nicht mehr gelindert werden.
– Die systemisch applizierten Opioide führen zu massiven Nebenwirkungen.
– Die Patienten haben diffuse Schmerzen auf beiden Seiten.

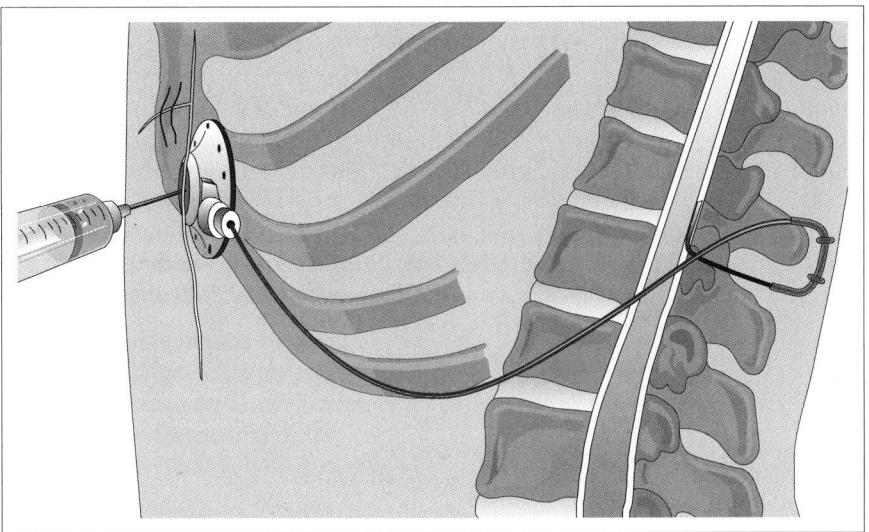

Abb. 11.11. Portsystem zur kontinuierlichen Opioidaufnahme

Die Applikation des Opioids erfolgt über externe oder implantierbare Pumpensysteme, die an den liegenden Peridural-(Spinal-)-Katheter angeschlossen werden (Zenz 1985). Der Katheter wird hierzu stationär, möglichst nahe an das vom Schmerz betroffene Segment, plaziert. Die individuelle Dosierung wird anschließend unter Mitarbeit des Patienten festgelegt. Die Pumpen erhalten ein Reservoir mit einer Lösung des Analgetikums. Aus diesem Reservoir wird kontinuierlich die vorher ermittelte Dosis infundiert. Die Steuerung erfolgt automatisch, wobei eine Korrektur des Bedarfs möglich ist, da das Reservoir innerhalb von 1–4 Wochen, je nach Verbrauch, aufgefüllt werden muß. Bei den externen Pumpen ist eine Überwachung und Hilfestellung durch Familienangehörige bzw. Pflegepersonal notwendig. Im letzten Fall stellt die Implantation eines Portsystems einen Kompromiß dar (Abb. 11.11). Hierbei wird der Katheter untertunnelt und mit der subkutan liegenden Kammer verbunden. Die perkutan auffüllbare Pumpe wird in eine subkutane Tasche im Oberbauchbereich plaziert und mit dem vom Rückenmark kommenden subkutan vorgezogenen Periduralkatheter verbunden. Auch ist es möglich, eine extern tragbare Pumpe von außen über eine Spezialnadel (Huberschliff ohne Stanzeffekt) mit dem Port zu verbinden. Die Möglichkeit, den Patienten abzukoppeln, läßt ihn mobiler werden; die Therapie kann ambulant erfolgen, und die Arztbesuche können reduziert werden. Die Auswahl des Pumpensystems hängt von der Lebenserwartung ab. Ist diese größer als 1/2 Jahr bzw. werden vorher bettlägrige Patienten durch die Schmerzbefreiung wieder mobil, wird ein implantierbares System empfohlen. Bei der perkutanen Pumpe besteht nur ein geringes Risiko der Kontamination des Katheters und der Pumpe. Demgegenüber steht jedoch der relativ hohe Aufwand für die Implantation und die Kosten eines solchen Systems.

11.8 Kontinuierliche, subkutane Infusion (KSKI) mit Opioiden

Alternativ wird bei chronischen Schmerzen von einigen Zentren die „kontinuierliche subkutane Infusion" (KSKI) über eine Pumpe empfohlen, wobei subklavikulär, in der vorderen Thoraxwand oder im Abdominalbereich das Opioid kontinuierlich über eine subkutane Nadel (Typ Butterfly No 25 oder 27) (Rutter 1980; Bruera 1981; Bruera 1987; Schoon 1987) oder über einen aus der Diabetologie bekannten Sub-Q-Set (Fa. Baxter) (Goecke 1993) appliziert wird. Vorteil ist die hohe Patientenakzeptanz, der einfache und sichere Applikationsweg bei guter Schmerzbefreiung und die einfache Handhabung der Pumpen (Abb. 11.12). Ein Wechsel des Applikationsortes erfolgt bei Schmerzen am Ort der Injektion, Rötung, Schwellung oder Lekkage (im Mittel nach einer Woche). Der Blutspiegel ist unter dieser Applikationsweise konstant und zeigt keine Schwankungen (Waldmann 1984). Auch sollen die bei einer systemischen Gabe auftretenden Nebenwirkungen, wie Sedierung, Nausea und Konfusion, unter der kontinuierlichen subkutanen Opioidgabe geringer sein als unter parenteraler Applikation (Dickson 1982; Moulin 1992). Wie in vielen Fällen ist auch hier der Erfolg von der gestellten Indikation abhängig. Am meisten profitieren können von dieser Methode Patienten mit

1. opioidinduziertem Erbrechen bei oraler oder i.v.-Gabe,
2. Nausea und Emesis aufgrund anderer Ursachen,
3. Darmverschluß,
4. Dysphagie bei Kopf- und Halstumoren,
5. Konfusionen unter anderer Applikation,

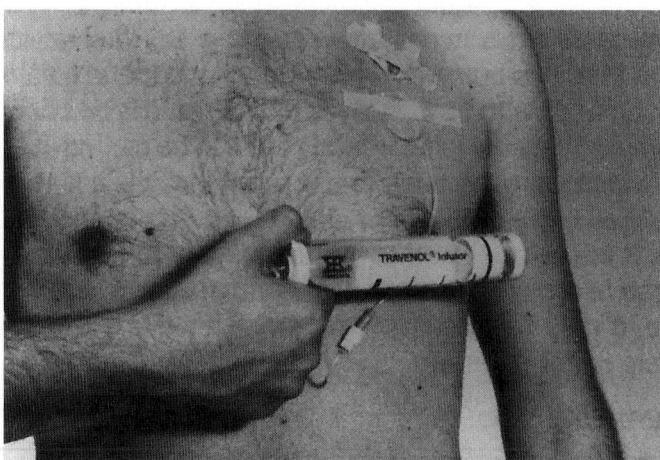

Abb. 11.12. Kontinuierliche subkutane Opioidmedikation mit Hilfe einer tragbaren Pumpe

Tabelle 11.10. Äquivalenzdosen unterschiedlicher Opioide im Vergleich mit Morphin parenteral

Opioid	Koeffizient zur Berechnung äquivalenter Morphindosen
Morphin (oral)	+2,5
Morphin (parenteral)	1
Levorphanol (oral)	× 2,5
Levorphanol (parenteral)	× 5,0
Pethidin (oral)	+30
Pethidin (parenteral)	+7,5
Oxycodon (oral)	+1,25
Codein (oral)	+20
Pentazocin (oral)	+18
Pentazocin (parenteral)	+6
Hydromorphon (oral)	× 2,5
Hydromorphon (parenteral)	× 5,0

6. Notwendigkeit extrem hoher oraler Dosen,
7. sog. Boluseffekt mit ungleichmäßigen Plasmaspiegeln,
8. Wunsch zur Entlassung nach Hause.

Opioide mit dem stabilsten Plasmaspiegel und einer damit einhergehend gleichbleibenden, hohen Schmerzschwelle sind die Präparate Morphin, Hydromorphon und Heroin. Pharmaka mit längerer Halbwertszeit (Levorphanol und Methadon) zeigen eine zu langsame Sättigung und die Gefahr der Akkumulation. Ein weiterer Vorteil kurzwirkender Opioide liegt in der schnellen Bolusgabe, um durchbrechende Schmerzspitzen zu kupieren. Aufgrund seines pharmakologischen Profils erscheint hierbei Piritramid für eine ambulante subkutane Infusionsanalgesie geeignet zu sein, da die Inzidenz von nicht wünschenswerten Nebenwirkungen wie Störungen der Darmmotilität, der Diurese sowie Emesis und Vigilanzminderung geringer sind (Herbst 1991). Die für eine kontinuierliche, subkutane Opioidmedikation notwendigen Äquivalenzdosen lassen sich in vielen Fällen aus den vorherigen oralen Opioidmengen pro 24 h errechnen (Tabelle 11.10).

Während sich bei diesem Verfahren Morphin sulfuricum im Gegensatz zu Morphinhydrochlorid durch eine geringere Nebenwirkungsrate auszeichnet, erweist sich das Opioid Piritramid als effektiver bei der Schmerzsymptomatik gastrointestinaler Tumoren. Tramadol dagegen ist besonders beim alten Patienten aufgrund geringerer Nebenwirkungen indiziert (Goeke 1992).

11.9 Rektale Applikation von Opioiden zur Schmerztherapie

Die rektale Verabreichung eines bestimmten Medikaments kann effektiver als eine orale Gabe sein. Dies trifft besonders für die Stoffe zu, die zu einem hohen Prozentsatz in der Leber metabolisiert werden. Der oralen Verabreichung von Opioiden, wie sie beim Tumorschmerz zu allererst anzustreben ist, können jedoch durch patientenbedingte Ursachen wie Schluckstörungen oder auch eine Abneigung gegen Tabletteneinnahme Grenzen gesetzt werden. In solchen Fällen müssen aufwendigere, invasive Verfahren wie die subkutane, intramuskuläre, intravenöse oder intrathekale Applikationsform eingesetzt werden. Da dies für den Patienten oft das Ende einer ambulanten Therapie bedeutet, stellt die rektale Verabreichung von Morphin durch Suppositorien eine deutliche Verbesserung auch der Patientencompliance dar. So wird Morphin von allen Schleimhäuten, so auch der Mukosa des Rektums, gut resorbiert. Maximale Plasmaspiegel werden bei rektaler Gabe von 10 mg Morphin nach ca. 50 min erreicht. Die Bioverfügbarkeit ist im Vergleich zur oralen Gabe jedoch größer. So erreicht oral verabreichtes Morphin über die venösen Magen- und Darmgefäße via Pfortader primär die Leber, wo bereits ein Teil der Wirksubstanz metabolisiert wird. Da das venöse Gefäßsystem des Rektums jedoch zu zwei Drittel direkt in die untere Hohlvene mündet, steht dort Morphin auch für die Analgesie zur Verfügung (Abb. 11.13). Nur ein geringer Teil wird über die Pfortader zur Leber geleitet und dort metabolisiert. Pharmakokinetische Studien konnten dies nachweisen, da die rektale Morphinapplikation (MSR Suppositorien) verglichen mit der oralen Gabe (Morphin, Gtt. 100 %) eine um 18 % höhere Bioverfügbarkeit aufweist (Westerling 1984).

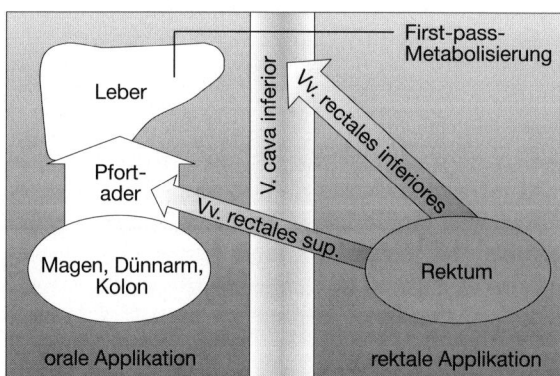

Abb. 11.13. First-pass-Metabolisierung bei rektaler und oraler Morphingabe

11.10 Intraventrikuläre Verabreichung von Opioiden

Schmerzen, die bei Kopf- oder Halstumoren auftreten, sind öfters sehr schwierig zu therapieren. Da die orale Opioidgabe in vielen Fällen wegen der Tumorlokalisation nicht möglich ist, bzw. eine orale Opioidgabe keine ausreichende Schmerzerleichterung bringt, werden die schon seit mehreren Jahren alternativen Methoden wie z.B. destruierende Verfahren (Danny 1929); die Thermokoagulation (Sweet 1976) oder eine Hirnstimulation (Young 1986) propagiert. Alternativ bietet sich jedoch auch die intrazerebroventrikuläre Infusion von Morphin an (Lobato 1983; Obbens 1987; Sandouk 1991). Ein solches Vorgehen ist insofern verständlich, wenn man berücksichtigt, daß sowohl für die Schmerzverarbeitung als auch für die Aktivierung deszendierender schmerzhemmender Bahnen Rezeptoren für Opioide im Thalamus, in der periventrikulären Region, in dem periaquäduktalen Höhlengrau, in den intralaminären Thamuskernen, in dem Nucleus trigemini, in dem Nucleus dorsalis nervi vagi, in dem Nucleus raphe magnus und in dem locus caeruleus zu finden sind. Diese Gebiete können durch eine intrazerebroventrikuläre Opioidgabe direkt erreicht werden, so daß neben geringen Dosen auch eine sofortige und intensive Rezeptorinteraktion mit einem guten bis sehr guten analgetischen Effekt zu erwarten ist (Abb. 11.14).

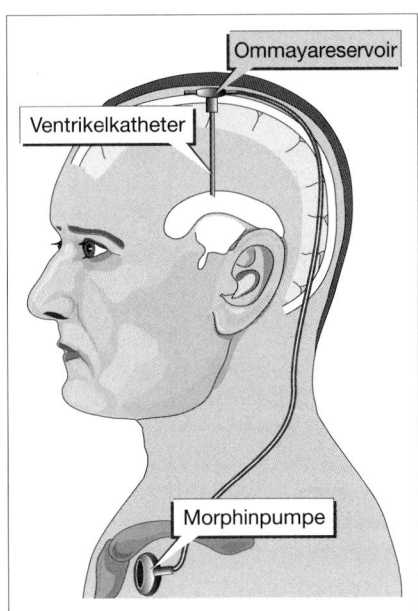

Abb. 11.14. Schematische Darstellung einer implantierten Opioidpumpe und Seitenventrikelkatheter mit Ommaya-Reservoir

Diese Methode der Opiatapplikation ist besonders bei folgenden Patienten indiziert (Dennis 1990):

- mit einer zu erwartenden Lebenserwartung von 2–3 Monaten,
- mit Schmerzen bei Tumoren im Gesichts- oder Halsbereich,
- bei denen eine sonstige Opioidtherapie erfolglos ist.

11.11 Transdermales therapeutisches System (TTS) mit Fentanyl, ein neues Konzept in der Therapie chronischer Schmerzen

Zur nichtinvasiven Einstellung und Aufrechterhaltung konstanter Blutkonzentrationen eines Opioids hat ein neuartiges Wirkprinzip, die transdermale Applikation, steigende Bedeutung erlangt (Lehmann 1991). In Analogie zu anderen schon auf dem Markt befindlichen transdermalen Systemen (z.B. für Nitroglycerin, Östrogene, Clonidin usw.) wird über ein Pflaster, durch die intakte Haut hindurch, eine stetige Wirkstoffabgabe erreicht. Grundsätzlich besteht eine große Variabilität in dem Ausmaß der Penetration in unterschiedlichen Hautarealen, bei verschiedenen Individuen und auch zu den unterschiedlichen Zeiten. Aufgrund von Hautirritationen durch das Pflaster, wechselnden lokalen Temperaturen und einer unterschiedlichen Humidität im Pflaster wurde, um die Permeationsgeschwindigkeit konstant zu halten, eine Spezialmembran entwickelt (Abb. 11.15).

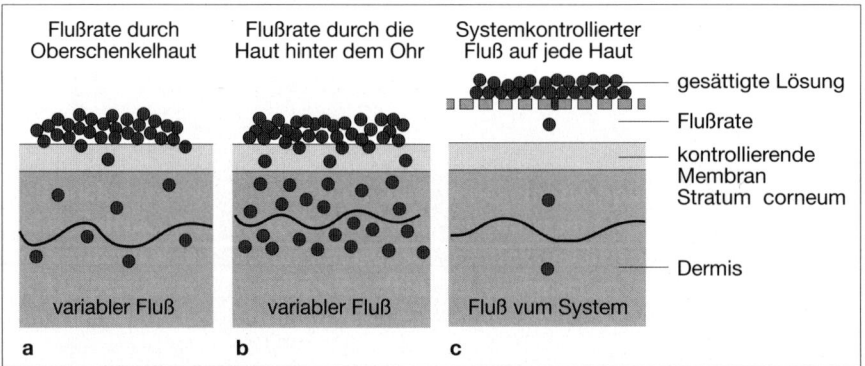

Abb. 11.15. Der unterschiedliche Grad einer Penetration von Wirksubstanz bei unterschiedlichen Hauttypen (A und B) und bei einer die Freigabe limitierenden Spezialmembran. Durch diese Membran wird eine vorhersehbare konstante Freisetzung des Opioids in die Epidermis garantiert

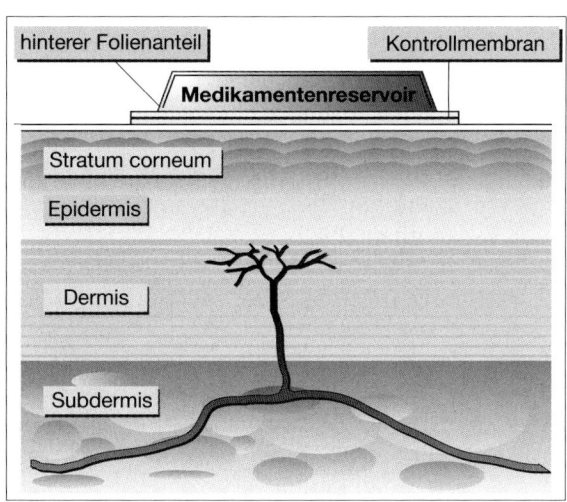

Abb. 11.16. Transdermales therapeutisches Prinzip mit Fentanyl-TTS. Die Sättigungsdosis in der Klebemembran führt zum Aufbau eines Konzentrationsgradienten in der Haut. Vom Fentanyldepot in den obersten Hautschichten diffundiert das Opioid in die tieferen Schichten, von wo es über die Kapillaren in den Kreislauf und von dort in das ZNS gelangt

Hierdurch wird erreicht, daß nicht die Hautbeschaffenheit, sondern die Größe des Pflasters für die Menge der aufgenommenen Wirksubstanz, den Wirkstoffspiegel im Blut und für eine daraus resultierende Rezeptorbesetzung im nozizeptiven System verantwortlich ist. Das rechteckige, durchsichtige Fentanylpflaster besteht aus mehreren Schichten (Abb. 11.16). Ein Abdeckfolienfilm aus Polyester-REVA bildet die obere Abdeckungsschicht. In dem darunter liegenden Medikamentenreservoir befindet sich das Opioid Fentanyl in einem Gel aus Hydroxyzellulose mit geringen Mengen von Äthylalkohol (0,01 ml/cm² Systemfläche). Die untere, der Haut aufliegende Membran besteht aus einer die Permeation konstant haltenden Spezialmembran (Ethylen-Vinylacetat-Kopolymer) und einem Silikonkontaktkleber. Letzterer sorgt für das feste Haften auf der Haut und ist für die freie Penetration von Fentanyl verantwortlich. Der Kontaktkleber ist für die erstmalige Applikation mit Fentanyl aufgesättigt, damit initial eine schnelle Aufsättigung der Haut erreicht wird. Mit Hilfe der auf der Haut sitzenden Spezialmembran wird die sonst intraindividuelle Variabilität der Permeation von Fentanyl in die Haut um 50 % reduziert (Lehmann 1992). Um etwaige Begrenzungen in der Medikamentenfreisetzung durch die Membran zu verhindern, dient Alkohol als sog. Permeationsverstärker. Der Alkohol bewirkt, daß klinisch akzeptable Pflastergrößen eingesetzt werden können und geringe Schwankungen in der Abgaberate von Fentanyl resultieren. Vor der Anwendung wird ein Schutzfilm aus Polyester entfernt, damit die darunterliegende Spezialmembran auf der unbehaarten und glatten Hautoberfläche, vorzugsweise am Oberarm, Rücken oder oberer Thoraxapertur, aufgetragen werden kann.

Nach Aufkleben des Pflasters geht Fentanyl zuerst aus dem gesättigten Kontaktkleber in die Haut über. In den oberen Hautschichten bildet sich ein lokales Depot, das erst aufgesättigt werden muß, bevor aufgrund der systemischen Resorption meßbare Plasmaspiegel erreicht werden. Die Zeit-spanne hierfür beträgt 2 h. Erst nach voller Ausbildung eines kutanen Depots (im Mittel nach 4 h) steigt die Resorption beschleunigt an, um im Mittel nach 8–16 h klinisch relevante Wirkspiegel und nach 12–24 h ein klini-sches Wirkmaximum von im Mittel 0,5–1 ng/ml zu erreichen. Diese Resorp-tionsrate ist über einen Zeitraum von 24 h recht konstant, wobei ein Varia-tionskoeffizient von 28 % nachgewiesen werden kann (Duthie 1988; Plezia 1989; Rowbotham 1989; Varvel 1989). Steady state-Serumkonzentrationen sind innerhalb von 12–24 h zu erreichen und können selbst nach mehrmali-ger 72stündiger Applikation während der gesamten Dauer nachgewiesen werden (Plezia 1989; Varvel 1989; Larijani 1988). Hieraus kann geschlossen werden, daß sich die Pharmakokinetik, selbst nach mehrmaliger Applika-tion, nicht grundlegend ändert und sich die transdermale Applikation phar-makokinetisch ähnlich wie eine kontinuierliche subkutane oder i.v.-Infusion verhält (Southam 1991). Die Abgaberate von Fentanyl aus dem TTS beträgt bis zu einer Applikationszeit von 72 h 2,5 µg/h/cm². Um den klinischen Erfordernissen zu entsprechen, wird Fentanyl-TTS wahrscheinlich Ende 1994 in 4 Größen zur Verfügung stehen (10, 20, 30 und 40 cm²). Dies ent-spricht Abgaberaten von 25, 50, 75 bzw. 100 µg/h. Es können, falls erforder-lich, mehrere Systeme simultan eingesetzt werden. Bei der Applikation wer-den neben Fentanyl auch geringe Mengen des Penetrationspromoters Äthylalkohol freigesetzt. Hierdurch erreicht man konstante Blutspiegel. Das Fentanyl-TTS-Pflaster ist bei folgenden Patienten indiziert (Hill 1990; Payne 1990; Nimmo 1990):

– bei denen Opioidspitzenkonzentrationen vermieden werden sollen,
– die eine wiederholte tägliche orale Opioideinnahme ablehnen,
– die nicht in der Lage sind, oral Opioide aufzunehmen,
– die bei oraler Opiateinnahme wiederholt erbrechen,
– die eine langfristige, bis zu 3 Tage anhaltende Wirkdauer wünschen,
– bei denen der First-pass-Effekt der Leber umgangen werden soll,
– wo eine verbesserte Compliance erreicht werden soll,
– bei denen kein Leben „nach der Uhr" und eine Verbesserung der Lebens-qualität angestrebt wird.

Als Kontraindikation gelten Patienten mit

– einer eingeschränkten Leberfunktion,
– einer eingeschränkten Nierenfunktion,
– einer Tumorkachexie,
– bekannten bronchopulmonalen Erkrankungen,
– einer akuten hepatischen Porphyrie,
– bradykarder Rhythmusstörung,
– Ersttherapie von Opioiden (zu lange Ansprechzeiten),
– Schmerzen, für die Opioide nicht erforderlich sind,
– Hauterkrankungen, die eine transdermale Applikation unmöglich machen,

– bekannten allergischen Reaktionen auf Opioide,
– Schwangerschaft und während der Stillzeit.

Bei gleichzeitiger Gabe zentraldämpfender Pharmaka sollte die Dosis der einzelnen Wirkstoffe reduziert werden, da es sonst zu Überdosierungserscheinungen kommen kann.

Nach der Entfernung eines Fentanyl-TTS-Pflasters sinken die Fentanylblutkonzentrationen nur langsam, wobei im Mittel zwischen 15–22 h vergehen, bis der Plasmaspiegel um 50 % abgefallen ist (Duthie 1987; Varvel 1989; Hoiley 1988). Dieser im Vergleich zur parenteralen Applikation langsamere Abfall beruht auf der Persistenz des kutanen Depots, wodurch sich diese neue Methode der Opioidapplikation grundsätzlich von der parenteralen Opiatgabe unterscheidet.

> Fentanyl-TTS ist die einzige nichtinvasive Alternative zum WHO-Konzept mit oralem Morphin, wo aufgrund der Tumorlokalisation eine orale Medikamentenaufnahme nicht mehr möglich ist.

Die adäquate Dosisfindung zu Beginn einer Langzeittherapie mit Fentanyl-TTS stellt den schwierigsten Abschnitt einer Behandlung dar. Bei opioidtoleranten Patienten werden folgende Schritte zur Umrechnung von oraler oder parenteraler Morphingabe auf Fentanyl-TTS empfohlen:

1. Berechnung der für den Patienten notwendigen Opioiddosis auf 24 h,
2. Umrechnung der Opioidmenge in äquianalgetischen Morphindosen unter Berücksichtigung einer Umrechnungstabelle,
3. Berechnung der Fentanyl-TTS-Menge aufgrund der innerhalb der ersten 24 h notwendigen oralen Morphindosen (Tabellle 11.11).

Tabelle 11.11. Äquianalgetische Potenzen zur Umrechnung. Alle i.m.- und orale Dosen entsprechen in ihrem analgetischen Effekt 10 mg i.m.-Morphin. (Nach Foley 1985)

Opioid	Äquianalgetische Dosis [mg]	
	i.m.	oral
Morphin	10	60
Hydromorphon	1,5	7,5
Methadon-Razemat	10	20
Oxycodon	15	30
Levorphanol	2	4
Oxymorphon	1	10 (rektal)
Heroin	5	60
Pethidin	75	–
Codein	130	200
Buprenorphin	0,3	0,8 (sublingual)

Tabelle 11.12. Umrechnung der notwendigen Fentanyl-TTS-Dosis ausgehend von der vorangegangenen, individuell notwendigen oralen Morphindosis. Da die orale Bioverfügbarkeit von Morphin außerordentlich variabel ist (40–60 %), wird aus Sicherheitsgründen für die Umrechnung von Morphin i.m. → Morphin oral ein Faktor von 1:6 gewählt

Morphin oral/24 h [mg/Tag]	Morphin i.m./24 h [mg/Tag]	Fentanyl-TTS [mg/kg]
<135	<23	25
134–224	23–37	50
225–314	38–52	75
315–404	53–67	100
405–494	68–82	125
495–584	83–97	150
585–674	98–112	175
675–764	113–127	200
765–854	128–142	225
855–944	143–157	250
945–1034	158–172	275
1035–1124	173–187	300

Vereinzelte Zusatzmedikationen bei Schmerzspitzen werden dabei nicht für die Dosiserhöhung berücksichtigt. Erst regelmäßige Zusatzgaben müssen bei der Umrechnung berücksichtigt werden. So wird eine über 72 h notwendige Zusatzmedikation bei der nächsten Pflasterverabreichung berücksichtigt, d.h. es wird ein Pflaster mit einer höheren Konzentration gewählt. Die für das Pflaster vorgesehenen Hautareale sollten rotierend gewählt werden, damit Schwankungen in den Plasmaspiegeln aufgrund einer subkutanen Depotbildung vermieden werden.

Für die anfängliche Fentanyl-TTS-Menge wird zum einen die an einer vorangegangenen Morphintherapie sich orientierende Äquivalenzdosis in Fentanyl-TTS errechnet (Tabelle 11.12). Zum anderen kann aber auch mit Hilfe einer vorangehenden 3tägigen Fentanyl-PCA eine individuelle Dosisfindung durchgeführt und anschließend die notwendige i.v.-Tagesdosis in der transdermalen Anwendungsform umgerechnet werden (Tabelle 11.13).

Miser et al. (Miser 1989) schlagen einen weiteren Weg der Umstellung vor, in dem unter einer kontinuierlichen Fentanyl-PCA die niedrigste Dosis austitriert wird, bis eine ausreichende Schmerzbefreiung erfolgt. Anschließend wird die gleiche Dosis Fentanyl-TTS appliziert, wobei auf 25 µg/h aufgerundet werden soll. Der Patient hat die Möglichkeit, bis zum völligen Einsetzen der transdermalen Fentanylwirkung zusätzliche i.v.-Boli abzurufen, um eine ausreichende Schmerzbefreiung zu erreichen.

Da unter transdermaler Fentanylapplikation eine kurzfristige Steuerung der Opiatkonzentrationen nicht möglich ist, sollte Fentanyl-TTS nur bei Patienten mit einem stabilen Schmerzniveau angewendet werden.

Tabelle 11.13. Umrechnung der für eine Schmerztherapie notwendigen Fentanyl-TTS-Dosen ausgehend von der Fentanyl-PCA. Eine solche Umstellung ist nur im stationären Bereich durchzuführen. (Nach Zech 1992)

Fentanyl-i.v.-PCA [mg/Tag]	Fentanyl-TTS [mg/Tag]	[µg/h]
0,1–0,6	0,6	25
0,6–1,0	1,2	50
1,0–1,4	1,8	75
1,4–1,8	2,4	100
1,8–2,2	3,0	125
2,2–2,6	3,6	150
2,6–3,0	4,2	175
3,0–3,4	4,8	200

Das Fentanylpflaster muß alle 72 h ersetzt werden. Sollte die analgetische Effektivität nicht ausreichen, muß die Dosis nach 2 Tagen in Stufen von 25 µg/h erhöht werden. Ähnlich wie bei der oralen Opiattherapie mit retardiertem Morphin (z.B. MST Mundipharma oder Capros), gilt es auch bei der transdermalen Fentanylanwendung den sog. Durchbruchschmerz zu berücksichtigen („breakthrough pain"). Das Auftreten solcher plötzlicher Schmerzexazerbationen ist in der Tumorschmerztherapie seit langem bekannt. Da es in 50 % aller Fälle auftreten kann, sind zusätzliche Opioiddosen als adäquate Therapiemaßnahme unbedingt notwendig (Twycross 1984; Portenoy 1990). Die Verabreichung von Zwischendosierungen („Rescuedosen") hat den Zweck, außerhalb des normalen Schmerzniveaus auftretende Schmerzattacken oder -spitzen abzufangen, ohne die Basismedikation sofort zu erhöhen. Hierzu sind v.a. Opioide geeignet, die eine kurze Anschlagzeit aufweisen. Für die Behandlung solcher Zustände steht derzeit die orale Morphinlösung zur Verfügung, denn eine parenterale Alternative (intravenös, intramuskulär, subkutan, epidural) ist wegen des zusätzlichen technischen Aufwands nur mit zusätzlicher Belastung und zusätzlichen Wartezeiten verbunden, es sei denn, die Patienten erhalten über eine dieser Applikationswege eine kontinuierliche Medikation mittels programmierter Pumpe, bei der die Möglichkeit der zusätzlichen „On-top-Bolusdosierung" besteht.

> Je länger wirksam ein Analgetikum oder eine Applikationsform ist, desto länger ist aber auch die Zeit, bis ein Gleichgewichtszustand zwischen Arzneimittelzufuhr und notwendigem Opioidspiegel (Rezeptorbesetzung) erreicht ist.

Bei dem Einsatz einer „Rescuemedikation" ist zu berücksichtigen, daß die Wirkpotenz von basalem Opioid (Fentanyl) und Zusatzopioid (Morphin) recht unterschiedlich ist. Deshalb erfolgt die Umrechnung mittels der Mor-

Tabelle 11.14. Häufigste Nebenwirkungen bei 153 Tumorpatienten im Rahmen der Therapie mit Fentanyl-TTS. Bezogen auf die Anwendungszeit beträgt die Inzidenz 0,0043 %

Symptom	Häufigkeit [%]
Nausea	23
Emesis	22
Somnolenz	17
Lokale Hautreaktion	16,8
Verstopfung	14
Schwitzen	14
Mundtrockenheit	13
Verwirrtheit	13
Asthenie	12
Inappetenz	8
Sedierung	7
Juckreiz	2

phinäquivalenzdosis (orales Morphin 135 mg = 25 µg/h Fentanyl-TTS). Dieser Weg ist jedoch nicht unproblematisch, da die Morphinäquivalente der unterschiedlichen Opioide experimentell nur für die i.m.-Gabe belegt sind. Für andere Applikationsmodi existieren nur empirisch gewonnene Anhaltszahlen. Bei einigen Patienten kann es deshalb notwendig werden, insbesondere wenn Fentanyl-TTS-Dosen über 300 µg/h notwendig sind, sog. Koanalgetika miteinzusetzen (S. Abschn. 11.2). Bei den Durchbruchschmerzen wäre es wünschenswert, eine dem Organismus sofort zur Verfügung stehende Substanzzubereitung einzusetzen, die es jedoch momentan nicht gibt.

Die durch das Fentanyl-TTS ausgelösten Nebeneffekte entsprechen denen anderer Applikationsmodi mit Morphin und sind aufgrund der schon seit 2 Jahren in den USA gesammelten Erfahrungen mit der transdermalen Fentanylapplikation in Tabelle 11.14 dargestellt.

Mit lokalen Irritationen durch das Pflaster ist zu rechnen. Diese sistieren jedoch nach der Entfernung sofort wieder. Die Inzidenz von Hautrötungen nach der Entfernung des Pflasters lag unter 1 %. Klinisch relevante Atemdepressionen waren bei 3 Patienten nachweisbar, bei denen es aufgrund der falschen Indikationsstellung zu einer Überdosierung gekommen war (ein Patient mit nicht opiatabhängigen Rückenschmerzen, ein Patient mit hoher Morphininfusion bei gleichzeitiger Applikation eines 5mal 100-µg/h-Pflasters, ein Patient, wo der Einsatz von Fentanyl-TTS postoperativ erfolgte und mit der Entlassung des Patienten eine erneute Nachapplikation eines 50-µg/h-Pflasters erfolgte). Aufgrund der berichteten Nebenwirkungen gilt folgende Forderung:

Die Anwendung von Fentanyl-TTS bei morphinnaiven Patienten und bei Patienten ohne starke Schmerzen ist mit dem erhöhten Risiko einer Atemdepression verbunden.

Tabelle 11.15. Zusammenfassung der Vor- und Nachteile von Fentanyl-TTS vs. kontinuierlicher i.v./s.c.-Opioidgabe

Vorteile	Nachteile
Keine Injektionsnadeln	Langsamer Wirkanstieg
Keine Infusionspumpen	Schlecht antagonisierbar
Weniger Kosten	Noch wenig Erfahrungen
Mehr Bewegungsfreiheit	Schlecht steuerbar
Größere Patientencompliance	Depoteffekt der Haut
Verbesserung der Lebensqualität	Lange Dosisfindung
Kein First-pass-Effekt der Leber	

Für den postoperativen, zeitlich begrenzten Einsatz ist Fentanyl-TTS nicht geeignet (McLesky 1990), da:

1. wegen der langen individuell variablen Latenz bis zur Ausbildung ausreichender Wirkspiegel im Blut Fentanyl-TTS schon relativ früh, vor der Operation, appliziert werden muß. Aufgrund der Forderung einer effektiven Überwachung schafft dies in der Krankenhausroutine jedoch Probleme;
2. eine kurzfristige und individuelle Analgesietitration nicht durchführbar ist;
3. der postoperative, individuelle Analgetikabedarf nicht vorhersehbar ist und daher bei der Fentanyl-TTS-Applikation sowohl Unter- als auch Überdosierungen nicht zu vermeiden sind.

Bei der Entfernung des Fentanylpflasters befinden sich immer noch hohe Opioidkonzentrationen im Medikamentenreservoir. Es muß deshalb sichergestellt werden, daß Fentanyl-TTS fachgerecht entsorgt wird (Entgegennahme durch den Apotheker) und für Drogenabhängige nicht zugänglich ist.

Zusammenfassend sind folgende Richtlinien bei der Verwendung eines Fentanyl-TTS-Pflasters zu berücksichtigen (vgl. auch Tabelle 11.15):

1. stabiles Schmerzniveau beim Patienten,
2. ausreichende Zusatzmedikation (Rescuemedikation) bereitstellen,
3. großzügige Anwendung einer Zusatzmedikation in den ersten 48 h bei Umstellung auf Fentanyl-TTS,
4. die mittlere tägliche Zusatzmedikation mit einem oralen Opioid dient zur Berechnung einer evtl. höheren Fentanylpflasterkonzentration,
5. die für das Fentanyl-TTS-Pflaster vorgesehenen Hautareale sind rotierend einzusetzen,
6. Patient und Angehörige sind bei Erklärung des Wirkmechanismus miteinzubeziehen,
7. es sind mehrere Tage bei der Umstellung von einem oralen Opioid auf Fentanyl-TTS einzuplanen.

Für die Zukunft soll ein System entwickelt werden, welches den Transport von Ionen und damit von dem Opioid durch die Haut mit Hilfe eines externen elektrischen Felds steigert. Dieses iontophoretische ETS („electrical transport system") durchläuft z.Z. als Fentanyl ETS erste vorklinische Untersuchungen. Hierbei konnte demonstriert werden, daß im Vergleich zu einem klassischen Pflaster die Zeitspanne bis zum Erreichen von Steady-state-Opioidkonzentrationen deutlich verringert werden konnte (Thysman 1993).

12 Einsatz der Opioide in der Anästhesiologie

Das Gebiet in der Medizin, in dem sich der Einsatz der Opioide in immer größerem Rahmen durchgesetzt hat, ist die Anästhesiologie. Speziell für den intraoperativen Einsatz hat die Verwendung wirkstarker, zentraler Analgetika dazu geführt, daß die Sicherheit der Narkose zugenommen hat und störende Nebenwirkungen von seiten des kardiovaskulären Systems, wie sie von anderen Narkoseverfahren mit Barbituraten und/oder volatilen Anästhetika (Halothan, Enfluran, Isofluran z.B.) her bekannt sind, kaum nachzuweisen sind (Abb. 12.1).

Der Vorteil der Opioide gegenüber anderen Anästhetika ist besonders in einer fehlenden kardiovaskulären Beeinträchtigung zu suchen. Diese drückt sich in einer großen therapeutischen Breite aus und ist aus dem jeweiligen Index (LD_{50}/ED_{50}) abzulesen. Dieser besagt, daß die Spannbreite von Dosierungen, bei denen ein wünschenswerter Effekt (Analgesie) auftritt, und dem Bereich, in dem Nebenwirkungen von seiten des Kreislaufsystems auftreten, sehr breit ist (Tabelle 12.1). Die therapeutische Breite ist somit auch von klinischem Interesse, weil selbst bei einer versehentlichen Überdosierung kaum Nachteile von seiten des kardiovaskulären Systems zu erwarten sind. So weisen klinische und tierexperimentelle Untersuchungen darauf hin, daß mit steigender analgetischer Wirksamkeit der Opioide auch

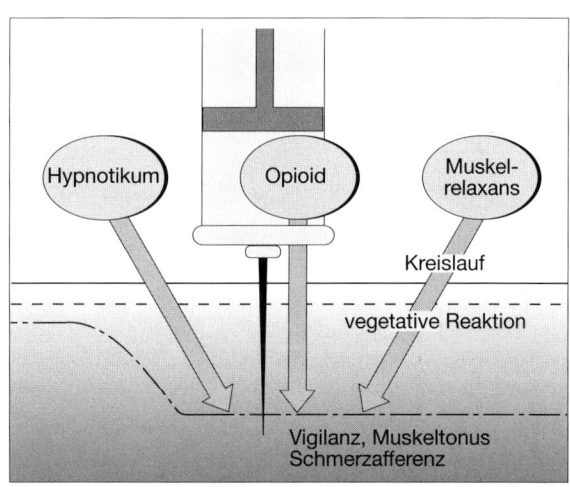

Abb. 12.1. Die wichtigsten Anteile für eine Narkose: Hypnotikum, Opioid und Muskelrelaxans. Es resultieren ein stabiler Kreislauf, eine erhaltene vegetative Reaktion, eine gedämpfte Vigilanz, ein aufgehobener Muskeltonus und eine Blockade von Schmerzafferenzen

Tabelle 12.1. Therapeutische Breite verschiedener Opioide im Vergleich zu anderen Anästhetika. Bei höherer Rezeptorspezifität ist auch eine geringere Inzidenz an Nebenwirkungen, insbesondere von seiten des kardiovaskulären Systems zu erwarten. (Nach Cookson 1983; Vourch 1971; De Castro 1979, 1982; Niemegeers 1976, 1981)

Anästhetikum	Therapeutische Breite (LD_{50}/ED_{50})
Tramadol	3
Tilidin	3
Pentazocin	4
Thiopental	6
Pethidin	8
Piritramid	11
Methohexital	11
Ketamin	11
Methadon	12
Etomidat	32
Phenoperidin	39
Butorphanol	45
Morphin	71
Lofentanil	112
Fentanyl	277
Nalbuphin	1 034
Alfentanil	1 080
Buprenorphin	7 933
Carfentanil	10 000
Sufentanil	26 716

die Sicherheitsbreite zunimmt. Diese Überlegung bekommt insbesondere dann eine Bedeutung, wenn Opioide in hohen Dosen als alleiniges Anästhetikum wie z.B. in der Herzanästhesie eingesetzt werden (de Lange 1982; Sebel 1981; Bovill 1983).

Die Gründe, Opioide vermehrt in der Anästhesie einzusetzen, basieren auf folgenden Überlegungen:

– Volatile Anästhetika und insbesondere Barbiturate führen bei hoher Dosierung zu einer Beeinträchtigung des kardiovaskulären Systems (schmale therapeutische Breite).
– Neuroleptika wie z.B. Dehydrobenzperidol und auch Sedativa wie z.B. Diazepam können keine Analgesie auslösen.
– Der chirurgische Eingriff ist, für sich betrachtet, sehr schmerzhaft. Es ist deswegen nur logisch, solche Substanzen gezielt einzusetzen, die speziell die sensorische Afferenz blockieren.
– Opioide zeichnen sich durch eine große therapeutische Breite aus (s. Abb. 11.6).
– Opioide werden i.v. verabreicht. Sie sind der entscheidende Anteil der zur totalen i.v.-Anästhesie (TIVA) verwendeten Pharmaka.
– Opioide sind ökologisch, da sie nicht zu einer Belastung der Umwelt führen.

– Opioideffekte können mit selektiv wirkenden Antagonisten umgekehrt werden.
– Aufgrund der Kenntnisse über Opioide und ihre spezifischen Rezeptoren im ZNS ist ihr Wirkmechanismus verständlicher.
– Opioide sind bzgl. der Kosten-Nutzen-Relation als günstig einzustufen.
– Opioide führen nicht zu einer Beeinträchtigung der inneren Organe (Nieren, Leber, Myokard).
– Eine maligne Hyperthermie ist nach Opioidapplikation im Gegensatz zu den volatilen Anästhetika nicht nachgewiesen worden.
– Im Gegensatz zu einer Inhalationsnarkose treten nach einer Opioidnarkose postoperative Schmerzen später auf.

So werden die Zielsetzungen der modernen Narkose wie Analgesie, Bewußtlosigkeit und Muskelrelaxation dadurch erreicht, daß Pharmaka mit ganz selektivem Wirkprofil verwendet werden, die die zusätzlichen Forderungen nach einer Kreislaufstabilität und einer neurovegetativen Stabilisierung während des operativen Eingriffs erfüllen. Solche Pharmaka sollen neben einer narkotischen Wirkung auch eine große therapeutische Breite aufweisen. Auf die Praxis übertragen bedeutet dies, daß sie nicht mit einer Beeinträchtigung der Myokardfunktion und des Kreislaufsystems einhergehen. Diese, durch die heutigen Narkosemittel zu erreichenden Ziele können am besten durch den Einsatz der Opioide allein oder in Kombination mit anderen Anästhetika in Form der sog. „balancierten Narkosetechnik" erreicht werden (Abb. 12.2).

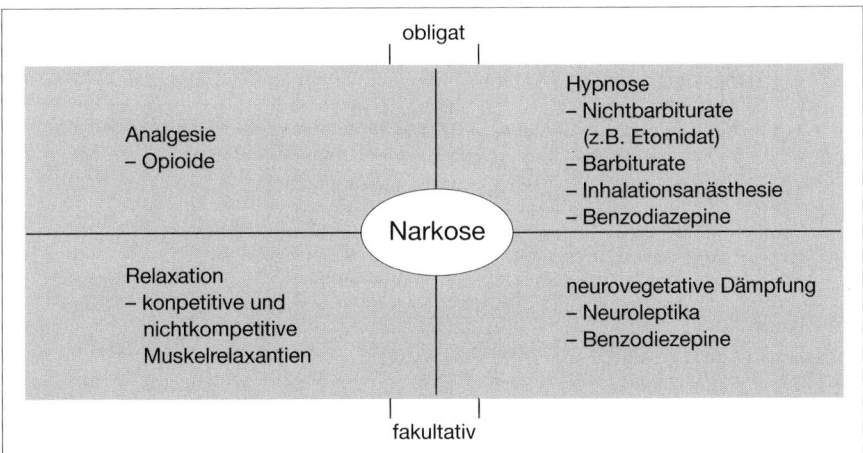

Abb. 12.2. Die 4 Narkosekomponenten: Durch Opioide werden der Schmerz und die vegetativen, humoralen und metabolischen Reaktionen blockiet. Der Schlaf dient zur Ausschaltung des Bewußtseins. Als Teil der fakultativen Komponente der Narkose dient die Muskelrelaxation zur Erleichterung chirurgischer Arbeiten, und durch die neurovegetative Dämpfung wird die Gegenregulation von seiten des Hypothalamus auf durchbrechende noziceptive Reize gedämpft

12.1 Vagale und sympathikotone Effekte nach Opioidgabe

Alle Opioide lösen je nach

- *Produkt,*
- *Dosis,*
- *zusätzlichen, potenzierenden Anästhetika* und
- *vorherrschendem vegetativem Grundtonus*

beim Patienten exzitatorische und/oder inhibitorische Effekte aus (Abb. 12.3).

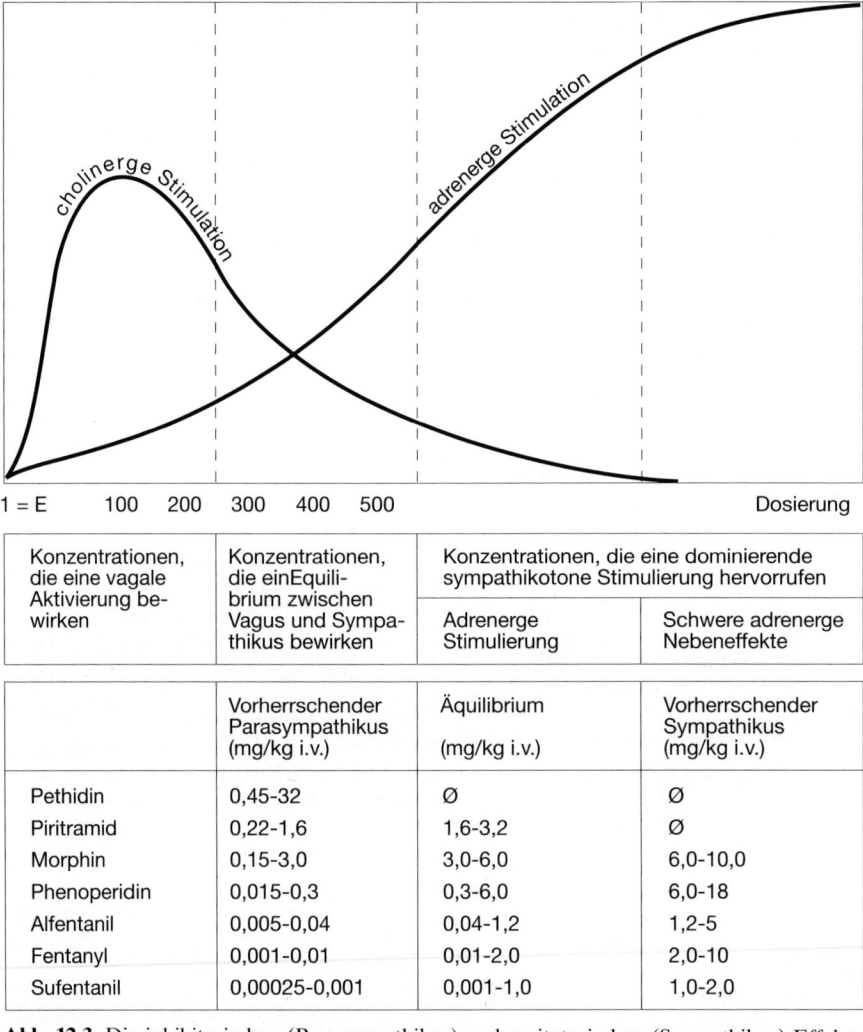

Konzentrationen, die eine vagale Aktivierung bewirken	Konzentrationen, die einEquilibrium zwischen Vagus und Sympathikus bewirken	Konzentrationen, die eine dominierende sympathikotone Stimulierung hervorrufen	
		Adrenerge Stimulierung	Schwere adrenerge Nebeneffekte

	Vorherrschender Parasympathikus (mg/kg i.v.)	Äquilibrium (mg/kg i.v.)	Vorherrschender Sympathikus (mg/kg i.v.)
Pethidin	0,45-32	Ø	Ø
Piritramid	0,22-1,6	1,6-3,2	Ø
Morphin	0,15-3,0	3,0-6,0	6,0-10,0
Phenoperidin	0,015-0,3	0,3-6,0	6,0-18
Alfentanil	0,005-0,04	0,04-1,2	1,2-5
Fentanyl	0,001-0,01	0,01-2,0	2,0-10
Sufentanil	0,00025-0,001	0,001-1,0	1,0-2,0

Abb. 12.3. Die inhibitorischen (Parasympathikus) und exzitatorischen (Sympathikus) Effekte nach alleiniger Gabe unterschiedlicher Opioiddosen. (Nach Vourch 1971; Freye 1987)

So können Opioide, in niedrigen Dosen verabreicht, zu dem Bild einer vorherrschenden vagalen Symptomatik mit unterschiedlicher Intensität führen. Es sind allein oder in Kombination folgende Effekte zu beobachten:

- Bradykardie,
- Hypotonie bedingt durch Vasodilatation,
- Nausea und Erbrechen,
- Miosis,
- Sphinkterenspasmus,
- Hyperperistaltik ab dem Cannon-Böhm-Punkt,
- Motilitätshemmung von Magen, Ileum und Jejunum,
- Transpiration,
- Salivation,
- Bronchospasmus und
- Laryngospasmus.

Erst höhere Dosen führen, allein verabreicht, zu einem Gleichgewicht im vegetativen System. Massive Dosen bedingen eine sympathikotone Hyperaktivität, wobei alle bekannten Symptome, wie sie auch nach der Verabreichung von Katecholaminen auftreten, nachzuweisen sind (Abb. 12.3):

- Hypertonie,
- Tachykardie,
- Hyperglykämie,
- Erhöhung im peripheren Widerstand,
- Zunahme im Sauerstoffverbrauch,
- Hyperlaktämie,
- Antidiurese und
- Rubiosa des Gesichts.

Selbst massive Dosen führen beim beatmeten Tier zu keiner kardiovaskulären Deprimierung, sondern es resultiert eine Enthemmung des sympathischen Nervensystems mit einhergehenden metabolischen (Katecholaminanstieg, Anstieg des myokardialen Sauerstoffbedarfs), kardiozirkulatorischen (Hypertonie, Tachykardie, Gefäßwiderstandsanstieg, P-Q- und Q-T-Verlängerung, ZVD-Anstieg) sowie neurologischen (epileptogenen Spike-and-wave-Aktivitäten) Effekten (De Castro 1979).

Vagale und sympathikotone Effekte der Opioide können durch einen Antagonisten (z.B. Naloxon) aufgehoben werden. Dies ist als deutlicher Hinweis für eine Beteiligung der Opioidrezeptoren an der Auslösung der Effekte zu werten. Eine Blockade der parasympathischen Nebenwirkungen durch Atropin führt zu einem Überwiegen der sympathischen Effekte. Eine Blockade der sympathikotonen Effekte durch α- und β-Blocker führt zu einer Verminderung (De Castro 1979). In der Klinik werden sympathikotone und parasympathische Nebenwirkungen durch folgende Maßnahmen vermindert bzw. eliminiert:

1. die vorangehende Verabreichung hoher Dosen von Atropin (bis zu 2 mg) zur Blockade der parasympathischen Nebenwirkungen,
2. eine subkutane bzw. intramuskuläre Injektion des Opioids mit einer daraus resultierenden langsamen Resorption,
3. die gleichzeitige Verabreichung allgemeiner Anästhetika (z.B. Barbiturate, Hypnotika, volatile Anästhetika),
4. die gleichzeitige Verabreichung eines Neuroleptikums wie z.B. Dehydrobenzperidol im Dosisbereich von 5–10 mg/70 kg,
5. die gleichzeitige Verabreichung eines Benzodiazepins,
6. bei alleiniger Gabe ausreichend hohe Dosen eines sehr wirkstarken Opioids (z.B. Sufentanil), so daß ein vegetatives Gleichgewicht erreicht wird (s. Abb. 12.3).

Ziel aller genannten Techniken ist es, sympathische und parasympathische Nebenwirkungen der Opioide zu verringern und ein neurovegetatives Äquilibrium zu erreichen. Hierbei halten sich Sympathikus und Parasympathikus die Waage.

12.2 Methoden zur Potenzierung einer Opioidnarkose

Eine ausreichende Dämpfung nozizeptiver Afferenzen wird schon bei der Einleitung einer Narkose notwendig, wenn es gilt, die durch eine Intubation ausgelösten sympathikotonen Abwehrreaktionen in ausreichendem Maße zu unterdrücken und eine Stabilisierung des Kreislaufs zu erreichen. So kann abhängig davon, ob zur Einleitung ein Analgetikum (z.B. Fentanyl 0,2–0,5 mg/70 kg bzw. Alfentanil 2–3 mg/70 kg) zusammen mit dem Hypnotikum (Etomidat, Propofol, oder einem Barbiturat) verabreicht wird, eine ausreichende Stabilisierung vegetativer Abwehrreaktionen bzw. eine Destabilisierung nachgewiesen werden. Je nachdem, ob mit oder ohne Analgetikum intubiert wird, kommt es zu einem Anstieg des systolischen Blutdrucks und einer Zunahme des Noradrenalinspiegels (Abb. 12.4).

Um einen möglichen Überhang nach einer Opioidnarkose zu verhindern, gleichzeitig jedoch die Narkose ausreichend tief zu halten und mögliche Nebenwirkungen des Opioids zu verringern (postoperatives Nausea und Erbrechen), als auch bei Patienten mit relativer Opiattoleranz (Alkoholiker, Analgetika- und/oder Benzodiazepinabusus, starke Raucher) die Narkose zu vertiefen, werden unterschiedliche Pharmaka zur Potenzierung eingesetzt.

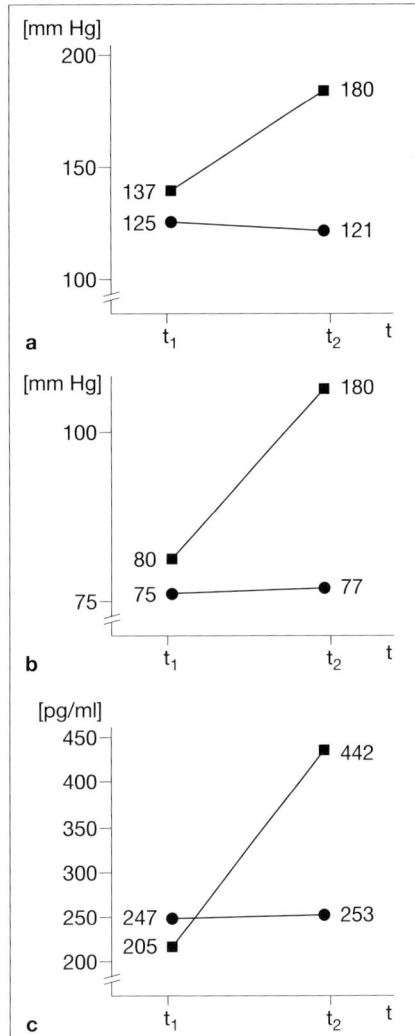

Abb. 12.4. Mittelwerte von systolischem **(a)** und diastolischem Blutdruck **(b)** und Plasmanoradrenalinspiegel **(c)** mit (●–●) und ohne (■–■) Einleitung durch das Opioid Fentanyl (0,2 mg/70 kg). t_1: Zeitpunkt direkt vor Narkoseeinleitung; t_2: Zeitpunkt 60 s nach Intubation. (Nach Tolksdorf 1987)

12.2.1 Hypnotika

Alle hypnosedativ wirkenden Pharmaka wie z.B. Pentobarbital, Thiopental, Methohexital, Etomidat, Clomethiazol und Propofol führen, in Verbindung mit einem Opioid appliziert, zu einer Wirkverstärkung und einer Wirkverlängerung. Das Ausmaß der Wirkverlängerung ist jedoch nicht vorhersehbar. Von den neueren Hypnotika scheint das Propofol (Disoprivan), aufgrund der schnellen Metabolisierung durch die Leber recht gut steuerbar zu sein, so daß die gleichzeitige Applikation mit einem Opioid als totale i.v.-

Anästhesie propagiert wird (Podlesch 1988; Cockshott 1985; Hartung 1988; Grant 1985; Stark 1985).

12.2.2 Neuroleptika

Von den Neuroleptika wird besonders das Dehydrobenzperidol in niedrigen Dosen (5–10 mg/70 kg) gern eingesetzt, da es zusätzlich antiarrhythmisch ist, die Durchblutung durch eine α-Blockade fördert und ein potentes Antiemetikum darstellt, ein Effekt der noch bis in die postoperative Phase nachweisbar ist (Becker 1976). Die früher empfohlenen hohen Dosierungen (>20 mg/70 kg KG) sind zugunsten einer niedrigeren Dosierung heutzutage verlassen worden (5–10 mg/70 kg KG).

12.2.3 Benzodiazepine

Alle Benzodiazepine (z.B. Midazolam, Diazepam und Lorazepam) führen zu einer ausgezeichneten Potenzierung der Opiatanalgesie. Extrapyramidaleffekte sind nicht zu erwarten, und es kommt auch nicht zu einer Beeinträchtigung in der Kontraktilität des Herzens. Ihre Wirkdauer ist jedoch recht lang, wovon speziell die opioidbedingte Atemdepression betroffen ist. Midazolam erscheint, was die Halbwertszeit betrifft (1,3–2,3 h), noch die kürzeste Kinetik aufzuweisen (Nauta 1982), zumal der Metabolit, im Gegensatz zu Diazepam, pharmakologisch nicht aktiv ist. Ein weiterer Vorteil ist der jetzt zur Verfügung stehende Antagonist Flumazenil (Anexate), der direkt über den Benzodiazepinrezeptor kompetitiv den Agonisten von seiner Bindung verdrängt und die Wirkung umkehrt (Freye 1988; Freye 1989).

Da Benzodiazepine nicht nur die analgetische Potenz eines Opioids verstärken (Bergmann 1988), sondern auch die Ausbildung einer Toleranz- und Abhängigkeitsentwicklung verhindern sollen (Tejwani 1993), ist es nur verständlich, daß die kombinierte Gabe von einem Opioid und einem Benzodiazepin bei langfristigem Einsatz zur Analgosedierung auf der Intensivstation angestrebt wird. Inwieweit Benzodiazepine auch beim Menschen akut eine, wie im Tierexperiment nachgewiesen, opioidbedingte Analgesie verringern können (Rosland 1990; Luger 1993), ist vorerst noch spekulativ und bedarf der Bestätigung am Patienten.

12.2.4 Volatile Anästhetika

Halothan, Enfluran, und Isofluran sind dafür bekannt, daß sie in einem mehr oder weniger großen Ausmaß die Kontraktilität des Myokards beeinträchtigen. Das einzige Narkosegas, welches in Konzentrationen bis zu 50 Vol.-% das gesunde Myokard nicht deprimiert, dabei aber eine gute Potenzierung der Opioidwirkung aufweist, ist N_2O (Michaels 1984).

Wegen der potentiellen negativ-inotropen Wirkung der volatilen Anästhetika wird die Opioidmenge häufig erhöht, um die für eine tiefe Narkose notwendige Narkosegaskonzentration herabzusetzen. Dabei wird in niedrigen Konzentrationen die Hauptwirkung der Inhalationsanästhetika, nämlich die hypnotische Komponente, gezielt ausgenutzt. Es können sogar Situationen vorliegen (z.B. Schock, Herzinsuffizienz), wo wegen der schlechten Kreislaufsituation das volatile Anästhetikum vollständig durch ein Opioid ersetzt wird. Da das Opioid die Abwehrreaktionen auf einen nozizeptiven Reiz während des operativen Eingriffs blockiert, kann, wie Untersuchungen von McLesky zeigen (McLesky 1984); eine üblicherweise tiefe Inhalationsnarkose viel oberflächlicher gehalten werden. Andererseits wird, speziell in der Herzanästhesie, ein wirkstarkes Opioid (Sufentanil, Fentanyl) als das Mittel der Wahl für die Narkose angesehen, wenn es gilt, die den Kreislauf belastende sympathikotone Abwehrreaktionen ausreichend zu unterdrücken (Ghoneim 1984; de Lange 1982).

12.2.5 α_2-Agonisten (Clonidin, Dexmedetomidin)

Das in der Medizin als Antihypertonikum eingesetzte Clonidin (Catapresan) bewirkt neben seiner zentral induzierten sympathikolytischen, anxiolytischen und sedativen Komponente ebenfalls eine Analgesie. Als Hauptangriffspunkt für die zentrale Sympathikolyse gelten Neurone im Bereich der Formatio reticularis der Medulla oblongata (Abb. 12.5). Dort befinden sich pressoregulatorische Zentren, über die der zentrale Sympathikus gesteuert wird. Die Zentren sind über den Nucleus tractus solitarii mit den Barorezeptoren im Karotissinus und Aortenbogen verbunden. Über den Nucleus tractus solitarii ziehen andere Neurone zum rostralen Anteil der Medulla oblongata und hemmen dort sympathische Bahnen.

Weitere Bahnen ziehen zum Nucleus ambiguus und Nucleus dorsalis nervi vagii, wodurch der Herzvagus aktiviert wird. Da die Neurone des Nucleus tractus solitarii unter noradrenerger Kontrolle stehen, wird über die α_2-Adrenorezeptoren einerseits der Herzvagus stimuliert und andererseits der zentrale Sympathikus inhibiert. Für die anxiolytische und analgetische Wirkung wird der Locus coeruleus in Betracht gezogen. Denn im Locus coeruleus liegen auch Rezeptoren für Opioide, Acetylcholin, Serotonin, GABA, Substanz P und Katecholamine. Letztere sind vom α_2-Subtyp, so daß eine Bindung an diese Rezeptoren die Aktivität der efferenten Dendritren senkt

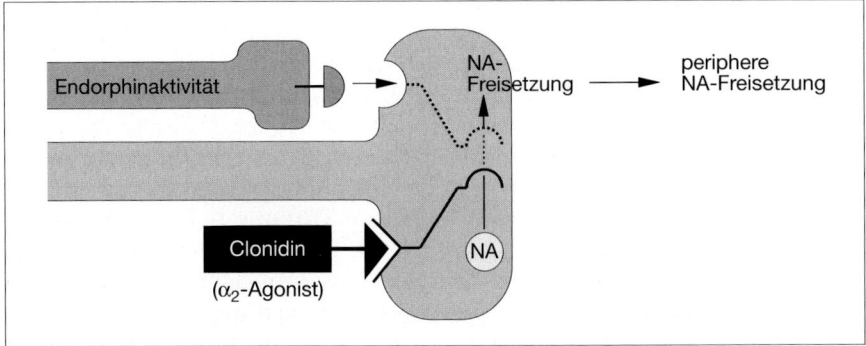

Abb. 12.5. Angriffspunkt der α_2-Agonisten mit daraus resultierender Sympathikolyse im Locus coeruleus

(Abb. 12.6). Vor allem über eine Bindung am α_2-Rezeptor hemmt Clonidin die Aktivität der Neurone im Locus coeruleus, so daß die Funktionen vieler nachgeordneter Hirnareale wie Großhirn, Hypothalamus und limbisches System gedämpft werden.

Letztlich erklärt sich hierdurch auch die Wirkung einer Clonidinbehandlung im Opiatentzug. Opioide, die die ihnen eigenen Rezeptoren im Locus coeruleus besetzen, hemmen gleichzeitig den noradrenergen Output. Dies

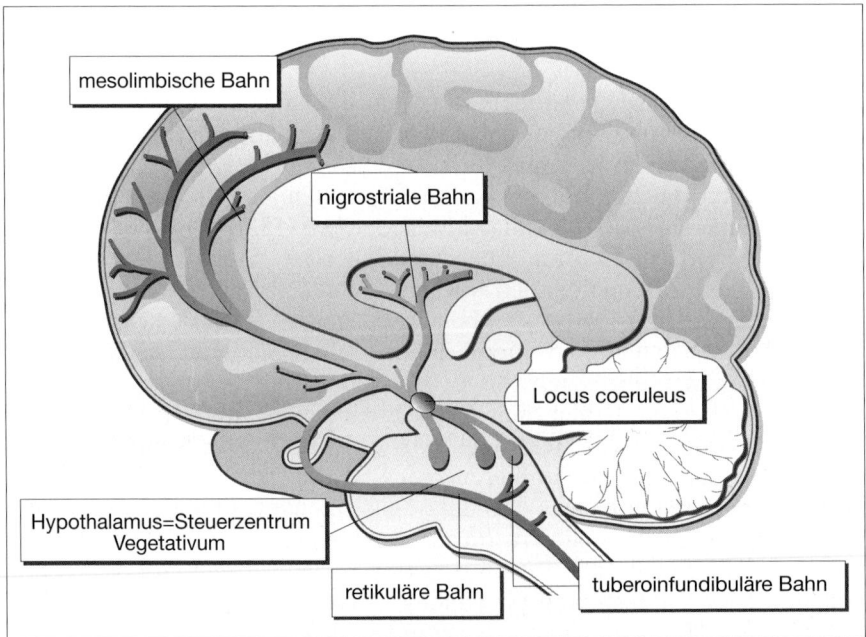

Abb. 12.6. Die am Locus coeruleus angreifenden afferenten Projektionsbahnen

wiederum führt zur „up-regulation" noradrenerger Rezeptoren und zur Repression der endogen Opioidsynthese. Beim Entzug fällt diese Hemmung am Locus coeruleus weg und es kommt zu einer überschießenden Aktivität in der noradrenergen Synthese. Clonidin bremst diese Hyperaktivität, der Noradrenalinsturm wird vermindert und die Entzugssymptome werden gemildert. Die Kombination einer opioidgestützten Narkose mit einem α_2-Agonisten führt i.allg. zu einer Verminderung der Sedativamenge bis zu 45 % und der Opioiddosis von 40 bis zu 70 % bei auffallend kreislaufstabilen Verhältnissen (Ghignone 1987; Aantaa 1990; Engelman 1989; Flacke 1987). Die Dosierungen für Clonidin betragen zwischen 100–200 µg/70 kg und für Dexmedetomidin 0,25–1,0 µg/kg. Clonidin hat in bezug auf die Selektivität für die α_1/α_2-Rezeptoren eine Beziehung von 200/1, für Dexmedetomidin besteht jedoch eine höhere Selektivität von 1 600/1. Nach der i.v.-Gabe von α_2-Agonisten sind folgende Nebenwirkungen möglich:

1. eine anfängliche Hypertension durch Vasokonstriktion (α_1-Effekt)
2. eine anschließende Hypotension durch Vasodilatation (Th. Noradrenalin)
3. eine starke, zentral induzierte Bradykardie. Hierbei handelt es sich um einen über den Imidazolrezeptor auf den Vagus übergreifenden Effekt (Th. Atropin).

Aufgrund dieser Nebenwirkungen besteht für folgende Patienten eine Kontraindikation, die Kombination eines Opioids mit einem α_2-Agonisten durchzuführen, mit:

– einer Sinusbradykardie,
– einer AV-Überleitungsstörung,
– einer Hypovolämie mit Blutdruckabfall,
– einem Sinusknotensyndrom,
– einem hypersensitiven Karotissinus,
– einer Aortenstenose (Bradykardie!).

Zusammenfassend bringt Clonidin in Kombination mit einem Opioid folgende Vorteile:

1. In einer Dosis von 5 µg/kg blockiert es die Kreislaufreaktionen unter Laryngoskopie.
2. Es verlängert peridural die Wirkdauer von Lokalanästhetika.
3. Es potenziert nicht die atemdepressorische Wirkung der Opioide und führt zu einer Verminderung der notwendigen Opioiddosen bis zu 40 %.
4. Es hat eine ihm eigene sedative Wirkung, so daß die Auswirkungen einer Sedierung nur denen einer opioidspezifischen Atemdepression zugerechnet werden müssen.
5. Es vermindert eine intra- und postoperative streßbedingte myokardiale Ischämie bei Patienten mit KHK.
6. Es soll aufgrund von Untersuchungen am Tier (10–100 µg/kg) auch eine neuroprotektive Wirkung bei Karotisverschluß aufweisen (Hoffmann 1991).

7. Es vermindert je nach Dosis, den MAC von volatilen Anästhetika zwischen 40 und 70 %.
8. Es hat eine eigene kardioprotektive Wirkung, da antiarrhythmische Eigenschaften nachgewiesen werden konnten.
9. Es verstärkt, peridural (450 µg/24 h) gegeben, die postoperative Analgesie mit Morphin (Motsch 1990) oder mit Bupivacain (Carabine 1992).

Für die Zukunft wird ein α_2-Agonist wahrscheinlich in der Anästhesie bei folgenden Indikationen Verwendung finden (Maze 1991; Striebel 1993):

- *Prämedikation:* Sedierung und Anxiolyse;
- *perioperativ:* Opioiddosen verringern, MAC von volatilen Anästhetika erniedrigen, streßbedingte Kreislaufeffekte vermindern;
- *postoperativ:* in Kombination mit Opioiden (peridural oder i.v.) Verbesserung der Analgesie bei weniger Nebenwirkungen, Kupierung des Kältezitterns;
- *Intensivstation:* Potenzierung der Sedation bei Analgosedierung mit Opioiden.

Clonidin hat sich praktisch jedoch schon zur Unterdrückung eines Alkoholdelirs bewährt. Diese Empfehlung beruht auf der Hypothese, daß beim Alkoholabbau morphinähnliche Substanzen entstehen und es, wie beim Opiatabusus, unter einem Entzug zum Mangel an endogenen Neurotransmittern kommt (Blum 1980; Haber 1992). Letztlich sollen diese alkaloiden Kondensationsprodukte zwischen biogenen Aminen und Acetaldehyd – sog. Tetrahydroisochinoline – die sowohl beim Tier als auch beim Menschen nachgewiesen wurden (Cohen 1979; Melchior 1982; Collins 1980), am Entzug beteiligt sein. Denn bei einem Fehlen kommt es, ähnlich wie bei der die Noradrenalinsynthese hemmenden Opioide (s. Abb. 7.11, S. 59), zu einem Entzug. Für diese Hypothese sprechen Befunde, daß beim Alkoholiker die Anzahl der Opiatrezeptoren vermindert bzw. ihre Empfindlichkeit verringert ist („down-regulation") (Hoffman 1982) sowie die Syntheseleistung für endogenen Opioide abgenommen hat (Herz 1980; Schulz 1980). Letztlich ist hieraus die lebenslang anhaltende Möglichkeit eines Rückfalls in die Sucht abzuleiten, die schon bei der Einnahme von nur geringen Mengen Alkohol vorprogrammiert ist, und die beim Alkoholiker perioperativ notwendigen höheren Opioiddosen.

12.3 Dosierung der Opioide für eine Anästhesie

Die für eine ausreichende Analgesie während der Operation zu wählende Dosierung von z.B. Fetanyl ergibt sich aus Tabelle 12.2, wobei, unter Berücksichtigung einer ausreichend hohen anfänglichen „Sättigungsdosis", die endgültige Dosierung von der Art und Länge des geplanten Eingriffs sowie von sekundären Faktoren wie Alter des Patienten, Gesamteiweiß, Leberfunktion usw. abhängt (Tabelle 12.2).

Tabelle 12.2. Übliche Dosierung des Opioids Fentanyl bei der klassischen Neuroleptnarkose (NLA) und der „balanced anesthesia", der balancierten Narkosetechnik, bei der ein volatiles Anästhetikum hinzugefügt wird

Festanyl		
Dosierung:	Bei NLA:	
	Initial:	0,3–0,7 mg
	Repetitiv:	0,1 mg bei Zeichen nachlassender Analgesie
	Bei der balancierten Anästhesie:	
	Initial:	0,3–0,5 mg
	Repetitiv:	0,1 mg bei Zeichen nachlassender Analgesie

Während in der klassischen Neuroleptanästhesie (NLA) N_2O als volatiles Anästhetikum eine Verstärkung des analgetischen Effekts bewirkt, werden die Abwehrreaktionen von seiten des zentralen Sympathikus und des endokrinen Systems gewöhnlich mit Hilfe eines Neuroleptikums (z.b. Dehydrobenzperidol) gedämpft. Als Nachteil bei dieser Methode ist jedoch die durch das Opioid induzierte Atemdepression anzusehen. Diese kann nämlich bis in die postoperative Phase reichen, wenn bis kurz vor Operationsende wirkstarke Opioide verabreicht worden sind. So kann eine Antagonisierung der Opioidwirkung mit einem spezifischen Antidot (z.b. Naloxon) oder eine verlängerte postoperative Überwachung notwendig werden (s. auch Kap. 15). Um dies zu vermeiden soll initial eine ausreichend hohe „Sättigungsdosis" des Opioids gegeben werden, so daß im Verlauf der Operation eher Zurückhaltung mit seiner weiteren Verabreichung geübt bzw. bei Bedarf auf ein kurzwirkendes Opioid wie Alfentanil ausgewichen wird. Aus diesem Grund ist man in der klinischen Anästhesiologie dazu übergegangen, gegen Narkoseende das Analgetikum wegzulassen. Eine daraus resultierende mögliche Verringerung der Analgesie kann theoretisch durch niedrige Konzentrationen eines volatilen Anästhetikums wie Halothan, Enfluran oder Isofluran kompensiert werden. Da das volatile Anästhetikum jedoch mehrere Minuten (>5 min) bis zum Erreichen einer wirksamen Hirnkonzentration benötigt, ist eine bedarfsadaptierte Blockade nozizeptiver Afferenzen nicht immer voll zu erreichen. Zum anderen verzögern volatile Anästhetika den metabolischen Abbau des Opioids (Lehmann 1982), so daß wiederum ein potentieller Überhang in die postoperative Phase mit ungenügendem Atemantrieb einkalkuliert werden muß. Die zusätzliche Applikation eines volatilen Anästhetikums stellt somit nicht die beste Lösung dar, *kurzfristig* eine Analgesie zu vertiefen.

Andere, das ZNS dämpfende Pharmaka, wie Hypnotika oder Benzodiazepine, können ebenfalls dazu verwendet werden, eine nachlassende Analgesie des Opioids während der klassischen Neuroleptnarkose zu vervollständigen. Aufgrund der langen Anschlagszeit und einer langen Wirkdauer sind weniger wünschenswerte Reaktionen zu erwarten, die in einer verlängerten Erholungsphase und in einer verzögert einsetzenden Spontanatmung bei Operationsende münden.

12.3.1 Umkehr eines Opioidüberhangs mit Antagonisten

Eine Technik, die eine Verabreichung zusätzlicher Anästhetika mit langem Wirkprofil zu umgehen bestrebt ist, besteht in der absichtlichen Überdosierung mit einem Opioid. Am Ende der Narkose wird der zu erwartende Überhang mit einem Antagonisten wie Naloxon (Narcanti) (Freye 1975) oder einem gemischten Agonisten/Antagonisten wie Nalbuphin (Nubain) (Freye 1985; Freye 1984) aufgehoben. Diese Antagonisierung eines zentralen Analgetikums durch einen spezifischen Antagonisten am Ende der Narkose kann jedoch zu Nausea, Erbrechen und postoperativen Schmerzen führen (Freye 1988). Außerdem wird Naloxon als die mögliche Ursache dafür angesehen, wenn postoperativ eine Hypertension, ein Lungenödem und Arrhythmien auftreten (Flacke 1977; Wood 1980). Ähnliche Effekte sind auch nach dem gemischt wirkenden Agonisten/Antagonisten Nalbuphin beobachtet worden (DesMarteau 1986). Auch ist die Plasmahalbwertszeit des klinisch sonst sehr wirkungsvollen Antagonisten Naloxon kürzer als die der Agonisten wie Morphin, Fentanyl oder Sufentanil, so daß eine späte Atemdepression eintreten kann (Stoeckel 1979) und die wiederholte Gabe des Antagonisten notwendig ist. Ob ein aus der Reihe der Oxymorphone entwickelter weiterer Opiatantagonist, das Nalmefen (6-Desoxy-6-methylen-naltrexon; s. Abb. S. 224) in seiner Wirkdynamik besser einzustufen ist, werden weitere klinische Untersuchungen zeigen müssen. Nach ersten Ergebnissen war nach Nalmefen eine 12- bis 18fach höhere antagonistische Wirkstärke als nach Naloxon und eine Eliminationshalbwertszeit zwischen 8 und 9 h beim Menschen nachweisbar (Dixon 1986; Gal 1986). Diese ersten Daten weisen jedenfalls auf eine langanhaltende antagonistische Wirkung hin (Moore 1990). Ob die nach spezifischen Antagonisten öfters zu beobachtende Kreislaufstimulierung, höhere Emesisrate und das frühere Auftreten von postoperativen Schmerzen weniger als nach Naloxon ins Gewicht fällt, bleibt abzuwarten. Immerhin konnten erste klinische Studien mit Nalmefen nachweisen, daß sowohl weder die üblichen nach Naloxon zu registrierenden Blutdruck- und Herzfrequenzanstiege als auch eine Remorphinisierung zu beobachten waren (Nagrajan 1992).

12.3.2 Die „On-top-Gabe" von Alfentanil

Die Forderung, auch im letzten Stadium der Narkose eine ausreichend tiefe Analgesie zu garantieren, gleichzeitig jedoch einen möglichen Opioidüberhang in die postoperative Phase hinein zu vermeiden, hat zu der Entwicklung von Substanzen geführt, die eine bessere Steuerbarkeit zulassen. Aufgrund der pharmakokinetischen und physikochemischen Eigenschaften des Opioids Fentanyl, welches am häufigsten bei der klassischen Neuroleptnarkose eingesetzt wird, ist bei unangepaßter Dosierungsweise ein postoperativer Überhang sowie eine verminderte Vigilanz mit eingeschränkter Spontan-

Tabelle 12.3. Vergleichende pharmakokinetische Daten verschiedener Opioide untereinander. (Nach Hug 1984)

Opioid	$t_{1/2}\beta$ [min]	Clearance [ml/min/kg]	Verteilungsvolumen [l/kg]	Proteinbindung [%]
Fentanyl	219	13,0	4,0	84
Alfentanil	94	6,4	0,86	92
Sufentanil	64	12,7	2,9	92
Morphin	177	14,7	3,2	60
Pethidin	192	12,0	2,8	?

atmung möglich. Ursächlich hierfür ist das große Verteilungsvolumen (Vd) von Fentanyl in den peripheren Kompartimenten des Körpers (Haut, Muskulatur und Fettgewebe), so daß neben einer verzögerten Biotransformation, es auch zu einer verlängerten Eliminationshalbwertszeit ($t_{1/2}\beta$) kommt (s. Tabelle 12.3). Um diesem Nachteil zu begegnen, kann mit dem kurzwirkenden Opioid Alfentanil (Rapifen), einem Fentanylanalogon aus der Reihe der Piperidine, eine Verbesserung der intraoperativen Analgesie erreicht werden. Im Gegensatz zu den anderen wirkstarken zentralen Analgetika ist Alfentanil durch ein kleineres Verteilungsvolumen charakterisiert, es hat eine kürzere Eliminationshalbwertszeit ($t_{1/2}\beta$) und weist aufgrund einer größeren metabolischen Abbaurate auch eine kürzere Wirkdauer auf. Da im Gegensatz zu anderen Opioiden der größte Anteil in nichtionisierter Form im Blut vorliegt (Tabelle 12.7, S. 183), können nach Applikation auch mehr Moleküle des Pharmakons die Blut-Hirn-Schranke durchdringen und die spezifischen Rezeptoren im ZNS besetzen; ein sofortiger und starker Wirkeffekt ist zu erwarten.

Aufgrund dieses vorteilhaften Wirkprofils wird Alfentanil als Opioid der Wahl dann angesehen, wenn die Analgesie in der letzten Phase einer Operation verstärkt werden soll, ohne gleichzeitig Gefahr zu laufen, eine postoperative Atemdepression in Kauf nehmen zu müssen. Die Gründe, das Opioid Alfentanil bei solchen Gelegenheiten einzusetzen, sind offensichtlicher als diejenigen, die für Fentanyl sprechen, insbesondere dann, wenn nur kurzfristig eine Vertiefung der Analgesie notwendig wird. Im Gegensatz zu Fentanyl, das seine maximale Wirkung bei i.v.-Gabe erst nach 5–8 min entwickelt, erreicht Alfentanil schon nach 1 min seinen maximalen Wirkeffekt (Tabelle 12.4). Bei einmaliger Bolusinjektion beträgt der Wirkanschlag fast nur eine Kreislaufzeit (McDonnell 1982), so daß zu dem Zeitpunkt, an dem der analgetische Effekt am größten sein sollte, auch eine ausreichende Blockade aller nozizeptiven Afferenzen erreicht wird. Der Schmerzreiz wird somit zum Zeitpunkt seiner größten Intensität blockiert. Im Gegensatz hierzu kann dieses Ziel mit Fentanyl nicht erreicht werden. Das Pharmakon braucht etwa 2 min bis zum Wirkbeginn und 5–8 min, bevor ein maximaler Effekt erwartet werden kann (Scott 1985).

Tabelle 12.4. Wirkprofile verschiedener Opioide. (Nach Scott 1985)

	Alfentanil	Fentanyl	Morphin
Maximaler Wirkeffekt [min][a]	1	5	30
Wirkdauer [min][a]	11–15	30–40	115
Relative Potenz zu Alfentanil	1	4	0,025
Sicherheitsindex[a] (LD_{50}/ED_{50})	1 080	277	70
Maximaler Wirkeffekt im EEG [min][a]	1,1	6,4	–
Atmung nach Infusion [min][b]	5–10	10–15	–

[a] Daten nach i.v.-Gabe (Niemegeers 1981).
[b] Vergleichende EEG-Effekte nach 5minütiger Infusion mit Alfentanil 1 500 µg/min bzw. Fentanyl 150 µg/min.

Da der Zeitpunkt der durch die chirurgische Manipulation ausgelösten schmerzhaften Stimuli nicht vorherbestimmbar ist, scheint Alfentanil das Opioid zu sein, welches, kurz vorher gegeben, am effektivsten den Schmerz zum Zeitpunkt seiner Entstehung blockiert. Diese Eigenschaft von Alfentanil ist besonders für die Klinik von Bedeutung, da eine einmalige Bolusgabe zu keinem potentiellen Überhang führt. Wie aus Tabelle 12.3 zu ersehen ist, hat es, im Vergleich zu Fentanyl, eine kürzere Eliminationshalbwertszeit. Aufgrund seiner hohen Lipophilie und dem hohen Anteil nicht ionisierter Moleküle (Tabelle 12.7, S. 183) wird die Blut-Hirn-Schranke von großen Mengen nach der Injektion rasch überwunden. Die Konzentration fällt jedoch auch sehr schnell wieder ab, da das Opioid eine geringe Rezeptorbindung hat und vom ZNS in das Blut rückdiffundiert. Die Umverteilung zu den unspezifischen Bindestellen, insbesondere den proteinreichen Organen, ist geringer als beim Fentanyl. Letztere sind die Anteile des Organismus, wie die Muskulatur, die inneren Organe, aber auch das Fettgewebe, die an der Vermittlung narkotischer Effekte nicht teilnehmen und nur eine Speicherfunktion ausüben (Verteilungsvolumen). Dagegen ist nach der Injektion selbst kleiner Dosen von Fentanyl oder nach einer Fentanylinfusion der Hirn- und Blutplasmaspiegel oberhalb der Schwelle für Analgesie und Atemdepression (Stanski 1982). Unter solchen Umständen ist der analgetische Effekt von Fentanyl dauerhafter, da die abfallende Blut- und Hirnkonzentration jetzt von der langsameren Eliminationshalbwertszeit bestimmt wird. Da jedoch die *Beendigung* der pharmakologischen Wirkung eines Opioids von der *Elimination durch die Leber* abhängt (Stanski 1982); ist nach einer einmaligen Alfentanilmenge die zu erwartende Wirkdauer wegen der sofortigen Metabolisierung besser vorherzusagen. Auch unter Alfentanil kommt es zur Umverteilung. Sie hat jedoch nach einmaliger Gabe des Opioids keinen maßgeblichen Anteil an der Wirkdauer. Nur wiederholt verabreichte Alfentanildosen bzw. eine Alfentanilinfusion führt zu

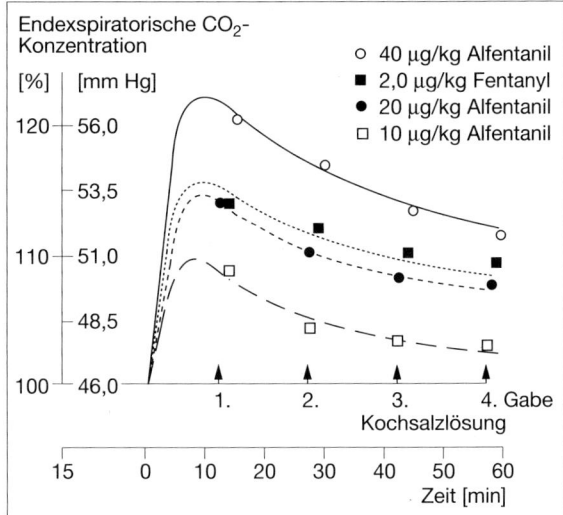

Abb. 12.7. Mittlere endexspiratorische CO_2-Konzentration nach Fentanyl bzw. Alfentanil unter Atmung von 4 % CO_2 bei 30 Probanden. (Nach Suttmann 1983)

einem Wirkungsabfall, der von der Eliminationshalbwertszeit abhängt; die Möglichkeit einer lang andauernden Wirkung mit verzögerten Erholung ist unter solchen Vorbedingungen ebenfalls gegeben.

Der Nachweis, daß Alfentanil allein eine nur kurze atemdepressorische Wirkung offenbart, konnte durch Untersuchungen über den Einfluß auf die CO_2-Rückatmung nach Read erbracht werden (Suttmann 1983). 7,5 bzw. 17 µg/kg Alfentanil wurden in ihren Wirkungen äquianalgetischen Dosen von Fentanyl (1,5 bzw. 3,0 µg/kg) gegenübergestellt. Fentanyl verursachte eine deutlich längere und intensivere Atemdepression als Alfentanil; der atemdepressorische Effekt von Fentanyl war etwa 13mal stärker als der des kurz wirkenden Opioids Alfentanil. So weisen die an freiwilligen Probanden mit Hilfe der CO_2-Rückatmung gewonnenen Daten darauf hin, daß nur innerhalb den ersten 10–20 min nach 10 µg/kg Alfentanil eine Empfindlichkeitsverringerung des Atemzentrums auf Kohlendioxid auftritt (Abb. 12.7). Dieser Verlust des Atemzentrums, adäquat auf CO_2 zu reagieren, ist von der applizierten Menge des Opioids abhängig (Suttmann 1983). Eine Dosis von 10 µg/kg erscheint somit sinnvoll, wenn eine rasche Vertiefung der Analgesie, aber auch eine schnelle Rückkehr zur Spontanatmung gefordert wird. Denn schon eine Verdopplung auf 20 µg/kg Alfentanil bedingt noch in der 60. min nach dem Opioid eine Beeinträchtigung der Atemregulation. Bei älteren Patienten (>70 Jahre) erscheint eine Dosisreduktion auf 5 µg/kg ratsam, da aufgrund des geringeren Plasmaeiweißes weniger von dem Opioid gebunden wird und mehr freie Wirksubstanz zur Verfügung steht.

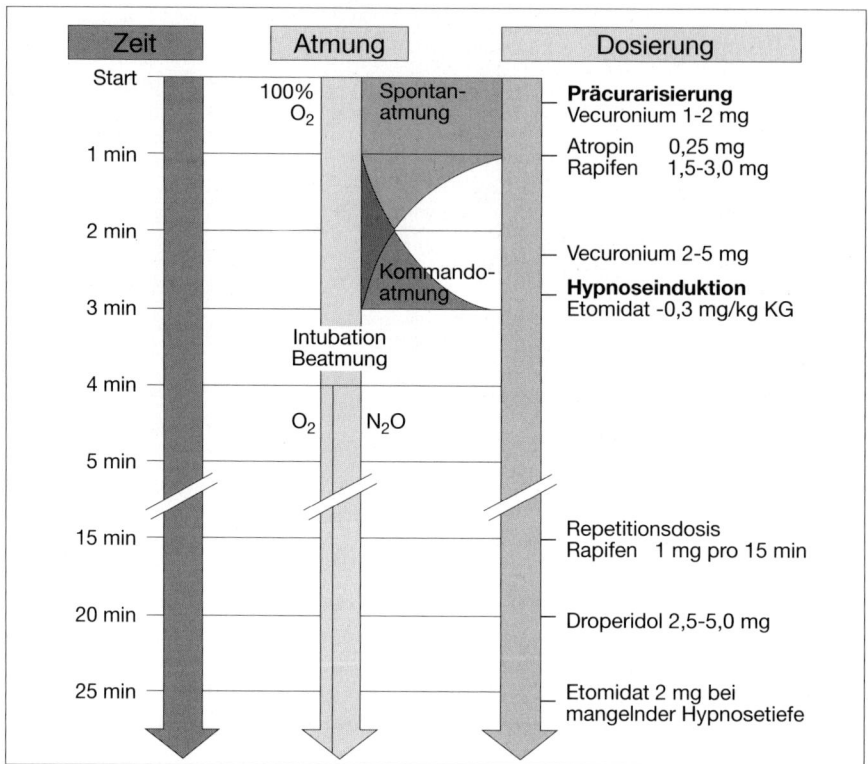

Abb. 12.8. Praktisches Vorgehen bei der Intubationsnarkose mit dem kurzwirkenden Opioid Alfentanil (Rapifen). (Nach Schenk 1987)

12.3.3 Einsatz von Alfentanil, Fentanyl und Sufentanil im Rahmen der Neuroleptanästhesie

Aufgrund seines schnellen Wirkungseintritts, seiner kurzen Wirkungsdauer und einer Stärke, die etwa 40- bis 70mal der von Morphin entspricht (Tabelle 12.4), ist Alfentanil als Analgetikum für kurzfristige und sehr schmerzhafte Eingriffe geeignet (praktische Vorgehensweise s. Abb. 12.8).

Dagegen ist der Einsatz des länger wirkenden Fentanyls und Sufentanils bei allen Narkosen indiziert, die über 60 min und länger andauern (praktische Vorgehensweise s. Tabelle 12.5).

Alfentanil sollte bei der klassischen Neuroleptnarkose mit Fentanyl dann „on top" eingesetzt werden, wenn in den letzten 30–50 min eine Optimierung der Analgesie angestrebt wird. Hierbei gelten die üblichen Kriterien für den Einsatz eines Opioids:

1. Im Gegensatz zur blinden Gabe ist bei einem Anstieg des systolischen Blutdrucks um 15 % über den präoperativen Ausgangswert die Indika-

Tabelle 12.5. Technik zum praktischen Einsatz der Opioide Fentanyl und Sufentanil bei allen mittellangen und langen Operationen unter Beteiligung des Neuroleptikums Dehydrobenzperidol zur zentralen Dämpfung und antiemetischen Wirkung

Prämedikation (30–60 min vor Anästhesie)	*Aufrechterhaltung*

Prämedikation
(30–60 min vor Anästhesie)
- 1–3 ml Thalamonal und 0,25 mg Atropin als Mischspritze i.m.; soll auf eine analgetische Prämedikation verzichtet werden, Gabe eines Benzodiazepins in üblicher Dosierung
- Infusion anlegen

Einleitung
- Vorgabe eines kompetitiven Muskelrelaxans (z.B. 2 mg Alcuronium oder 0,75 mg Vecuronium)
- 2–3 ml ≙ 5–7,5 mg Dorperidol
- 4–8 ml ≙ 0,2–0,4 mg Fentanyl
- oder Sufentanil 0,5 µg/kg/h zu erwartender Operationsdauer (½ vor Intubation, ½ vor Hautschnitt)
- 7,5–10 ml ≙ 15–20 mg Etomidat
- Sauerstoffmaskenbeatmung
- 50–100 mg Succinylcholin
- Intubation

Aufrechterhaltung
- N$_2$O/O$_2$-Beatmung, in der Regel 3 : 1
- 4–6 ml ≙ 0,2–0,3 mg Fentanyl bis zum Operationsbeginn
- Relaxierung nach Bedarf
- 1–4 ml ≙ 0,05–0,2 mg Fentanyl bei nachlassender Analgesie
- 1–4 ml ≙ 0,5–2 mg Alfentanil „ontop" bei nachlassender Analgesie weniger als 45 min vor Anästhesieende

Ausleitung
- Beatmung reduzieren kurz vor Operationsende
- N$_2$O-Zufuhr beenden mit dem Operationsende
- Aufforderung zur Spontanatmung
- Muskelrelaxans- bzw. Opiatantagonisierung bei Bedarf
- Extubation bei suffizienter Eigenatmung

Postoperative Schmerzbehandlung
- 2 ml ≙ 15 mg Piritramid

tion zur Opioidgabe gegeben. Der präoperative systolische Blutdruck entspricht hierbei dem Wert, der bei der Patientenaufnahme vor der Prämedikation gemessen wurde, bzw. es ist der niedrigste Wert von 3 sukzessiven Messungen im Einleitungsraum.

2. Jegliche Herzfrequenzzunahme, die einen Wert von 90 min übersteigt, vorausgesetzt, daß keine Hypovolämie vorliegt.

3. Abwehrbewegungen des Patienten inklusive Schlucken, Husten, Mimik oder Öffnen der Augen.

4. Vegetative Zeichen für eine inadäquate Narkosetiefe wie Tränenfluß, Rubiosa oder Schwitzen.

12.3.3.1 Klinische Erfahrungen mit dem „On-top-Einsatz" von Alfentanil bei der Neuroleptanästhesie

Theoretisch kann eine zusätzliche Alfentanildosis, „on top" einer Neuroleptnarkose mit Fentanyl verabreicht, einen Einfluß auf die Atmung ausüben. Denn beide Opioide interagieren mit den gleichen Rezeptoren, so daß die Möglichkeit einer Wirkverlängerung gegeben ist. In einer kontrol-

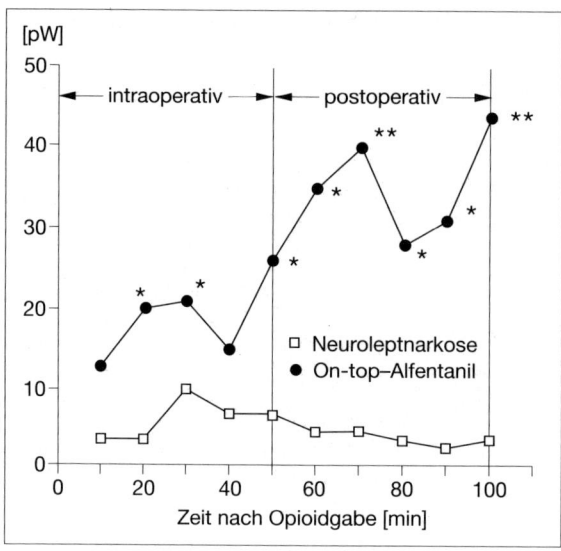

Abb. 12.9. Gegenüberstellende mittlere Leistung (pW) im schnellen Frequenzbereich β des EEG (13–30 Hz) nach „On-top-Alfentanil" bzw. Fentanyl während und nach einer Neuroleptnarkose (Signifikanzniveau zwischen beiden Gruppen * p < 0,05, ** p < 0,01. (Nach Freye 1986)

lierten Untersuchung wurde die Wirkung von „On-top-Alfentanil" im Vergleich zu Fentanyl als letzte Opiatdosis während der klassischen Neuroleptnarkose dahingehend untersucht, wie lang und inwieweit sich zentrale Wirkeffekte im EEG niederschlagen (Freye 1986). Diese Form des Nachweises zentraler Wirkungen von Opioiden erscheint insofern von Bedeutung, da Fentanyl und auch Alfentanil eine Verlangsamung der EEG-Aktivitäten zur Folge haben (Sebel 1981; Scott 1985) und die verschiedenen EEG-Leistungsspektren (α, β, ϑ, δ) ein An- bzw. Abfluten zentraler Wirkungseffekte offenbaren.

Zwei vergleichbare Gruppen von Patienten, die sich abdominellen, orthopädischen oder urologischen Eingriffen unterziehen mußten, erhielten entweder Alfentanil (10 μg/kg) oder Fentanly (1,5 μg/kg) als Opioid in den letzten 50 min vor Operationsende, wenn nozizeptive Reize unterdrückt werden mußten. Da sich eine Vigilanzänderung in den schnellen Leistungsanteilen des EEG, α (8–13 Hz) und β (13–30 Hz), niederschlägt, ließen sich sowohl die intra- als auch die postoperativen zentral induzierten Effekte kontinuierlich ableiten und in Form sog. EEG-Leistungsspektren darstellen (Neurotrac, Fa. Interspec Medical/WI, USA). Alle Patienten hatten bei gleicher Prämedikation (Atropin, Pethidin und Promethazin) und gleicher Einleitung (Etomidat 0,3 mg/kg gefolgt von Droperidol 140 μg/kg) eine initiale Fentanyldosis von 5 μg/kg erhalten. Alle Patienten wurden mit N_2O/O_2 (2:1) normoventiliert, und zusätzliche Fentanyldosen wurden bei Bedarf verabreicht. Postoperativ wiesen die Patienten, bei denen Alfentanil als letzte Opioiddosis eingesetzt wurde, ein signifikant höheres Vigilanzniveau auf. Dies wird in Abb. 12.9 deutlich, in der die mittleren Leistungsveränderungen im Frequenzbereich β des EEG sowohl 50 min vor wie auch nach Beendigung der Narkose dargestellt sind.

Tabelle 12.6. Postoperative Atemminutenvolumina (l/min ± SEM) bei der On-top-Alfentanil- und der Neuroleptgruppe (je 10 Patienten)

Postoperative Zeit	On-top-Alfentanil	Neuroleptnarkose
(t)	[l/min ± SEM]	[l/min ± SEM]
10	5,1±0,5	5,4±0,8
20	6,4±0,6	6,3±8
30	5,9±0,5	5,5±1,1
40	5,4±0,5	4,6±1,5
50	5,9±0,6	5,0±1,5

Eine postoperativ schnellere Zunahme der Leistung im β-Band war, im Gegensatz zur klassischen Neuroleptnarkose, bei der On-top-Alfentanilgruppe vorhanden. Der Anstieg der Leistung im β-Band des EEG wies auf ein höheres Vigilanzniveau hin. Neben diesem im EEG sichtbaren Unterschied zwischen beiden Gruppen, war die On-top-Alfentanilgruppe auch durch eine schnellere Erholung der Atmung charakterisiert, ein Effekt, der sich im Vergleich zur Neuroleptgruppe in einem höheren Atemminutenvolumen niederschlug (Tabelle 12.6).

Obgleich die therapeutische Dosis von Alfentanil, die üblicherweise notwendig ist, um einen nozizeptiven Reiz ausreichend zu blockieren, bei unprämedizierten Erwachsenen im Bereich von 40±20 µg/kg liegt (Nauta 1982; McDonnell 1982), ist doch die On-top-Dosierung von nur 10–15 µg/kg als ausreichend anzusehen. Denn im Organismus liegen noch Restkonzentrationen von Fentanyl vor, und die Analgesie wird mit N_2O komplettiert (Abb. 12.10).

Trotz der On-top-Alfentanilgabe hat dieses zusätzliche Opioid keinen Einfluß auf die Metabolisierung und damit auf den verbleibenden Plasmafentanylspiegel. Denn in beiden Gruppen war ein ähnlicher Konzentrationsabfall nachweisbar (Abb. 12.11).

Neben den Effekten von Alfentanil auf das EEG kann im somatosensorisch evozierten Potential (SEP) die kurze „dynamische Halbwertszeit" bzw. der Wirkungseffekt des Opioids in der „Biophase" des Opioids, dem

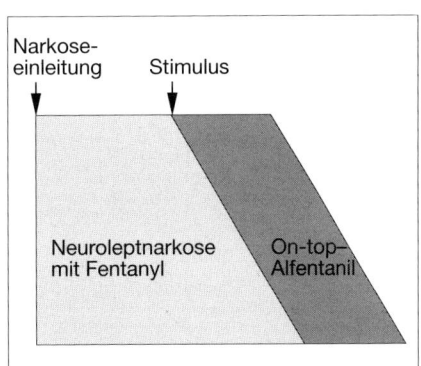

Abb. 12.10. Schematische Illustration zur Komplettierung der Analgesie im letzten Drittel einer Neuroleptnarkose mit Hilfe der On-top-Gabe von Alfentanil

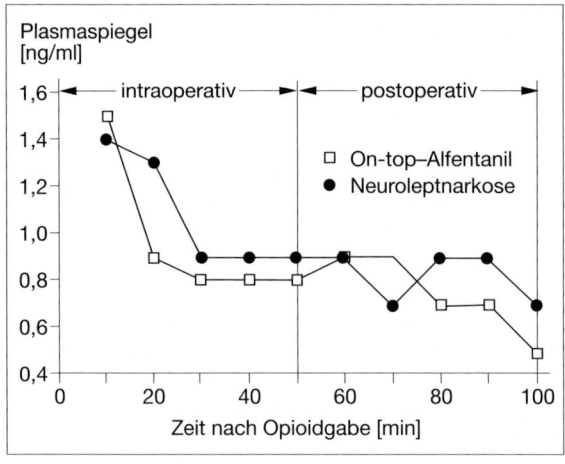

Abb. 12.11. Plasmakonzentrationsverlauf von Fentanyl bei der On-top-Alfentanil- und der Neuroleptgruppe. (Nach Freye 1986)

eigentlichen Wirkort im ZNS (Shafer 1991), demonstriert werden. Da das SEP ein zuverlässiger Maßstab für die individuelle Schmerzverarbeitung eines Patienten darstellt (Chapmann 1982); kann es auch zur intraoperativen Beurteilung der Blockade afferenter Schmerzimpulse, d.h. der Besetzung der Rezeptoren mit Opioiden, herangezogen werden (Freye 1989). Ein repräsentatives Beispiel (Abb. 12.12) zeigt die Veränderung der Amplitudenhöhe im Peak 5, ca. 100 ms nach dem Reiz. Nach der Narkoseeinleitung mit Etomidat, gefolgt von Droperidol und Fentanyl, ist die Amplitudenhöhe (μV) zum Ausgangswert deutlich abgefallen. Gegen Ende der Narkose steigt die Amplitudenhöhe als Zeichen einer ungenügenden Blockade und vermehrt eintreffender, afferenter Reizimpulse im Kortex wieder an. Dieser Anstieg wird durch die On-top-Gabe von 10 µg/kg Alfentanil unterbrochen. Die Amplitude hat 40 min nach der On-top-Injektion fast wieder ihren alten Ausgangswert erreicht, die Wirkung des Analgetikums ist abgeklungen. Der Patient weist jetzt ein Atemminutenvolumen von 9,5 l/min auf und kann extubiert werden.

So spiegelt sich sowohl in den EEG-Powerspektren als auch im ereigniskorrelierten evozierten Potential (SEP) die wechselnde In-vivo-Rezeptorbesetzung im ZNS wider. Speziell das SEP reflektiert hierbei die momentane Blockade sensorischer Afferenzen, die von der jeweiligen Anzahl der besetzten Opiatrezeptoren abhängt.

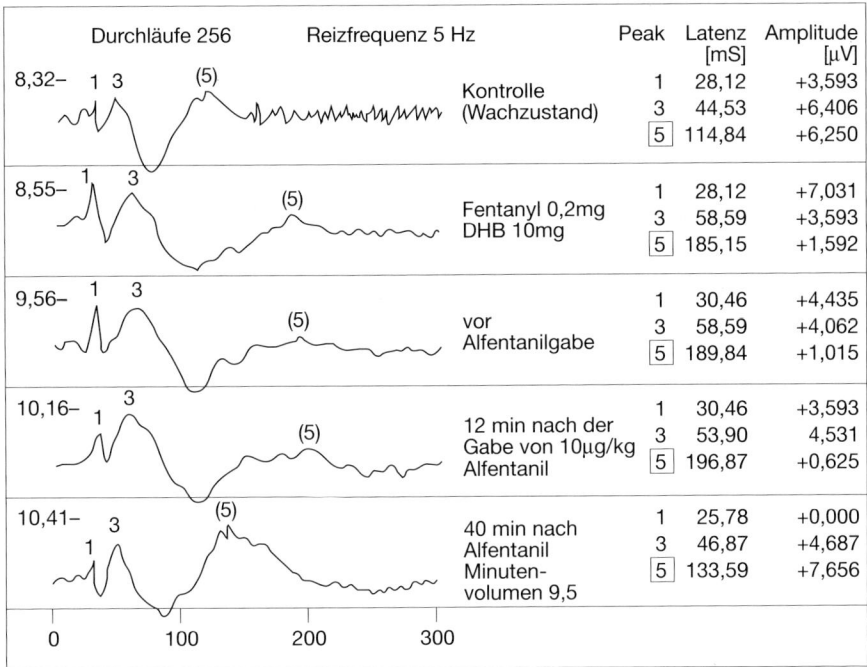

Abb. 12.12. Die somatosensorisch-evozierten Potentiale *(SEP)* bei einer Neuroleptnarkose vor und nach der On-top-Gabe von Alfentanil. (Nach Freye 1985)

12.4 Opioide zur Narkose mit volatilen Anästhetika

Der Versuch, die 4 Grundkomponenten der Anästhesie (Analgesie, Hypnose, vegetative Dämpfung, Muskelrelaxation) mit einem einzigen Anästhetikum zu gewährleisten, führt zwangsläufig zu einer erheblichen Überdosierung. So müssen die volatilen Anästhetika bei einer reinen Inhalationsnarkose sehr hoch dosiert werden, da sie nur geringe analgetische Eigenschaften aufweisen; der Patient wird eher „betäubt". Ziel der Kombinationsnarkose war es deshalb von jeher, die einzelnen Komponenten der Anästhesie mit spezifischen, hochwirksamen Substanzen auszulösen und von jedem Medikament nur seine Hauptwirkung auszunutzen. Insbesondere ist hierbei die analgetische Wirkkomponente immer mehr in den Mittelpunkt gerückt. Denn hierdurch werden gezielt nozizeptive Afferenzen blockiert, sie erreichen nicht das limbische System, gleichzeitig jedoch werden vitale Funktionen kaum beeinflußt (Abb. 12.13).

Durch eine Kombination mehrerer Anästhetika können vergleichsweise niedrigere Dosierungen gewählt werden, die eine für den Patienten schonende Narkose bei gleichzeitig guten Arbeitsbedingungen des Operateurs

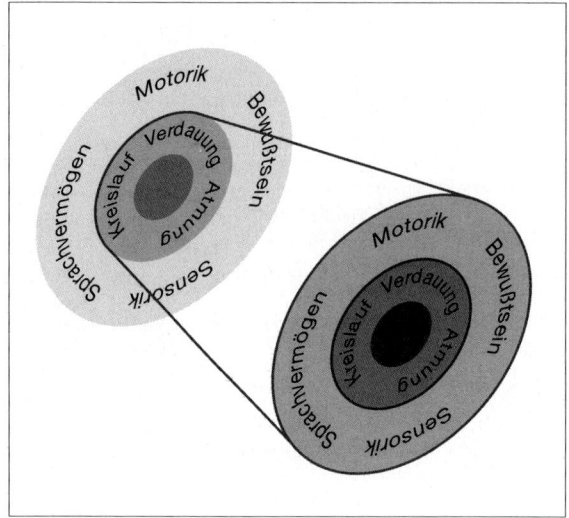

Abb. 12.13. Das limbische System, das nicht mit Logik und Intelligenz ansprechbar ist, hat die Aufgabe, vitale Funktionen, u.a. auch die Schmerzverarbeitung, aufrechtzuerhalten. Bei einer opioidgestützten Narkose werden die Störeffekte von seiten der subkortikalen Zentren eliminiert, ohne die Vitalfunktionen zu beeinflussen

gewährleisten. So zeigen verschiedene Untersuchungen, daß sich der MAC-Wert der Inhalationsanästhetika bei Verwendung potenter Analgetika erheblich reduzieren läßt (Dumas 1984; Stanley 1982; Murphy 1982) (Abb. 12.14).

Heute wird bei der Kombinationsanästhesie oder „balanzierten Narkosetechnik" die Analgesie durch potente Analgetika wie Fentanyl, Sufentanil und Alfentanil, die Hypnose durch Inhalationsanästhetika oder i.v.-Hypnotika (Propofol) in niedrigen Konzentrationen, die Muskelrelaxation durch kompetitive bzw. nichtkompetitive Muskelrelaxanzien und die neurovegetative Dämpfung durch Neuroleptika wie Droperidol oder Benzodiazepine erzielt (Ismaily 1987; Hartung 1988; Skubella 1989; Clark 1987; De Lange 1982; Brizgys 1985).

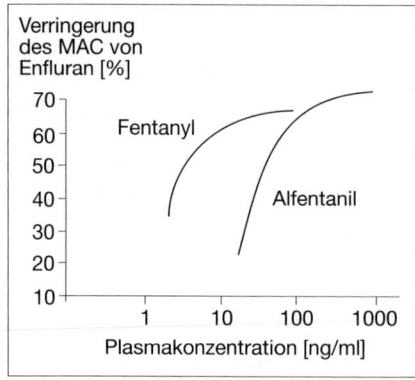

Abb. 12.14. Gegenüberstellende Verringerung der MAC-Werte von Enfluran nach zusätzlicher Fentanyl- bzw. Alfentanilgabe. (Nach Murphy 1982; Dumas 1984)

Die praktikable Vorgehensweise zeigt die folgende Übersicht.

Durchschnittliche Dosierung von Anästhetika in der Kombinationsnarkose bei einem 70 kg schweren Patienten bei Eingriffen von mindestens 2 h Dauer

Prämedikation:	1–3 ml Thalamonal bzw. ein Benzodiazepin in üblicher Dosierung;
Einleitung:	5,0–7,5 mg Dehydrobenzperidol, 0,3–0,4 mg Fentanyl oder 40 µg/70 kg Sufentanil, Präcurarisierung mit z.B. 0,75 mg Vecuronium, 0,2–0,3 mg/kg Etomidat, Beatmung mit Sauerstoff über Maske, 1 mg/kg Succinylcholin, Intubation;
Aufrechterhaltung:	maschinelle Beatmung mit N_2O/O_2 im Verhältnis 2:1 und 0,3–0,8 Vol.-% Enfluran. Nachinjektion von Fentanyl, Sufentanil bzw. einem Muskelrelaxanz nach Bedarf

Bei dieser Vorgehensweise, bei der eine ausreichende Blockade aufsteigender nozizeptiver Afferenzen im Vordergrund steht, werden die Nebenwirkungen hoher Konzentrationen von Inhalationsanästhetika wie z.B. Blutdruckabfall und Arrhythmien vermieden. Dabei gewährleistet die niedrige Konzentration des Inhalationsanästhetikums jedoch eine adäquate Schlaftiefe (Abb. 12.15).

Die initial hohe Dosierung des Analgetikums Fentanyl bzw. Sufentanil schützt den Patienten vor kardiovaskulären und hormonellen Auswirkungen des Intubationsreizes und erzeugt eine für die chirurgische Intervention notwendige Basisanalgesie. Droperidol ist vegetativ stabilisierend und auf-

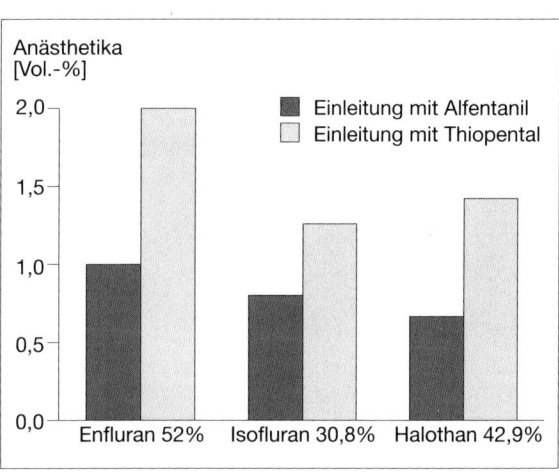

Abb. 12.15. Bei der Verwendung von Alfentanil während einer Narkose mit volatilen Anästhetika kommt es zu einer deutlichen MAC-Reduktion. Ähnliche Effekte lassen sich auch bei wiederholter intraoperativer On-top-Alfentanilgabe nachweisen. (Nach Smith 1985; Stanley 1982)

grund seiner starken antiemetischen Eigenschaft wirkt es der postoperativen Übelkeit und dem Erbrechen entgegen. Postoperativ ist noch eine Restanalgesie zu verzeichnen, so daß die Patienten nicht sofort Schmerzen empfinden. Auch das nach einer Inhalationsnarkose öfters zu beobachtende Kältezittern („shivering") wird durch eine Kombinationsnarkose deutlich reduziert. Bei den relativ geringen Dosen der einzelnen, gezielt eingesetzten Anästhetika werden die kardiovaskulären Parameter nur gering beeinflußt; die Methode zeichnet sich somit durch eine ausgeprägte Kreislaufstabilität aus.

12.5 Orale, transmuköse Prämedikation mit Fentanyl

Seit kurzem befindet sich eine orale Zubereitungsform von Fentanyl im Ausland auf dem Markt (Fentanyl Oralet; Fa. Abbott), die sich speziell zur Prämedikation ängstlicher Kinder und Erwachsener eignet. In Dosen zwischen 5–210 µg/kg Fentanyl Oralet kommt es beim Lutschen eines fentanylhaltigen, mit Glukose, Sacharose und Himbeergeschmack versetzten Lollies (200, 300 oder 400 µg Fentanylbase) zur sofortigen Aufnahme des Opioids über die Mundschleimhaut. Üblicherweise werden 25 % der Gesamtdosis von der Mundschleimhaut resorbiert, während die restlichen 75 % mit dem Speichel verschluckt werden, von denen wiederum 25 % nach dem First-pass-Effekt der Leber systemisch nachweisbar sind. Insgesamt besteht eine Bioverfügbarkeit von 50 % und die einsetzende zentral-sedative Komponente führt dazu, daß mit dem Lutschen aufgehört wird. Bei dem Patienten kann anschließend eine Vene punktiert und die Narkose eingeleitet werden. Die Zeitspanne, bis maximale Plasmakonzentrationen erreicht sind, beträgt im Mittel 23 min, während nach 15–30 min eine maximale Beeinträchtigung der Atmung zu erwarten ist. Erste atemdepressive Effekte treten jedoch früher ein. Erste analgetisch-sedative Effekte sind schon bei Plasmakonzentrationen zwischen 1–2 ng/ml innerhalb von 3–5 min nachweisbar, während eine tiefe Analgesie mit Plasmaspiegeln zwischen 10 und 20 ng/ml nach im Mittel 20–30 min zu erwarten ist. Vor Ausbildung einer vollen Atemdepression wird deshalb mit dem Lutschen aufgehört. Eine durch Fentanyl-Oralet induzierte Atemdepression hält jedoch mehrere Stunden an; insbesondere bewirkt die anschließende Verabreichung allgemeiner Anästhetika eine Wirkverlängerung, so daß, je nach Operationsdauer, mit einer überhängenden Wirkung gerechnet werden muß. Der Einsatz eines solchen Opioidlutschers sollte nur unter entsprechender klinischer Überwachung (Atemfrequenz, transkutane Sauerstoffsättigung) von einer Person durchgeführt werden, die sich in der klinischen Beurteilung von Opioideffekten und den Methoden zur Aufrechterhaltung der Atemwege und der Beatmung auskennt. Nur hierdurch ist eine dem klinischen Zustand angepaßte individuelle Dosierung möglich, und es werden Überdosierungserscheinungen vermieden.

12.6 Sufentanil als neues, wirkstarkes Opioid mit unterschiedlicher Wirkstruktur gegenüber Fentanyl

Da die Analgesie die wichtigste Komponente einer Narkose darstellt, werden naturgemäß nur solche Analgetika zur Anwendung kommen, die sich durch folgende Eigenschaften auszeichnen:

1. eine hohe analgetische Wirkstärke,
2. eine geringe Organtoxizität,
3. eine ausgeprägte kardiovaskuläre Stabilität,
4. einen schnellen Wirkungseintritt,
5. eine dosisabhängige Wirkdauer,
6. eine gute Antagonisierbarkeit,
7. keine Histaminfreisetzung,
8. eine große therapeutische Breite,
9. eine ausgeprägte neurovegetative Stabilisierung,
10. geringen Substanzmengen, die zu einer verminderten Leberbelastung führen.

Ausgehend von der molekularen Struktur des Pethidins, dem Piperidinring, sind in der Vergangenheit durch unterschiedliche Substituenten immer wirkstärkere Opioide synthetisiert worden. Diese zeichneten sich gleichzeitig durch eine immer größere therapeutische Breite aus. Diese Entwicklung in den Struktur-Aktivitäts-Beziehungen gipfelt in dem zentralen Analgetikum Sufentanil (Abb. 12.16), wobei folgende Beziehung für die Analgesie aufgestellt werden kann:

> Pethidin < Piritramid < Morphin < Dextromoramid < Phenoperidin < Alfentanil < Fentanyl < Sufentanil.

Während der Narkose muß der Neokortex zum Schlafen gebracht werden. Andererseits sollen aber nicht nur Schmerzempfindungen und Bewußtsein getrennt werden, sondern es sollen alle nozizeptiven Einflüsse, die der operative Eingriff ausgelöst und die vom Neokortex nicht beeinflußbar sind, in subkortikale Zentren wie dem limbischen Systems blockiert werden. Erst hierdurch kann eine Streßreaktion vermieden oder zumindest stark eingeschränkt werden. So ist es nicht von ungefähr, daß sich speziell diese Hirnregion durch eine dichte Anreicherung von Bindestellen für Opioide, den Opiatrezeptoren, auszeichnet (Pert 1973; Hong 1977). Durch das Opioid

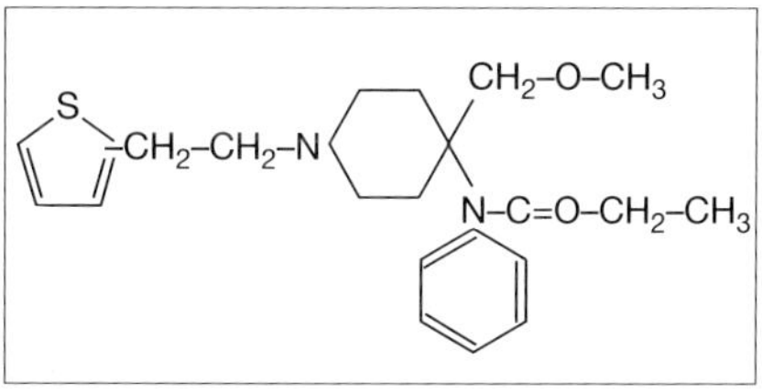

Abb. 12.16. Molekulare Struktur von Sufentanil, dem N-[4-Methoxymethyl)-1-(2-thienyl)-4-piperidinyl]-N-propionamid, an dem im Piperidinring eine Thienylgruppe substituiert wurde

werden alle aufsteigenden, nozizeptiven Erregungen in den synaptischen Ketten der sensorischen Nervenleitung auf ein Millionstel der ursprünglichen Aktivität vermindert.

12.6.1 Klinisch-pharmakologisches Wirkprofil von Sufentanil

Die hohe Rezeptorspezifität von Sufentanil, d.h. die optimale Paßform (Affinität) zum μ-Rezeptor (Leysen 1983); und die hohe intrinsische Aktivität am Rezeptor (Grad der Konformationsänderung) gehen mit einer großen analgetischen Wirkstärke und einer großen therapeutischen Breite einher. So besteht eine zum Morphin etwa 1 000mal größere analgetische Wirkpotenz und zu seinem Vorläufer, dem Fentanyl, eine 5- bis 7fach höhere Analgesie. Auch ist die therapeutische Breite (LD_{50}/ED_{50}), die sich letztendlich in der Klinik in einer größeren Sicherheitsbreite des Pharmakons manifestiert, von entscheidender Bedeutung. So beträgt die therapeutische Breite verschiedener Opioide beim Tier (Niemegeers 1976):

Pethidin	8,
Phenoperidin	39,
Morphin	71,
Dextromoramid	105,
Fentanyl	277,
Alfentanil	1 082,
Sufentanil	26 716.

Diese bemerkenswerte Eigenschaft wird durch die Tatsache ausgelöst, daß eine hohe intrinsische Aktivität am Opiatrezeptor vorliegt. Bei hoher intrinsischer Aktivität müssen geringere Substanzmengen verabreicht werden, um eine tiefe Analgesie zu erreichen, die Organtoxizität ist niedrig, so daß auch die Belastung des Leberstoffwechsels geringer ist. Selbst bei einer Überdosierung werden keine negativen Effekte von seiten des Kreislaufs, wie sie sonst von anderen Anästhetika her bekannt sind, zu erwarten sein.

12.6.1.1 Pharmakokinetische Charakteristika von Sufentanil

Sufentanil ist eine sehr lipophile Substanz (hoher Oktanol/Wasser-Verteilungskoeffizient), die bzgl. des Verteilungsvolumens (Vd), der terminalen Eliminationshalbwertszeit ($t_{1/2}\beta$) und der Plasmaclearance zwischen den Opioiden Alfentanil und Fentanyl anzusiedeln ist (Tabelle 12.7).

Aufgrund des geringeren Verteilungsvolumens kann sich, im Gegensatz zu Fentanyl, das Opioid Sufentanil nicht in dem Maße der Metabolisierung durch die Leber entziehen. Diese Eigenschaft schlägt sich letztendlich auch in einer kürzeren Eliminationshalbwertszeit und einer schnelleren Plasmaclearance nieder. Der ebenfalls zum Fentanyl größere Anteil nichtionisierter

Tabelle 12.7. Vergleichende pharmakokinetische Daten verschiedener Opioide untereinander. (Nach Hug 1984)

Opioid	Sufentanil	Fentanyl	Alfentanil	Morphin
Nichtionisiert [%]	20	8,5	89	23
Oktanol/Wasser-Verteilungskoeffizient	1 727	816	129	1,4
Proteingebunden [%] (pH 7,4)	92,5	84,4	92,1	30
Verteilungsvolumen (l/kg)	2,9	4,0	0,86	3,2
Eliminationshalbwertszeit [min; $t_{1/2}\beta$]	164	219	94	177
Plasmaclearance [ml/kg/min]	12,7	13,0	6,4	114,7

Moleküle spricht für eine kürzere Anschlagzeit, da nach der Injektion mehr
freie Wirksubstanz durch die Blut-Hirn-Schranke durchdringen und zu den
spezifischen Rezeptoren im ZNS gelangt (Freye 1991).

12.6.1.2 Der für eine Analgesie notwendige Plasmaspiegel von Sufentanil

Wichtige Unterschiede zwischen Sufentanil, Fentanyl und Alfentanil beste-
hen in den korrespondierenden Plasmaspiegeln, bei denen eine chirurgische
Analgesie besteht. So beträgt die untere Plasmakonzentration, bei der eine
Analgesie auftritt, für Sufentanil 0,4 ng/ml, für Fentanyl 2 ng/ml und für

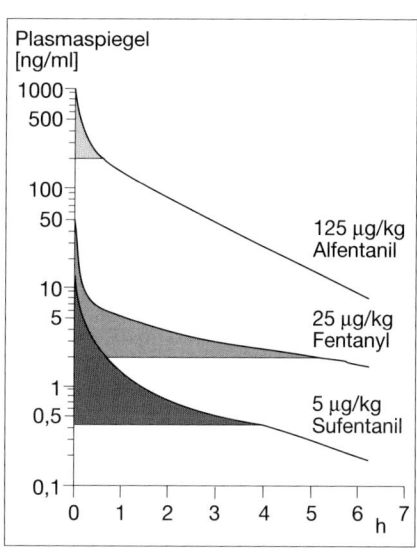

Abb. 12.17. Analgetische Plasmaspiegel
verschiedener Opioide im Vergleich untereinander

Alfentanil 200 ng/ml. Die analgetische Plasmakonzentrationen für Sufentanil liegen somit um den Faktor 5 niedriger als für Fentanyl bzw. 5 000mal niedriger als für Alfentanil (Abb. 12.17). Letztlich weist diese Tatsache auf die hohe intrinsische Aktivität von Sufentanil am Opiatrezeptor hin.

12.6.1.3 Metabolismus und Ausscheidung von Sufentanil

Der Hauptabbauweg findet in der Leber statt und besteht in einer O-Deme-thylierung und N-Dealkylierung. Die Metaboliten werden sehr rasch mit dem Urin ausgeschieden, in dem sich nur 1–2 % unverändertes Sufentanil nachweisen läßt. Die Metaboliten besitzen selber keine analgetischen Wirk-qualitäten (Meuldermans 1987).

12.6.2 Pharmakokinetik von Sufentanil bei Neugeborenen, bei Kindern und bei alten Patienten

Aufgrund der verminderten Enzymaktivität der Leber, einer verminderten Proteinbindung, dem größeren Anteil freier Wirksubstanz im Plasma beim Neugeborenen bzw. einer gesteigerten Enzymtätigkeit in den ersten Lebens-jahren bestehen in diesen Altersgruppen grundsätzliche Unterschiede in der Kinetik. Letztendlich schlagen sich diese Unterschiede in einer verlängerten bzw. verkürzten Eliminationshalbwertszeit ($t_{1/2}\beta$), Clearance und einer ver-längerten bzw. verkürzten Wirkdauer nieder (Meistelman 1987). Beim alten Patienten liegt dagegen aufgrund einer verminderten Proteinbindung ein größeres Verteilungsvolumen (Vd) vor (Tabelle 12.8, Abb. 12.18). Und obgleich die Clearance wie beim jungen Patienten ist, resultiert hieraus eine verlängerte terminale Eliminationshalbwertszeit mit einer verlängerten Wirkdauer (Matteo 1986; Spielvogel 1997).

Tabelle 12.8. Unterschiedliche Pharmakokinetik bei alten und jungen Patienten. (Nach Helmers 1986)

	Junge Patienten (n = 11)	Alte Patienten (n = 12)
Alter (Jahre)	29 ± 8	72 ± 6
$t_{1/2}\beta$ [min]	112 ±36	169 ±57**
Vd [l/kg]	2,35± 1,02	3,06± 0,95
Clearance [ml/kg/min]	20,8 ± 6,0	21,1 ± 4,6

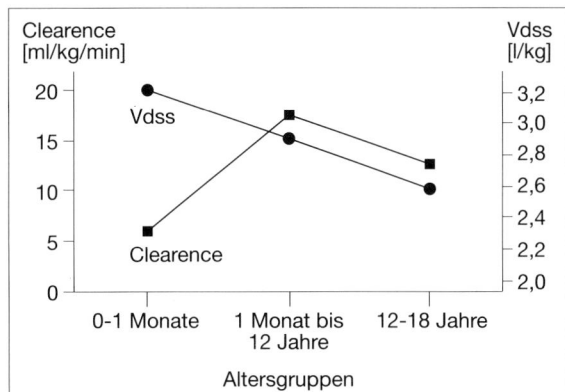

Abb. 12.18. Plasmaclearance Cl (ml/kg/min) und Verteilungsvolumen Vd (l/kg) beim Neonaten im Vergleich zum Kleinkind und Erwachsenen. (Nach Greeley 1986)

12.6.3 Kinetik von Sufentanil beim hyperventilierten Patienten

Beim hyperventilierten Patienten mit einem erhöhten pH-Wert (Alkalose) ist ebenfalls mit einer verlängerten Wirkdauer zu rechnen. Ursächlich kommt es durch die Alkalose zu einer Verschiebung zugunsten der ionisierten Form mit einer gesteigerten Membranpenetration in das Gewebe (Schwartz 1987). Praktisch ergibt sich hieraus die Notwendigkeit, eine höhere Ladedosis von Sufentanil einzusetzen, da nur die nichtionisierte Form die Blut-Hirn-Schranke zum ZNS durchdringen kann.

12.6.4 Sufentanil bei Patienten mit hepatorenaler Insuffizienz

Da die Nieren nur in einem beschränkten Maß an der Elimination beteiligt sind, ergibt sich bei einer Niereninsuffizienz keine direkte Dosisreduktion. Jedoch ist eine verlängerte Überwachungsperiode angezeigt, da eine Wirkverlängerung möglich ist (Davis 1988; Fyman 1988). Bei einer Leberfunktionsstörung ist mit einer signifikanten, bis zu 30 %igen Verlängerung der Elimination und einer daraus resultierenden längeren Wirkdauer zu rechnen. Ursache ist eine verminderte Clearance in Verbindung mit einer begrenzten Metabolisierung. Diese Ergebnisse stehen im Gegensatz zu Fentanyl, wo es nicht zu einer Verlängerung der Elimination kommt, und zu Alfentanil, wo Clearance und Elimination hochsignifikant eingeschränkt sind (Levron 1987).

12.6.5 Kinetik von Sufentanil beim übergewichtigen Patienten

Beim übergewichtigen Patienten liegt ein signifikant größeres Verteilungsvolumen (Vd) als beim normalgewichtigen Patienten vor. Obgleich die Clearance sich vom Normalgewichtigen nicht unterscheidet, ist doch, insbesondere bei langfristigen Eingriffen, aufgrund der verlängerten Eliminationshalbwertszeit mit einer verzögerten Erholung zu rechnen (Schwartz 1986).

12.6.6 Plazentagängigkeit von Sufentanil bei der Schwangeren

Aufgrund der hohen Lipophilie ist nach Sufentanil mit einer raschen diapla-
zentaren Passage zu rechnen, wobei eine Plasmabindung von 90 % beim
Feten im Gegensatz zu 79 % bei der Mutter vorliegt. Aufgrund der geringeren Proteinbindung beim Feten ist der Anteil der freien Wirksubstanz höher
(Meuldermans 1986). Dieser Effekt ist bei der Sectio caesarea zu berücksichtigen. Es wird deshalb empfohlen, Sufentanil erst nach der Abnabelung
des Kindes zu verabreichen, um eine evtl. postpartale Atemdepression beim
Neugeborenen zu verhindern. Sollte jedoch eine Sufentanilgabe vor der
Abnabelung unumgänglich sein, kann die Atemdepression mit Naloxon
neonatal rasch antagonisiet werden.

12.7 Pharmakodynamische Effekte von Sufentanil

12.7.1 Spezielle Pharmakologie

12.7.1.1 Sufentanil und Analgesie

Die große analgetische Wirkstärke von Sufentanil erklärt sich durch die
(Abb. 12.19):

– hohe Affinität (Paßform) zum Opiatrezeptor,
– hohe intrinsische Aktivität (Grad der Konformation).

Dieser ausgeprägte analgetische Effekt schlägt sich in einer besseren Unter-
drückung der Streßreaktionen auf den Schmerzreiz nieder. So bleiben die
Kreislaufparameter stabil, es kommt zu keiner Änderung im pulmonal-
arteriellen Druck (Flacke 1985) und es steigen speziell die Streßhormone
(Adrenalin, Noradrenalin, ADH, Vasopression II, Glukokortikoide und
Mineralokortikoide) kaum an (De Lange 1983; De Lange 1982).
   Auch induzierten 0,2 µg/kg Sufentanil im Vergleich zu äquipotenten
Dosen von Fentanyl (2 µg/kg) eine länger anhaltende Analgesie bei einer
kürzer andauernden Atemdepression (Verschiebung der CO_2-Rückat-
mungskurve) am Probanden (Abb. 12.20).

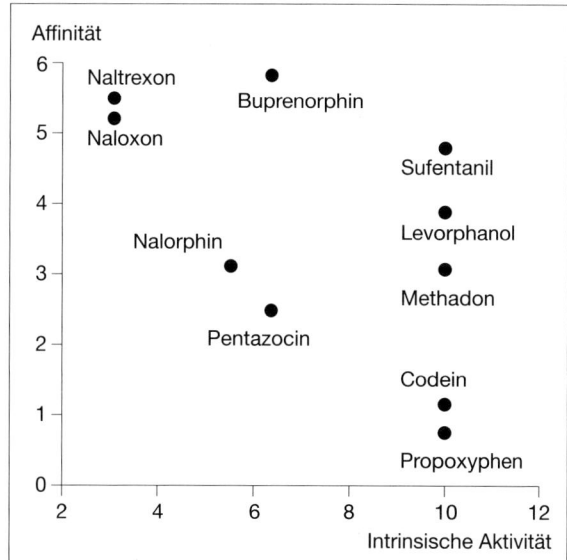

Abb. 12.19. Unterschiedliche Affinität und intrinsische Aktivität am Rezeptor verschiedener Opioide im Vergleich. (Nach Freye 1991)

12.7.1.2 Wirkungseintritt von Sufentanil

Die Geschwindigkeit, mit der Sufentanil seine Wirkung entfaltet, wird von Faktoren wie Lipophilie, Plasmaproteinbindung und Ionisationsgrad bestimmt. Während die Anschlagzeit von Alfentanil sehr nahe der von einem Barbiturat kommt, ist nach Sufentanil etwa die doppelte Zeit (4 min) anzusetzen (Abb. 12.21). Eine deutlich längere Anschlagzeit weist Fentanyl auf (5–8 min) und noch länger ist sie nach Morphin (>15 min).

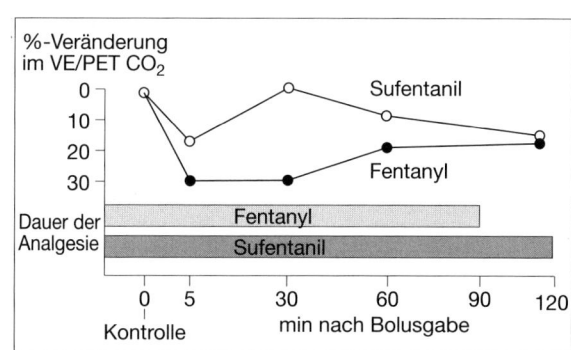

Abb. 12.20. Schmerzschwelle und Atemdepression nach äquianalgetischen Sufentanil- und Fentanyldosen. (Nach Bailey 1986)

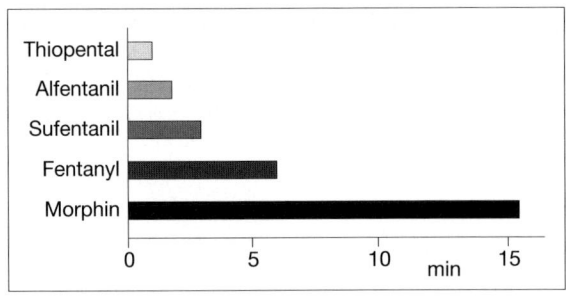

Abb. 12.21. Vergleichende Gegenüberstellung der Anschlagzeiten verschiedener Anästhetika. (Nach Sanford 1986)

12.7.1.3 Sufentanil und Atmung

Wie alle wirkstarken Opioide, so unterdrückt auch Sufentanil die Atmung dosisabhängig. Dem liegt ursächlich eine verminderte Ansprechbarkeit des Atemzentrums auf den Kohlendioxidpartialdruck sowie eine Deprimierung pontiner und medullärer Zentren, die die Atemfrequenz und das Atemzugvolumen regulieren, zugrunde.

Eine durch das Opioid ausgelöste Thoraxrigidität behindert sekundär die Atmung, indem Thoraxexkursionen durch den erhöhten Tonus der quergestreiften Muskulatur nicht mehr möglich sind. Im Gegensatz zu Fentanyl ist der atemdepressorische Effekt, bei noch bestehender Analgesie, jedoch deutlich kürzer (Flacke 1985; Bailey 1986) (s. auch Abb. 12.20). Auch nach der Injektion von Sufentanil sind rasch aufeinander folgende Reaktionsphasen zu beobachten:

1. Bradypnoe;
2. die Atmung wird nur durch Reize (optisch, akustisch nozizeptiv) ausgelöst;
3. Kommandoatmung;
4. totale Apnoe, wo eine Beatmung notwendig wird.

Die gemeinsame Verwendung von Sufentanil mit anderen zentral angreifenden Pharmaka wie volatile Anästhetika, Barbiturate, Neuroleptika, Hypnotika und insbesonders die Benzodiazepine führt zu einer Verstärkung und Verlängerung des atemdepressorischen Effektes. Besonders jedoch ist der atemdepressorische Effekt beim Neonaten, beim alten Patienten, beim Patienten mit einer kachektischen Erkrankung, bei einer vorbestehenden Lungenerkrankung, bei einer Hypoproteinämie, bei einer Hypothermie, bei einer Alkalisierung des Blutes mit Pufferlösungen sowie durch die Gabe von Antihypertensiva, Antidepressiva (MAO-Hemmer), Lithium und Zytostatika verlängert (Freye 1991). In solchen Fällen ist eine Dosisangleichung erforderlich und der Patient bedarf der postoperativen Überwachung!

Eine durch Sufentanil ausgelöste Atemdepression kann in jedem Fall durch den Opiatantagonisten Naloxon bzw. den gemischten Agonisten/ Antagonisten Nalbuphin antagonisiert werden. Hierbei ist jedoch zu berücksichtigen, daß der atemdepressorische Effekt von Sufentanil länger als die Wirkdauer des Antagonisten ist, so daß, nach anfänglicher Normalisierung der Atmung, ein Reboundeffekt möglich ist. Hieraus leitet sich die Forderung ab, daß selbst nach erfolgreicher Antagonisierung bei dem Patient eine postoperative Überwachung gesichert sein muß. Um akute, durch den Antagonisten ausgelöste Umkehreffekte wie Hypertonie, Tachykardie und Erbrechen zu vermeiden, ist der Antagonist verdünnt (z.B. 0,4 mg Naloxon auf 10 ml Kochsalz) und fraktioniert (2 ml der verdünnten Lösung) zu verabreichen (s. Abb. 7.2, S. 46).

12.7.1.4 Hypnotischer Effekt von Sufentanil

Die δ-Aktivitäten (1–3 Hz) im EEG sind ein verläßlicher Parameter, etwaige hypnotisch-sedative Effekte eines Pharmakons zu objektivieren. So konnte in mehreren Untersuchungen nachgewiesen werden, daß im Gegensatz zu Fentanyl nach Sufentanil die δ-Leistung ausgeprägter ist (Bovill 1982; Bowdle 1988; Chi 1991). Dieser für Sufentanil vorteilhafte Effekt kann in der Einleitungsphase genutzt werden, bzw. es ist, im Gegensatz zu Morphin und Fentanyl, unter Sufentanil über keine intraoperativen Aufwachreaktionen berichtet worden. Abhängig von der Prämedikation und dem Zustand des Patienten liegt die schlafinduzierende Dosis für Sufentanil bei 3,5 μg/kg, für Fentanyl bei 20–50 μg/kg und für Alfentanl bei 120 μg/kg (de Lange 1982; Rosow 1984; Kugler 1977). Auch ist im Vergleich zu Fentanyl der größere hypnotische Effekt im δ-Band des EEG demonstrierbar, wo 5 μg/kg Fentanyl bzw. 1 μg/kg Sufentanil zur Intubation prämedizierter Patienten in der Kardiochirurgie keinen nach der Intubation vigilanzsteigernden Effekt offenbart (Abb. 12.22).

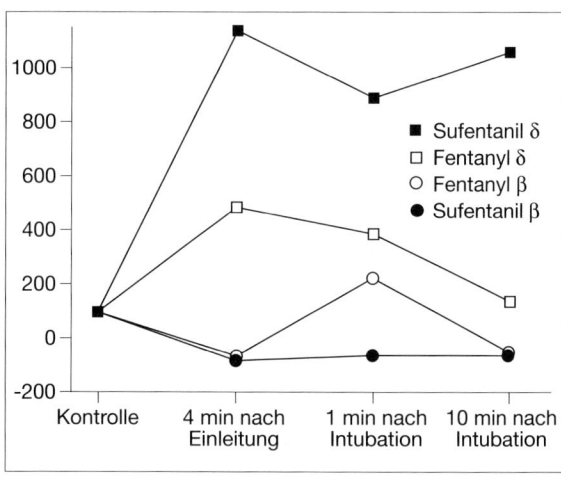

Abb. 12.22. Die zum Kontrollwert (100) relativen Veränderungen in den EEG-Powerspektren δ und β nach Sufentanil (1 μg/kg) bzw. Fentanyl (5 μg/kg) bei herzchirurgischen Patienten ($n = 40$). Durch Sufentanil wird eine bessere Blockade des Intubationsreizes erreicht, da nach Fentanyl der nozizeptive Stimulus eine Zunahme im schnellen β-Band bewirkt. (Nach Freye 1993)

12.7.1.5 Muskuläre Rigidität nach Sufentanil

Ähnlich wie alle anderen wirkstarken Opioide kann auch Sufentanil eine muskuläre Rigidität, insbesondere des Körperstammes, auslösen (Brian 1987). Dieser Effekt ist klinisch in einer verminderten Compliance des Thorax meßbar (Freye 1986) und führt zu einer Erschwerung der Beatmung. Der Grad der muskulären Rigidität ist auch hier:

– dosisabhängig,
– besonders nach einer Bolusinjektion nachweisbar,
– vorzugsweise beim alten Patienten zu beobachten.

Die muskuläre Rigidität beruht nicht auf eine epileptogene Aktivität des Pharmakons, da im EEG keine „Spike-und-wave-Aktivitäten" nachweisbar waren (Katz 1988; Smith 1984).

Maßnahmen, die ergriffen werden können, um das Auftreten einer muskulären Rigität zu verhindern, sind

1. eine langsame Injektion,
2. eine „Präcurarisierung" mit einem kompetitiven Muskelrelaxans,
3. eine gleichzeitige Verabreichung von Sufentanil und einem Muskelrelaxans.

Eine einmal eingetretene muskuläre Rigidität läßt sich sofort durch die Gabe einer kleinen Menge von Succinylcholin (20–40 mg/70 kg) umkehren (Freye 1986).

12.7.1.6 Auswirkungen von Sufentanil auf die Magen-Darm-Peristaltik

Da das Intestinum auch mit Opiatrezeptoren ausgestattet ist (Plexus myentericus Auerbachii) (Paton 1957; Daniel 1959) und Sufentanil an diese peripheren Rezeptoren bindet, kommt es auch zu einer Hemmung der propulsiven Motorik. Dieser Effekt ist charakteristisch für alle Opioide (Freye 1988; Freye 1990) und ist mit einer konstipierenden Wirkung gleichzusetzen. Die Hemmung der propulsiven Motorik ist kurzfristig und hat für die postoperative Situation keine Bedeutung. Sie ist evtl. von Interesse, wenn auf der Intensivstation Sufentanil langfristig zur Analgosedierung eingesetzt wird. Hier kann jedoch eine gleichzeitige Verabreichung von DHB zur Förderung der Darmmotilität eher von Vorteil sein.

12.7.1.7 Auswirkungen von Sufentanil auf den Tonus des Sphincter Oddi

Abgeleitet aus den Ergebnissen mit Fentanyl ist anzunehmen, daß Sufentanil einen, wenn auch kürzeren Spasmus des Spincter Oddi auslöst (Vatshinsky 1985). Dieser Effekt kann mit Naloxon, Glukagon, Cholezystokinin und DHB neutralisiert werden (Krösen 1978; Lebovics 1986). Somit ist nach Sufentanil, in der Kombination mit DHB, eine Zunahme des Gallengangdrucks unwahrscheinlich.

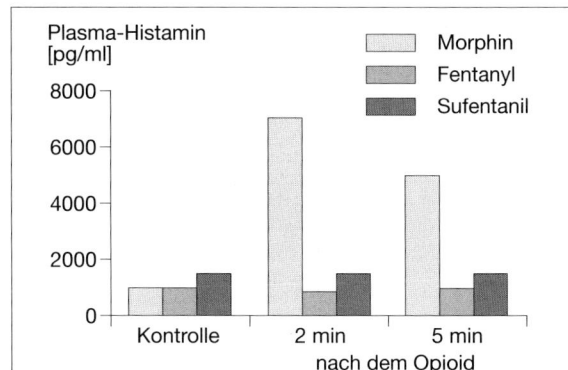

Abb. 12.23. Plasmahistaminspiegel nach Morphin, Fentanyl und Sufentanil. (Nach Rosow 1982; Rosow 1984)

12.7.2 Sufentanil und Histaminfreisetzung

Im Gegensatz zu Morphin und Pethidin kommt es nach Fentanyl und Sufentanil nicht zu einer Freisetzung von Histamin (Flacke 1987; Rosow 1984) (Abb. 12.23). Ein durch Sufentanil ausgelöster Blutdruckabfall beruht vielmehr auf eine Vasodilatation der Widerstandsgefäße, ist zentralen Ursprungs und wird besonders dann manifest, wenn eine lavierte Hypovolämie vorliegt.

12.8 Sufentanil in speziellen operativen Fachdisziplinen

12.8.1 Sufentanil in der Neurochirurgie

Steigende Dosen von Sufentanil (5, 10, 20, 40 und 80 µg/kg) führen, ähnlich wie nach Fentanyl, zu einem signifikanten Abfall des zerebralen Blutflusses (CBF) und des zerebralen Sauerstoffverbrauchs (CMRO$_2$) (Abb. 12.24). Diese Beziehung zwischen einer Verminderung des Sauerstoffbedarfs und des zerebralen Blutflusses entspricht dem einer Isoflurannarkose bei Patienten, die sich einer Karotisendarteriektomie unterzogen haben (Young 1988).

Der vorteilhafte Effekt von Sufentanil auf das Gehirn läßt sich in einer Turgorabnahme der weißen Hirnsubstanz bei kraniotomierten Patienten unter Basisisofluran-N$_2$O/O$_2$-Relaxansnarkose nachweisen. Sufentanil (0,3 µg/kg) mit anschließender kontinuierlichen Infusion (0,1 µg/kg/h) und einem p$_a$CO$_2$ von 28 mm Hg, führte, im Vergleich zum Kochsalz, zu einer geringeren Protusion von Hirngewebe, einem verminderten Hirnzellturgor und einer geringeren Hirngefäßfüllung (Abb. 12.25).

Naloxon als spezifischer Antagonist von Sufentanil ist beim neurochirurgischen Patienten kontraindiziert. Es steigert die zerebrale Durchblutung,

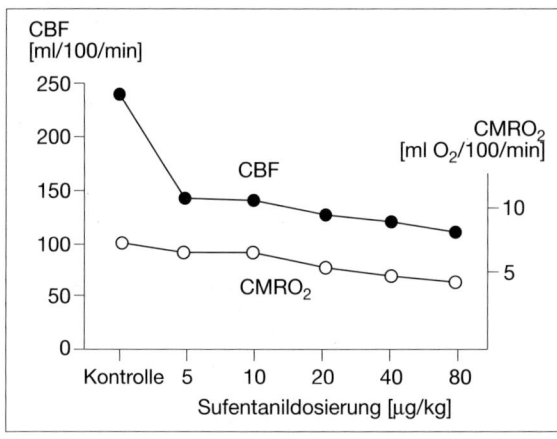

Abb. 12.24. Einfluß von Sufentanil auf den zerebralen Metabolismus und die Durchblutung: *CBF* zerebraler Blutfluß; *CMRO₂* zerebraler Sauerstoffbedarf. (Nach Keykhah 1985)

hebt den zerebralen Sauerstoffbedarf signifikant an und über Nausea und Erbrechen wird der intrakranielle Druck gesteigert.

Obgleich der zerebrale Sauerstoffverbrauch, der zerebrale Blutfluß und der intrakranielle Druck am Tier nach Sufentanil eine Abnahme bzw. keine Veränderung aufweist (Werner 1992; Milde 1990), liegen doch bei Patienten mit Schädel-Hirn-Trauma (SHT) andere Verhältnisse vor. Insbesondere ist die intrakranielle Compliance des Gehirns vermindert und es darf die Autoregulation der Hirngefäße auf unterschiedliche p_aCO_2-Werte durch das Anästhetikum nicht noch zusätzlich eingeschränkt werden. Somit ist es von außerordentlicher Bedeutung, welchen Einfluß die Anästhetika, die bei neurochirurgischen Eingriffen zum Einsatz kommen, auf die verschiedenen Hirnparameter haben. Nach 1 und 2 µg/kg Sufentanil konnten Weinstabl et al. (Weinstabl 1991) bei neurochirurgischen Patienten auf der Wachstation mit erhöhtem Schädelinnendruck (>20 mm Hg) eine Abnahme des zerebralen Perfusionsdrucks nachweisen, ein Effekt, der einen engen Zusammenhang zum mittleren arteriellen Blutdruck erkennen ließ. Der intrakranielle Druck dagegen wurde durch das Opioid nicht beeinflußt (Abb. 12.26).

Diese Ergebnisse stehen jedoch im Widerspruch zu den Ergebnissen anderer Autoren (Sperry 1992), die bei neurochirurgischen Intensivpatienten nach 0,6 µg/kg Sufentanil eine temporäre Zunahme des intrakraniellen

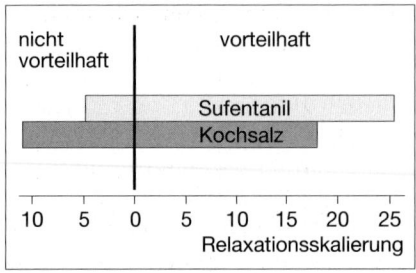

Abb. 12.25. Abnahme der Hirnmasse unter Sufentanil am kraniotomierten Patienten. (Nach Bristow 1987)

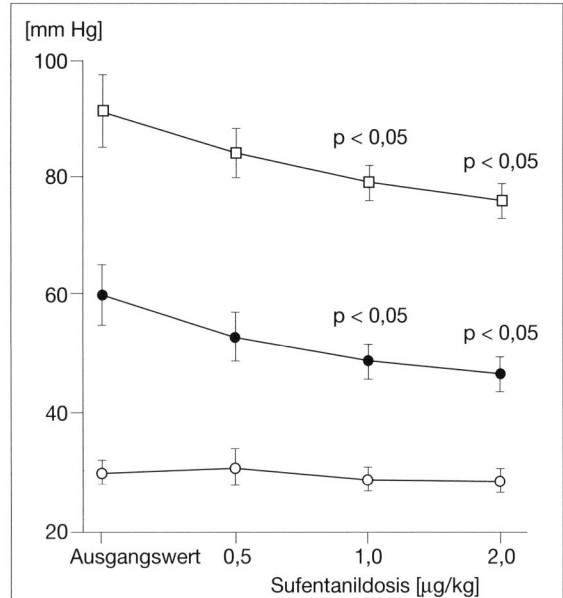

Abb. 12.26. Steigende Dosen von Sufentanil bei Patienten mit Hirndrucksymptomatik auf den mittleren arteriellen Druck, den zerebralen Perfusionsdruck und den intrakraniellen Druck (Mittelwert ± SEM). □ mittlerer arterieller Druck; —●— zerebraler Perfusionsdruck; —○— intrakranieller Druck

Drucks von im Mittel 7,1 mm Hg auf 13,2 mm Hg beobachteten. Gleichzeitig wurde ein signifikanter Abfall des mittleren arteriellen Drucks von im Mittel 92 mm Hg auf 82 mm Hg beobachtet. Diese widersprüchlichen Ergebnisse scheinen auf unterschiedliche intrakranielle Ausgangsdrücke zu beruhen. So ermöglicht ein erhöhter intrakranieller Ausgangsdruck mit einer noch bestehenden geringgradigen intrazerebralen Compliance eine Volumen- und Druckzunahme. Ein solcher Effekt ist bei Patienten mit deut-

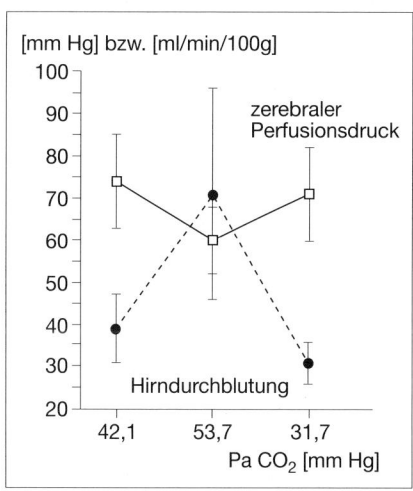

Abb. 12.27. Verhalten hirnphysiologischer Parameter unter Normo-, Hypo- und Hyperkapnie bei Patienten nach Sufentanil (Mittelwerte ± SD). Keine Einschränkung der Autoregulation der Hirngefäße. (Nach Stephan 1991)

lich erhöhtem intrazerebralen Druck nicht mehr möglich. Das Opioid führt jedoch unter solchen Umständen zu *keiner* nennenswerten Zunahme des intrakraniellen Drucks; es kommt auch nicht zu einer zusätzlichen Gefährdung neuralen Gewebes (Weinstabl 1991). Die Auswirkungen von Sufentanil bei neurochirurgischen Patienten machen aber auch deutlich, daß der zerebrale Perfusionsdruck eng mit dem mittleren arteriellen Blutdruck korreliert. Dies ist für den Patienten mit SHT (Schädel-Hirn-Trauma), der zur Operation ansteht, von Bedeutung. Das Opioid ist fraktioniert zu verabreichen, damit ein Abfall des arteriellen Mitteldrucks mit einer für das Gehirn grenzwertigen Verminderung der zerebralen Perfusion vermieden wird.

Von Bedeutung in der Neurochirurgie ist weiterhin die Reagibilität der Hirngefäße auf unterschiedliche CO_2-Spannungen im Blut, will man durch eine forcierte Hyperventilation eine Abnahme der Hirndurchblutung und einen damit einhergehenden Abfall des intrakraniellen Drucks therapeutisch nutzen. So zeigten Ergebnisse mit 10 µg/kg Sufentanil, gefolgt von 0,15 µg/kg/min, keine eingeschränkte Reaktion der Hirngefäße, Befunde wie sie auch von Fentanyl und Alfentanil her bekannt sind (Abb. 12.27).

12.8.2 Sufentanil in der Kardiochirurgie

In der Herzchirurgie ist die Phase der Intubation und Sternotomie durch starke vegetative und nozizeptive Reflexe charakterisiert. Da sich eine ungenügende Blockade dieser Nozizeption in einer Stimulierung kardiovaskulärer Parameter niederschlägt (Hypertonie, Tachykardie, Anstieg des pulmonalarteriellen Drucks, Anstieg des peripheren Widerstands, Zunahme des myokardialen Sauerstoffbedarfs), Effekte, die für den Herzpatienten von Nachteil sind, besteht die Forderung nach einem Anästhetikum ohne negativ-ionotrope Wirkung, jedoch ausreichendem analgetischen Wirkprofil und großer therapeutischer Breite. Speziell in solchen Fällen ist Sufentanil ein geeignetes Anästhetikum, da es aufgrund seiner vorteilhaften Charakteristika zu stabilen Kreislaufverhältnissen unter den verschiedensten anästhesiologischen und chirurgischen Manipulationen führt.

So ergab die Einleitung von Patienten mit KHK in der Kombination von Pancuromiumbromid (0,1 mg/kg) mit Sufentanil (5 µg/kg) im Gegensatz zu Fentanyl (25 µg/kg) und anschließender maschineller Beatmung (Luft/Sauerstoff = 50/50 %) keine nachteiligen Effekte auf den Kreislauf. Eine erneute Dosis von Sufentanil (2,5 µg/kg), vor der Hautinzision und vor der Sternotomie war in der Lage, den unter Fentanyl bekannten Anstieg im mittleren arteriellen Druck (MAP) und im linksventrikulären Schlagvolumenindex (LVSWI) zu verhindern (Abb. 12.28). Nach Fentanyl (12,5 µg/kg) waren dagegen signifikant höhere Kreislaufwerte nachweisbar, was auf eine ungenügende Blockade der nozizeptiven Afferenzen hinwies.

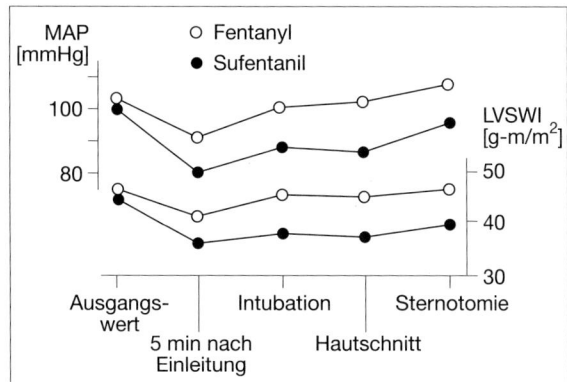

Abb. 12.28. Hämodynamische Veränderungen vor und während einer aortokoronaren Bypassoperation bei Patienten mit Sufentanil- bzw. Fentanylnarkose. (Nach Mathews 1988)

Hypertensive Reaktionen nach der Intubation sind speziell bei Herzpatienten nachweisbar und können nicht immer erfolgreich mit einem Opioid unterdrückt werden. Hierbei zeigte sich, daß die Inzidenz einer Hypertonie (28 % Blutdruckanstieg über den Wachzustand) während einer Sufentanil-, im Gegensatz zur Fentanylnarkose, signifikant geringer war. Dieser vorteilhafte Effekt schlägt sich auch darin nieder, wie oft der Vasodilatator Phentolamin zur Therapie einer Hochdruckkrise intraoperativ eingesetzt werden mußte. Denn nach Sufentanil (Gesamtdosis 13 µg/kg) brauchten die Patienten weniger oft Phentolamin bzw. Nitroprussid als nach Fentanyl (Gesamtmenge 122 µg/kg) (Abb. 12.29). Aufgrund dieser Ergebnisse kann dem Sufentanil eine, im Gegensatz zum Fentanyl, ca. 10fache stärkere Wirkung zugeordnet werden, die vegetativen Reflexe auf einen nozizeptiven Reiz zu blockieren.

Auch ist die Erholung der kardiochirurgischen Patienten nach einer Sufentanil-, im Gegensatz zu einer Fentanyl-O_2-Narkose, schneller (Abb. 12.30). So war bei mit Lorazepam prämedizierten Patienten nach Sufentanil

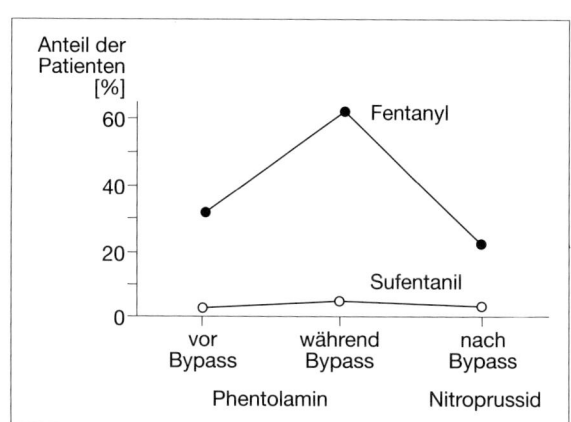

Abb. 12.29. Häufigkeit von Hochdruckkrisen bei Patienten während einer Bypassoperation mit Sufentanil-O_2 bzw. Fentanyl-O_2. (Nach de Lange 1982; Stanley 1988)

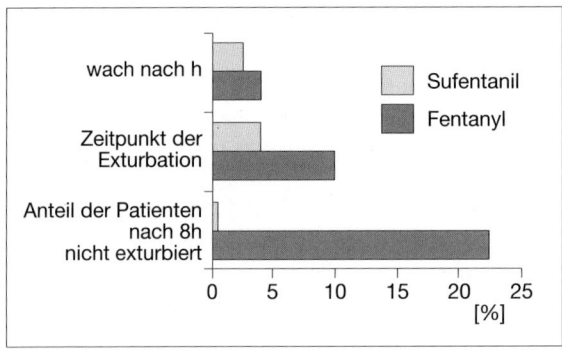

Abb. 12.30. Unterschiedliche Erholungszeiten bei Patienten nach Klappenersatz. (Nach Stanley 1988)

(Gesamtmenge 9,0 µg/kg) die Zeit bis zur Wiederkehr des Bewußtseins und die Zeitdauer bis zur Extubation kürzer als nach Fentanyl (Gesamtmenge 113 µg/kg).

12.9 Interaktionen von Sufentanil

12.9.1 Sufentanil und Inhalationsanästhetika

Charakteristischerweise kommt es bei der Kombination eines Opioids mit einem Inhalationsanästhetikum (Halothan, Enfluran bzw. Isofluran) zu einer dosisabhängigen MAC-Verringerung. Hierbei führen hohe Dosen von Sufentanil zu einer 60–70 %igen MAC-Abnahme. Beim Tier induzierte Sufentanil (1 µg/kg/min) eine bis zu 90 %ige MAC-Verringerung von Halothan (Hecker 1983). Im Vergleich zu Fentanyl bewirkt Sufentanil eine größere MAC-Reduktion von Enfluran (Abb. 12.31). Werden in der Klinik Inhalationsanästhetika mit Sufentanil gemeinsam verabreicht, kann die Dosierung der Gase deutlich reduziert werden.

12.9.2 Sufentanil und Muskelrelaxanzien

Die gleichzeitige Verabreichung von Sufentanil und Pancuroniumbromid führt, aufgrund der vagolytischen und sympathikomimetischen Effekte des Muskelrelaxans, zu einer Gegenregulation der üblicherweise nach dem Opioid auftretenden Bradykardie (Abb. 12.32). Dieser Effekt ist unter der kombinierten Gabe von Sufentanil und Vecuronium nicht nachzuweisen, da dieses Muskelrelaxans keine autonomen Effekte auslöst. Da die vagolytische Wirkung von Pancuroniumbromid den vagomimetischen Effekt von

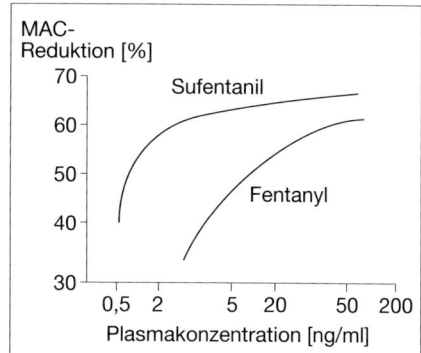

Abb. 12.31. Gegenüberstellung der MAC-Verringerung von Enfluran unter zusätzlicher Sufentanil- und Fentanylgabe. (Nach Murphy 1982; Hall 1987)

Sufentanil aufheben kann, ist diese Kombination überall dort indiziert, wo stärkere Blutdruckabfälle vermieden werden sollen. Denn bei der Kombination von Sufentanil mit Vecuronium bzw. Atracurium kann ein größerer Abfall des mittleren arteriellen Drucks und der Herzfrequenz als nach der Kombination von Sufentanil mit Pancuroniumbromid nachgewiesen werden (Abb. 12.32). Trotz des Abfalls im mittleren arteriellen Druck nach Sufentanil ist dies nicht als Hinweis für eine myokardiale Ischämie zu deuten (Cote 1991).

Da Succinylcholin von sich aus cholinerge Effekte mit Bradykardie auslösen kann, sind bei der gemeinsamen Verabreichung mit Sufentanil stärkere bradykarde Effekte zu erwarten. Eine durch Succinylcholin induzierte Kalium- und Histaminfreisetzung kann von sich aus schon zu Hypotensionen und Arrhythmien führen; der hypotensive Effekt erfährt bei gleichzeitiger Sufentanilgabe eine Verstärkung. Allgemein kann der hypotensive Effekt von Sufentanil jedoch durch eine langsame Injektionstechnik über 2 min oder eine fraktionierte Gabe verhindert werden.

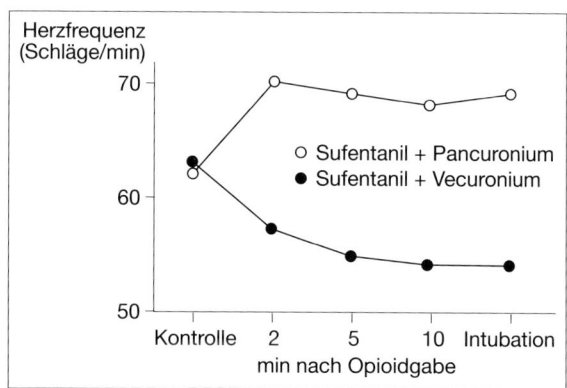

Abb. 12.32. Herzfrequenzverhalten nach der Kombination Sufentanil + Pancuroniumbromid bzw. Sufentanil + Vecuronium. (Nach Gravlee 1988)

12.9.3 Sufentanil und Barbiturate

Ein Barbiturat wie Thiopental in Kombination mit Succinylcholin allein für die Einleitung und Intubation verabreicht induziert einen signifikanten Anstieg von Herzfrequenz und systolischem Blutdruck. Da das Produkt aus beiden Parametern als ein Hinweis für den myokardialen Sauerstoffbedarf ($\dot{V}_m O_2$) angesehen werden kann, wurde er bei Herzpatienten während der Einleitungsphase bestimmt. Der myokardiale Sauerstoffbedarf stieg über den wachen Ausgangswert nicht an, wenn vor der Einleitung Sufentanil gegeben wurde. In Dosen von 0,5 µg/kg bzw. 1,0 µg/kg, bewirkte Sufentanil, vor dem Barbiturat in der Einleitungsphase gegeben, unter der endotrachealen Intubation eine bessere Blockade autonomer Reaktionen auf den nozizeptiven Reiz. Dies schlug sich in einem signifikant geringeren Anstieg der hämodynamischen Parameter nieder (Abb. 12.33). Auch kann und muß daran gedacht werden, daß eine gleichzeitige Opioidgabe die für eine Einleitung notwendige Barbituratdosis verringert. So betrug unter alleiniger Thiopentalgabe die Barbituratdosis bis zum Bewußtseinsverlust im Mittel 4,08 mg/kg KG. Bei zusätzlicher Sufentanilgabe (0,5 bzw. 1,0 µg/kg) konnte eine Verringerung der Barbituratdosis auf 1,99 mg/kg KG bzw. 1,32 mg/kg KG erreicht werden (Brizgys 1985).

Eine Narkoseeinleitung kann jedoch auch allein mit Sufentanil erfolgen. Dies ist besonders für den Koronarpatienten von Vorteil, wo der koronarvenöse Sinusblutfluß (CSF; ml/min) als Index der globalen myokardialen Perfusion, der mittlere systemische Blutdruck (MAP; mm Hg) und die Herzfrequenz (HR; Schläge/min) unter 20 µg/kg Sufentanil während der Intubation und nach Sternotomie nicht negativ beeinflußt werden (Abb. 12.34). Der Abfall im mittleren arteriellen Blutdruck wird von einem Abfall im myokardialen Sauerstoffbedarf begleitet. Hieraus ist abzuleiten, daß Sufentanil speziell für die Einleitung des Koronarpatienten vorteilhaft ist.

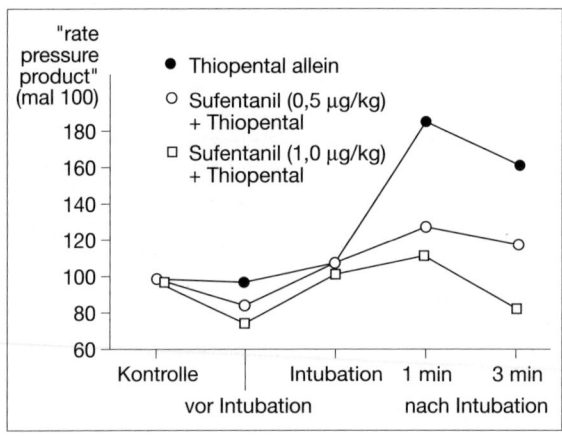

Abb. 12.33. Hämodynamische Effekte während der Narkoseeinleitung unter Thiopental mit und ohne Sufentanil. (Nach Brizgys 1985)

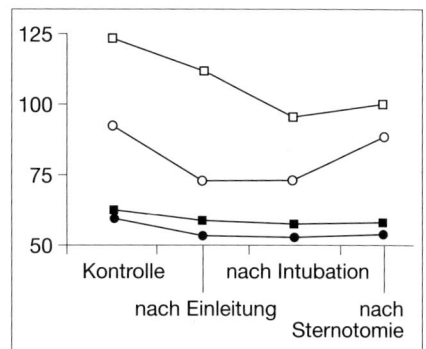

Abb. 12.34. Myokardiale Effekte unter der Einleitung mit Sufentanil. □–□ koronarer Sinusfluß; ○–○ MAP; ■–■ koronarvenöser Blutfluß; ●–● Herzfrequenz. (Nach Lappas 1985)

12.9.4 Sufentanil und β-Blocker

Patienten unter β-Blockertherapie benötigen für die Einleitungsphase weniger Sufentanil, und auch intraoperativ sind geringere Opiatmengen notwendig (Stanley 1982). Jedoch ist ein unterschiedlicher bradykarder Effekt nach Sufentanil zwischen Patienten mit und ohne β-Blockade nicht nachweisbar (Cote 1991).

12.9.5 Sufentanil und Kalziumantagonisten

Kalziumantagonisten bedingen schon allein eine Abnahme im peripheren Widerstand, ein Effekt, der einen Blutdruckabfall zur Folge hat. Werden jedoch Kalziumantagonisten zusammen mit Sufentanil verabreicht, so sind ausgeprägtere hypotensive Effekte zu erwarten (Estafanous 1986).

12.10 Postoperative Erholung nach Sufentanil

Ähnlich wie bei einer durch Fentanyl gestützten Narkose ist auch nach der intraoperativen Anwendung von Sufentanil mit einer im Vergleich zur Inhalationsnarkose verlängerten postoperativen Schmerzfreiheit zu rechnen. Im Gegensatz zu Fentanyl ist jedoch nach einer Sufentanilnarkose die Erholung deutlich schneller. Die Geschwindigkeit, mit der sich die kognitive Leistung der Patienten postoperativ wiederherstellte, konnte in einer Studie signifikant zugunsten von Sufentanil beantwortet werden. Denn nach einer durch Fentanyl (1,0 mg), Morphin (81,6 mg), oder Pethidin gestützten (662,7 mg) Narkose war die Erholung kognitiver Leistungen deutlich verlangsamt (Abb. 12.35).

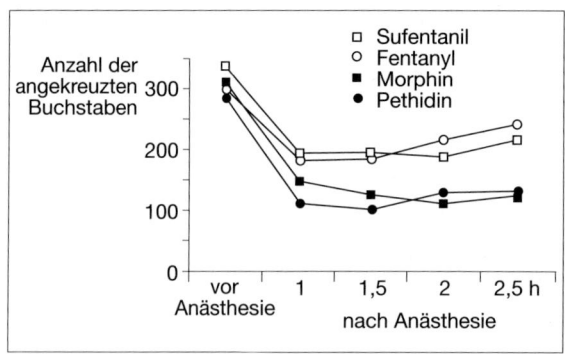

Abb. 12.35. Kognitive Leistung (Anstreichen von 2 Buchstaben) bei Patienten nach unterschiedlichen Opioidnarkosen. (Nach Ghoneim 1984)

Sufentanil, während der Narkose gegeben, hat aber auch postoperativ stabilere Kreislaufverhältnisse zur Folge. Dieser vorteilhafte Effekt unterscheidet sich deutlich von einer Inhalationsnarkose oder einer Narkose mit anderen Opioiden (Sanford 1986) und ist durch eine bessere Streßabschirmung sowie eine noch verbleibende Restanalgesie zu erklären.

Zur postoperativen Schmerzbekämpfung wird vorzugsweise mit einem Analgetikum aus der gleichen Reihe der Piperidine, Dipidolor, weitertherapiert (näheres s. Abschn. 10.3).

12.11 Toxikologie von Sufentanil

12.11.1 Akute Toxizität

Beim Tier führen Dosen, wie sie üblicherweise erst weit oberhalb der in der Anästhesie gebräuchlichen Konzentrationen verwendet werden, zu exzitatorischen Phänomenen mit Tremor, Konvulsionen und einer adrenergen Stimulierung, gefolgt von Tachykardie und Hypertension (De Castro 1979). Hierbei zeichnet sich Sufentanil, im Vergleich zu anderen Opioiden, durch eine hohe Sicherheitsbreite (LD_{50}/ED_{50}) aus. So scheint mit zunehmender analgetischer Wirkstärke auch die therapeutische Breite, insbesondere bei den Abkömmlingen der Fentanylserie, zuzunehmen (Tabelle 12.9).

12.11.2 Subakute Toxizität

Toxische Nebenwirkungen nach einmonatiger Applikation von Sufentanil konnten weder bei der Ratte noch beim Hund beobachtet werden. Als Zeichen einer chronischen Opioidaufnahme waren Ataxie, Rigidität, Miosis bzw. die Folgen einer verminderten Nahrungsaufnahme nachzuweisen.

Tabelle 12.9. Therapeutische Breite (LD_{50}/ED_{50}) verschiedener Opioide. Mit größerer Rezeptorspezifität und intrinsischer Aktivität ist auch eine größere therapeutische Breite zu erwarten, ein Effekt der auf weniger Nebenwirkungen, insbesondere von seiten des kardiovaskulären Systems hinweist. Carfentanil und Lofentanil sind nicht für den klinischen Einsatz geplant. (Nach De Castro 1979, 1982; Niemegeers 1976, 1981; Cookson 1983; Lagler 1978; Pircio 1976; Janssen 1971, 1984; Lewis 1983)

Pharmakon	Therapeutische Breite
Tramadol	3
Tilidin	3
Pentazocin	4
Pethidin	6
Piritramid	11
Methadon	12
Butorphanol	45
Morphin	71
Dextromoramid	105
Lofentanil	112
Fentanyl	277
Nalbuphin	1 034
Carfentanil	8 468
Alfentanil	1 080
Buprenorphin	7 933
Sufentanil	26 716

Letzteres war mit einer Thymushypoplasie, einer Atrophie des Uterus und einem Gewichtsverlust verbunden.

12.11.3 Teratologie

Bei der Ratte und dem Kaninchen hatte Sufentanil keine direkten Auswirkungen auf die Fertilität. Desgleichen konnten keine embryotoxischen oder teratogenen Effekte bei trächtigen Ratten beobachtet werden. Bei trächtigen Tieren kommt es jedoch, als Folge einer verminderten Nahrungsaufnahme, zu einem Gewichtsverlust, einem niedrigen Geburtsgewicht sowie einer Atemdepression bei den Neugeborenen. Sicherheitsstudien bei schwangeren Patientinnen stehen noch aus.

12.11.4 Pharmakologische Eigenschaften von Sufentanil

Sufentanil ist ein zentral wirksames Analgetikum, das aufgrund seiner ausgeprägten Wirkung zur Analgesie bei allen Narkoseformen, wie z.B. der Neuroleptnarkose, der Kombinationsnarkose mit volatilen Anästhetika und der TIVA (totalen intravenösen Anästhesie), und auch im Intensivbereich geeignet ist. Als selektiver Agonist besetzt es den Opiatrezeptor, wodurch

Tabelle 12.10. Vergleichende physikochemische Daten verschiedener Opioide untereinander, die sowohl die Anschlagzeit, die Verteilung als auch die Elimination beeinflussen. (Nach Hug 1984; Rosow 1984)

Opioid	Wirkstärke im Vergleich zu Morphin	Lipidlöslichkeit (Oktanol- koeffizient)	Eliminations- halbwertszeit $t_{1/2}\beta$ [min]	Nichtionisierte Anteile [%] bei pH 7,4
Pethidin	0,1	39	?	7,9
Morphin	1	6	224	24
Alfentanil	50	128	94	89
Fentanyl	300	816	219	9
Sufentanil	1 000	1 757	164	20

die im Hirn eintreffenden Schmerzimpulse unterdrückt werden. Es weist eine im Vergleich zu Fentanyl ähnliche antitussive, atemdepressorische und bradykarde Wirkung auf. Es hat jedoch, aufgrund der höheren Selektivität und Affinität zum Opiat-μ-Rezeptor, eine 5- bis 10mal größere analgetische Wirkstärke. Aufgrund eines doppelt so hohen Anteils nichtionisierter Moleküle im Blut und der zum Fentanyl doppelt so hohen Lipidlöslichkeit (Tabelle 12.10) durchdringt es nach i.v.-Injektion schneller und in größeren Mengen durch die Blut-Hirn-Schranke in das ZNS, so daß die Wirkung entsprechend rascher eintritt. Aufgrund des geringeren Verteilungsvolumens von 1,74 l/kg gegenüber Fentanyl mit 4,0 l/kg liegen mehr Anteile im zentralen Blutkompartiment vor, die sich der Biotransformation durch die Leber *nicht* entziehen können. Diese Tatsache schlägt sich in einer kürzeren Eliminationshalbwertszeit ($t_{1/2}\beta$) von 164 min gegenüber 219 min nach Fentanyl nieder (Tabelle 12.10), so daß überhängende atemdepressorische Effekte weniger wahrscheinlich sind.

12.12 Anwendungsgebiete von Sufentanil

Aufgrund der zum Fentanyl größeren analgetischen und hypnosedativen Wirkung, der größeren therapeutischen Breite, einer kürzeren Anschlagzeit (Sufentanil 2–4 min, Fentanyl 5–7 min) sowie der größeren Lipophilie ist es überall dort indiziert, wo ausgedehnte operative Eingriffe eine Blockade der Schmerzafferenzen und eine Optimierung der Streßabschirmung erfordern. Hierzu zählen insbesondere

– ausgedehnte abdominelle Operationen,
– Eingriffe am offenen Herzen,
– neurochirurgische und
– gefäßchirurgische Operationen

(de Lange 1982; Sebel 1982; Flacke 1985; Monk 1988; Helmers 1989; Stephan 1989).

12.12.1 Sufentanil für die peridurale Applikation

Bedingt durch die hohe Lipophilie von Sufentanil und einer hohen Diffusionsrate durch die Dura mater resultiert eine hohe Wirkstoffkonzentration im Rückenmark. Die gleichzeitige hohe Affinität zum Opiatrezeptor bewirkt, daß das Pharmakon zur postoperativen und chronischen Schmerztherapie Vorteile zu den anderen Opioiden aufweist (De Castro 1981). Hierzu zählen insbesondere die kurze Anschlagzeit und die lange Wirkdauer einer periduralen Sufentanilanalgesie (Näheres s. S. 132 ff.).

12.12.2 Dosierungsempfehlungen von Sufentanil für die Anästhesie

Folgende Dosierungsempfehlungen werden in Abhängigkeit von der Art und der Dauer des chirurgischen Eingriffs gegeben (Tabelle 12.11).

> Die Leitdosis von Sufentanil für eine mit N_2O supplementierten Narkose: $0,7\,\mu g/kg/h$ zu erwartende Operationsdauer.

Wird Sufentanil ohne N_2O nur mit 100 % O_2 und einem Muskelrelaxans verabreicht, so werden zur Einleitung Dosen von $0,8{-}3,0\,\mu g/kg$ empfohlen. Zur Narkoseunterhaltung sind, bei nachlassender Analgesie, $25{-}50\,\mu g/70\,kg$ nachzuinjizieren.

Bei der TIVA (totale intravenöse Anästhesie) kombiniert mit einem Hypnotikum und 100 % O_2 wird Sufentanil in einer Sättigungsdosis von $1\,\mu g/kg$ gegeben und anschließend kontinuierlich über einen Perfusor in einer Dosierung von $0,1{-}0,15\,\mu g/kg/min$ verabreicht. Hierbei ist besonders auf ein Einspareffekt bei dem sonst höher zu dosierenden Hypnotikum (Propofol oder Midazolam) hinzuweisen, eine Reduktion, die sich letztlich in einer deutlichen Kostenersparnis niederschlägt.

Bei der balanzierten Narkosetechnik mit einem volatilen Anästhetikum soll Sufentanil intial in einer Dosis von $0,55\,\mu g/kg$, die 1. Häfte zur Intubation, die 2. Hälfte vor dem Hautschnitt gegeben werden. Intraoperativ sollte die Volumenkonzentration des Gases deutlich reduziert werden (z.B. Isofluran 0,2 Vol-%), um am Ende der Operation keinen Überhang zu haben. Bei Bedarf wird Sufentanil in Dosen von $20\,\mu g/70\,kg$ zur Narkoseaufrechterhaltung gegeben.

Insbesonders ist bei der Anwendung von Sufentanil zur Narkose auf eine zu Beginn der Operation notwendige und fast obligate Sättigungsdosis hinzuweisen, die mehrere Vorteile bietet. Denn durch die Gabe einer ausreichend hohen Sättigungsdosis schon zu Beginn der Narkose

1. wird eine ausreichende Besetzung der Opiatrezeptoren und damit eine tiefe Analgesie schon zu Anfang garantiert, ein Effekt der auch in einen geringeren intraoperativen Opioidbedarf mündet;

Tabelle 12.11. Die für verschiedene Operationen empfohlenen Sufentanildosen bei einer durch N_2O gestützten Narkose. 50–70 % der Gesamtdosis von Sufentanil sollten vor der Intubation gegeben werden, der Rest vor dem Hautschnitt. (Nach de Lange 1982; Rosow 1984; Bovill 1982; Flacke 1985; Monk 1988; Helmers 1989; Stephan 1989, 1991)

Operations-dauer [h]	Operationstyp z. B.	Einleitungs-dosis [µg/kg]	Erhaltungsdosis [µg/Gesamtgewicht]
1–2	Hysterektomie Gallenblasenoperation Osteoxynthese	0,55– 1,0	Abhängig von den klinischen Zeichen 10–25
2–8	Endarteriektomie Kolektomie Nephrektomie Gastrektomie	1– 5,0	Abhängig von den klinischen Zeichen 10–25
4–8	Aortokoronarer Bypass Klappenersatz	4–10,0	Vor Sternotomie 5–10; abhängig von den klinischen Zeichen 25–50

2. wird die Intubation als starker nozizeptiver Reiz in genügendem Maße blockiert;
3. wird die Ausschüttung exzitatorischer Transmitter und eine daraus sich entwickelnde Verstärkung nozizeptiver Afferenzen (wind-up) schon vor dem Eintreffen der ersten Schmerzimpulse vermieden;

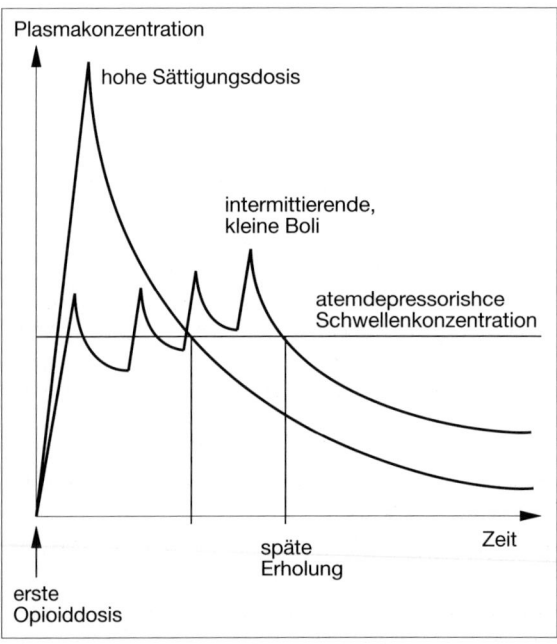

Abb. 12.36. Verschiedene Methoden der Opioidverabreichung in der Anästhesie und das Prinzip der hohen Sättigungsdosis. Zusammenfassend läßt sich feststellen, daß die große therapeutische Breite, die große analgetische Wirkstärke und die kurze Halbwertszeit von Sufentanil in einem zum Fentanyl rascheren Wirkungseintritt, besseren Blockade nozizeptiver Stimuli, stabileren intraoperativen Kreislaufverhältnissen, besseren Steuerbarkeit und Kürzeren Aufwachphase mit optimaleren postoperativen Verhältnissen.

4. muß am Ende der Operation der Patient, soweit in den letzten 45 min keine weiteren Opioide verabreicht worden sind, wegen Überhang weder nachbeatmet noch antagonisiert werden (Abb. 12.36);
5. wird schon während der Operation das Opioid durch die Leber metabolisiert und inaktiviert. Die in den peripheren Speichern anfänglich sich anreichernden Opioidmengen strömen schon intraoperativ in das Blutkompartiment zurück und entziehen sich somit nicht einer Metabolisierung;
6. kann die für eine Einleitung notwendige Dosis des Hypnotikums (Barbiturat oder Popofol) bis zu fast 50 % reduziert werden;
7. kann das bei einer balanzierten Narkosetechnik verwendete Narkosegas bis zu 50 % reduziert werden, da Sufentanil eine ihm eigene hypnotische Komponente beinhaltet;
8. muß einer ausreichenden Analgesie, wie vielerorts geübt, durch intermittierende Gabe nicht hinterhergelaufen werden. Es kommt hierbei nicht zur unnötigen Auffüllung peripherer Speicher (Haut, Muskulatur), aus denen in der postoperativen Phase das Pharmakon in das zentrale Blutkompartiment wieder zurückströmt und zentrale Wirkeffekte (Rebound) verursacht (Abb. 12.36).

12.12.3 Sufentanil zur Analgosedierung auf der Intensivstation

Der Anteil langzeitanalgosedierter Patienten beträgt in der operativen Intensivmedizin heute etwa 40–70 %, was aufgrund der langen Liegedauer dieser Patienten 60–85 % aller Behandlungstage entspricht. Eine suffiziente Analgosedierung ist daher zu einem zentralen Problem der operativen Intensivmedizin geworden. Sufentanil, ein Opioid mit der größten analgetischen Potenz, großer therapeutischer Breite ($LD_{50}/ED_{50} = 25\,000$), fehlender Organtoxizität und aufgrund der geringen Volumina einer nur geringen Organbelastung, kann sowohl für die Analgesie als Bolus ($0,7–0,8\,\mu g/kg$) als auch für die Langzeitanalgosedierung in Dosen bis zu $0,8–5,0\,\mu g/kg/h$ notwendig werden. Aufgrund der vergleichsweise zu Fentanyl größeren hypnotischen Komponente sind unter Sufentanil zusätzliche Sedativa und Hypnotika (Midazolam oder Flunitrazepam) und/oder ein Neuroleptikum (DHB) nur gelegentlich indiziert. Letzteres wird in besonderen Fällen zur Senkung des Gallengangdruckes, zur Förderung der Darmmotilität, bei psychomotorischen Erregungszuständen und als Antiemetikum eingesetzt. Benzodiazepine sollten nur bei Bedarf und zur Verbesserung des Tag-Nacht-Schlafrhythmus gegeben werden, weil die bei chronischer Anwendung von Opioiden zu beobachtende Dosissteigerung (auch bei Fentanyl) im Rahmen der Analgosierung um so höher ausfällt, je mehr Sedativa zusätzlich verabreicht werden. Als Erklärung wird eine benzodiazepinbedingte Enzyminduktion in der Leber und ein damit einhergehender rascherer Abbau von Sufentanil diskutiert. Einzelgaben zwischen $3–8\,\mu g/kg$ Sufentanil werden von beatmeten und auch von assistiert atmenden Patienten von seiten der Hämodynamik problemlos vertragen, vorausgesetzt, es liegt keine Hypovolämie vor, da es sonst zu einem Abfall des arteriellen Drucks kommt (Kröll 1991).

Initial wird Sufentanil so niedrig wie möglich dosiert, wobei 4 Ampullen Sufentanil (20 ml) plus 30 ml Kochsalz oder 4 Ampullen Sufentanil plus 20 ml Kochsalz plus 10 ml DHB in einer 50-ml-Perfusorspritze verwendet werden (näheres s. Kap. 21). Üblicherweise wird als Monosubstanz mit einer Sättigungsdosis von 1 µg/kg/h begonnen und anschließend mit Dosen von im Mittel 0,75 mg/kg/h weiterdosiert. Durch die Möglichkeit der individuellen Titrierung wird die Eigenatmung gefördert (Luger 1990; Kröll 1990). Die Dosis kann bei Bedarf gesteigert und sollte bei ausreichender Analgesie so früh wie möglich wieder reduziert werden (Kröll 1991; Kröll 1990; Mauritz 1993).

> Bei der Analgosedierung beatmeter Patienten wird Sufentanil in einer Dosis von 1 µg/kg/h verabreicht. In Dosen von 0,25–0,35 µg/kg/h kann Sufentanil auch beim spontanatmenden Patienten auf der Intensivstation eingesetzt werden.

Wesentlich ist das langsame Ausschleichen über 2–3 Tage, um Entzugsprobleme zu vermeiden. Werden jedoch im Rahmen der Langzeitanalgosedierung über mehr als 2 Wochen Gesamtdosen von mehr als 50 mg benötigt, so sind Entzugsprobleme unvermeidbar. Hohe Dosen von simultan verabreichtem Midazolam dürften hierbei prädisponierend wirken. Der Entzug stellt an sich kein Problem dar, da anstelle der Opioid-Benzodiazepin-Kombination in der letzten Behandlungswoche mit Hilfe des α_2-Agonisten Clonidin (Catapresan) eine oberflächliche Analgosedierung und Entwöhnung erfolgt (s. auch Abschn. 12.2.5). Die scheinbar so hohen Dosen von bis zu 10 mg/Tag, wie sie gelegentlich auf der Intensivstation verabreicht werden, sind dadurch zu erklären, daß

1. die Effekte einer Analgesie nicht ausreichend zu beurteilen sind, so daß eher im höheren Dosisbereich therapiert wird;
2. keine direkte Beziehung zwischen Plasmaspiegeln und dem klinischen Bild besteht. Eine Dosissteuerung anhand von sog. Wirkspiegeln ist nicht möglich, da der Plasmaspiegel nichts über die Rezeptorbesetzung aussagt;
3. Pharmakodynamik und insbesondere Pharmakokinetik von Therapeutika beim Intensivpatienten starken Schwankungen unterworfen sind durch
   – Enzymhemmung, -induktion;
   – Hypo-/Hyperperfusion der Leber mit einhergehenden unterschiedlichen Metabolisierungsraten;
   – Verschiebungen von Flüssigkeiten in den Extrazellulärraum, so daß das Pharmakon nicht mehr zur Verfügung steht;

– eine bestehende Hyper- oder Hypovolämie;
– künstliche Eliminationsverfahren.

Alle diese Faktoren können zur Erklärung herangezogen werden, wenn die bei einigen Patienten exzessiven Dosen von Sufentanil im Rahmen der Langzeitanalgosedierung Berücksichtigung finden. Es muß jedoch herausgestellt werden, daß selbst bei solchen hohen Dosierungen keine unerwünschten Nebenwirkungen von Sufentanil festzustellen sind.

> Im Rahmen der Analgosedierung soll der Patient die Dosis von Sufentanil erhalten, mit der nicht nur eine ausreichende, sondern eine gute Analgesie erreicht wird. Ein Ceilingeffekt besteht für Sufentanil nicht.

13 Besonderheiten der Opioidanwendung bei Kindern und Neugeborenen

Folgende Fehleinschätzungen und Fehlinformationen haben dazu geführt, daß Neugeborene im Vergleich zum Erwachsenen bei schmerzhaften Eingriffen lange Zeit unzureichend therapiert wurden (Anand 1985):

1. „Neugeborene haben weniger Schmerzrezeptoren in der Haut."
   Diese Behauptung kann neurohistologisch nicht bestätigt werden.
2. „Die schmerzleitenden Fasern beim Neugeborenen haben keine Myelinschicht und sind deswegen funktionslos."
   Diese Behauptung trifft neurofunktionell nicht zu, da die A_δ-Fasern im Vergleich zu den A_β-Fasern auch beim Erwachsenen nur eine dünne Myelinschicht aufweisen und die wichtigen schmerzleitenden C-Fasern überhaupt keine Myelinschicht haben.
3. „Das ZNS und insbesondere der Kortex ist unterentwickelt. Eine Schmerzperzeption kann nicht stattfinden."
   Neurofunktionell werden die Schmerzafferenzen in subkortikalen Zentren umgeschaltet, wodurch hormonelle und neurovegetative Abwehrmechanismen ausgelöst werden. Kortikale Hirnareale sind hierfür nicht notwendig.
4. „Die hohen körpereigenen Endorphinspiegel schützen den Neugeborenen vor Schmerzen."
   So ist zum einen das endorphinerge System beim Neugeborenen noch nicht voll ausgebildet und zum anderen wird eine körpereigene Endorphinproduktion erst durch den Schmerz angeregt. Diese reicht jedoch bei starken und stärksten Schmerzen zur alleinigen Schmerzkupierung nicht aus.
5. „Neugeborene haben noch keine Erinnerung an Schmerzreize."
   Diese Behauptung trifft ebenso für den Erwachsenen zu, da die Reaktion auf einen Schmerzreiz nicht unbedingt angelernt werden muß.

Es ist deshalb ein Aberglaube zu meinen, daß Säuglinge und Kleinkinder keine oder nur wenig Schmerzen empfinden. Zwar können Neugeborene und Kleinkinder ihr subjektives Schmerzempfinden nur vage ausdrücken, die objektive, nozizeptive Komponente kann aber sehr wohl als Nervenimpulse und humorale Reaktionen quantifiziert werden. So reagieren sie auf einen nozizeptiven Reiz mit Wegziehen der betroffenen Extremität und mit Schreien (Bauer-Miettingen 1984). Auch sind schon in der 22. Gestationswoche die für Empfindung von Schmerzen notwendigen Nervenbahnen und

Organe entwickelt und funktionstüchtig. Obgleich bei Neugeborenen weder die Myelinisierung der Nervenbahnen noch die Reifung der Hirnrinde abgeschlossen ist, verzögert der unvollständige Myelinmantel allenfalls die Leitungsgeschwindigkeit. Dafür sind jedoch beim Neugeborenen die Nervenbahnen zum Gehirn viel kürzer.

Die objektiven, nozizeptiven Komponenten sind beim Neugeborenen besonders anhand der humoralen Faktoren abzulesen. So wird sich eine fehlende oder inadäquate Analgesie nicht nur in Form von definierten kardiorespiratorischen (besonders in einem Anstieg vom pulmonalarteriellen Druck und Widerstand) niederschlagen, sondern es sind speziell hormonelle und metabolische Veränderungen nachweisbar (Williamson 1983). Wenn Neonaten überhaupt etwas wahrnehmen, dann am stärksten den Schmerz, der zur Freisetzung von Streßhormonen (ACTH, Adrenalin, Noradrenalin, Kortikosteroide, Wachstumshormone, Glukagon, Aldosteron) führt.

ACTH stimuliert die Synthese und Sekretion der Glukokortikoide Kortikosteron, Kortisol und Kortison aus der Nebennierenrinde. Katecholamine, Glukokortikoide und eine verminderte Insulinsekretion steigern während und nach der Operation die Glykogenolyse und Glukoneogenese bei einer im peripheren Gewebe herabgesetzten Glukoseaufnahme (Anand 1985). Es resultieren bei unzureichender intraoperativer Streßabschirmung beim Neu- und insbesondere beim Frühgeborenen eine Hyperglykämie, eine Hyperlaktämie sowie ein gesteigerter Eiweißabbau.

> Die hormonellen und metabolischen Reaktionen auf Schmerz sind besonders im frühen Lebensalter ausgeprägt. Eine ausreichende Analgesie ist somit unumgänglich.

Durch die vermehrte Substratmobilisation von Glukose aus Glykogen (Glykogenolyse), Proteinen und Fettreserven (Lipolyse) mit folgender Hyperglykämie, Hyperlaktämie, einer gesteigerten Stickstofffreisetzung sowie einer Zunahme der freien Fettsäuren im Blut gerät der Organismus in einen mehrere Tage anhaltenden hyperglykämischen Hypermetabolismus. Dieser zehrt an der Körpersubstanz, schwächt die Infektionsabwehr und hat eine Hyperkoagulabilität zur Folge. Nicht ausreichend anästhesierte Säuglinge befinden sich noch 3 Tage nach einem operativen Eingriff in einem katabolen Zustand. Diese bei unzureichender intraoperativer Analgesie beim Neonaten nachweisbaren Streßreaktionen manifestieren sich auch in einer pathologischen Erhöhung des pulmonalarteriellen Drucks (Hickey 1985; Anand 1987). Der klinische Verlauf von Neonaten, die mit Fentanyl oder Sufentanil behandelt werden, ist hinsichtlich postoperativer Komplikationen eindeutig besser. Als besonderer Hinweis kann die Tatsache gewertet werden, daß trotz Fentanylgabe postoperativ weniger Respiratortherapie erforderlich war (Hickey 1985; Anand 1987).

Fehlende oder inadäquate Analgesie beim Neugeborenen hat nicht nur metabolische Konsequenzen zur Folge, es steigt besonders die postoperative Morbidität und Letalität.

13.1 Faktoren, die den Einsatz von Opioiden beim Neonaten beeinflussen

Folgende Besonderheiten müssen bei der Anwendung von Opioiden in der Neonatologie berücksichtigt werden:

1. *Die längere Eliminationshalbwertszeit:* Sie ist beim Neonaten im Vergleich zum Erwachsenen erheblich verlängert. So beträgt z.b. die Halbwertszeit nach Morphin beim reifen Neugeborenen 14 h, nach Fentanyl 5 h. Letztere kann beim Frühgeborenen auf fast 18 h ansteigen. Es besteht also die Gefahr, daß es bei repetitiven Gaben zur Kumulation kommt und die Wirkdauer der Opioide, aber auch der potentiellen Nebeneffekte, länger anhalten.

2. *Eine geringere Konjugation an Glucuronsäure* durch die Leber ist ein Effekt, der letztlich mit einer verminderten Clearancerate einhergeht. Letztere nimmt jedoch mit zunehmendem Gestationsalter sehr rasch zu. Das heißt, wenn Kinder über längere Zeit Opioide bekommen und plötzlich höhere Dosen benötigen, weist dies nicht auf einen Gewöhnungseffekt hin. Vielmehr werden die Opioide schneller eliminiert.

3. *Beim noch nicht ausdifferenzierten endorphinergen System* ist eine Enddifferenzierung der Opiatrezeptoren in die verschiedenen Subpopulationen noch nicht abgeschlossen. Obgleich die Effekte der Opioide generell denen der Erwachsenen ähneln, muß daran gedacht werden, daß vor dem Eintreten einer Analgesie eine Atemdepression zu erwarten ist. Richtungsweisend hierfür sind tierexperimentelle Untersuchungen bei Ratten und Mäusen, wo sich in den ersten 14 Tagen der Gestation eine Opiatrezeptorbindung nicht nachweisen ließ (Coyle 1976). Demgegenüber ist die letzte Woche der Gestation durch eine rapide Zunahme an Opioidbindestellen charakterisiert. Bei der Geburt beträgt die Gesamtzahl der Opiatrezeptoren etwa 40 % von denen eines erwachsenen Tieres. Das heißt, auch nach der Geburt kommt es noch zu einer Zunahme von Opioidbindestellen um das 16fache, eine Entwicklung, die erst mit dem Erwachsenenalter abgeschlossen ist. Besonders ist jedoch die regional unterschiedliche Zunahme an Opioidbindestellen im ZNS von Bedeutung, was auf mögliche klinische Auswirkungen hindeutet. So weist die Pons-Medulla-Region, im Vergleich zu den mehr rostralwärts gelegenen Arealen, schon während der Geburt einen relativ höheren Anteil an Bindestellen auf (Tabelle 13.1).

Tabelle 13.1. Regionale Verteilungsdichte von Opiatbindestellen bei neugeborenen und erwachsenen Ratten (fmol/mg Feuchtgewicht)

Region	Neugeborene	Erwachsene	Zunahme Erwachsene/ Neugeborene
Kortex	1,0	7,12	7,1
Hippokampus	1,3	10,73	8,3
Striatum	7,4	22,4	3,0
Thalamus	3,7	23,3	6,3
Hypothalamus	5,4	20,7	3,8
Pons/Medulla	3,9	10,5	2,7

Diese unterschiedliche Zunahme an Opiatbindestellen steht in engem Zusammenhang mit neuroanatomischen, neurophysiologischen und neurochemischen Daten, die alle belegen, daß kaudale Anteile des ZNS eine frühzeitigere Differenzierung erfahren als rostrale Hirnareale (Jacobsen 1970). Letzteres läßt auf eine höhere Empfindlichkeit für die in der kaudalen Ponsregion lokalisierbaren Strukturen nach Opioidapplikation schließen, so daß sich die ausgeprägtere Atemdepression und Bradykardie nach Opioidgabe erklären läßt. Auch ist eine unterschiedliche Ausdifferenzierung der Opiatsubpopulationen μ und δ bei Ratten erst nach dem 14. Lebenstag erreicht. Während die Anzahl der μ-Bindestellen von Geburt aus im weiteren Verlauf der Entwicklung relativ konstant bleibt (Abb. 13.1), erfahren die δ-Bindestellen erst mit dem Erwachsenenalter eine stetige Differenzierung (Wohltmann 1982), was als Hinweis für die zusätzliche Beteiligung der δ-Rezeptoren bei der Vermittlung einer opioidbedingten Analgesie zu werten ist. Diese Tatsache hat insofern auch eine praktische Bedeutung. Denn Morphin bewirkt bei 2 Tage alten Tieren eine Atemdepression, jedoch keine genügende Analgesie (überprüft mit Hilfe des Tail-withdrawal-Refle-

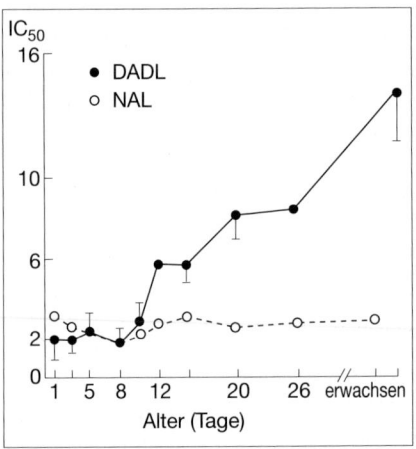

Abb. 13.1. Unterschiedliche Verdrängung der an verschiedenen Opioidrezeptoren bindenden Liganden durch Morphin. Im Vergleich zum Neonaten weist das erwachsene Tier eine Zunahme an δ-Bindestellen (an denen vornehmlich das Peptid DADL = D-Ala-D-Leu-Enkephalin bindet) auf, während die μ-spezifischen Bindestellen (an denen vornehmlich Naloxon, *NAL*, bindet) schon mit der Geburt eine Ausdifferenzierung erhalten haben. (Nach Woltmann 1982)

Tabelle 13.2. Atemfrequenz und Analgesie bei 2 bzw. 14 Tage alten Ratten vor und nach 5 mg/kg Morphin s.c. (Nach Zhang 1981)

Alter	Atemfrequenz/min		Abnahme [%]	Analgesie [%]
	vorher	nachher		
2 Tage	140	37	74	0
14 Tage	135	91	33	100

xes). 14 Tage alte, d.h. erwachsene Tiere weisen eine durch die gleiche Dosis Morphin induzierte vollständige Analgesie und eine, im Vergleich zum Jungtier, um 30 % verminderte Atemdepression auf (Pasternak 1980).

Die Ergebnisse lassen die Folgerung zu, daß auch beim Menschen das Neugeborene stärker als der Erwachsene nach Opiatgabe mit einer Atemdepression reagiert (Tabelle 13.2). In der Praxis ist beim Neugeborenen die Atemdepression vorherrschendes Zeichen der Opioidwirkung (Purcell-Jones 1987). Diese gesteigerte Sensitivität beruht, neben einer ungenügenden Metabolisierung über die Leber, auf einer gesteigerten Permeation durch die noch unreife Blut-Hirn-Schranke (Goldmann 1991) und auf einer noch nicht abgeschlossenen Ausreifung der Opioidrezeptoren, die die Analgesie mitvermitteln (Leslie 1982).

Eine tiefe Analgesie mit Opioiden kann jedoch auch beim Neonaten erreicht werden. Nur sind die hierfür üblicherweise verwendeten Opioiddosen höher anzusetzen. Vor einer ausreichenden Schmerzunterdrückung ist die Atemdepression offensichtlicher. Hierbei machen die gemischten Agonisten/Antagonisten keine Ausnahme, die ihr analgetisches Wirkprofil über die $\varkappa$-Bindestellen vermitteln. Hieraus ergibt sich auch die Forderung nach einer postoperativen Überwachung zwischen 12 und 18 h, wenn perioperativ Opioide eingesetzt worden sind. Das Kleinkind dagegen würde ein dem Erwachsenen angenähertes pharmakodynamisches Verhalten nach einem Opioid aufweisen.

Für eine postoperative Schmerztherapie kommen, wenn eine Nachbeatmung wegen der Größe des vorangegangenen Eingriffs nicht erforderlich ist, Substanzen aus der Gruppe der gemischt wirkenden Agonisten/Antagonisten wie z.B. Nalbuphin (0,15–0,2 mg/kg) oder Tramadol (0,75–0,1 mg/kg) in Frage (Piepenbrock 1987), da diese Opioide sich durch einen nur mäßigen atemdepressorischen Effekt auszeichnen.

Die reinen μ-Liganden sind zur postoperativen Analgesie in der Neugeborenenchirurgie nach ausgedehnten Eingriffen indiziert. Hier stellt die Analgesie oft die Indikation zur Nachbeatmung dar. Muskelrelaxanzien sind unter dem angegebenen Schema (Tabelle 13.3) oft nicht notwendig. Sedativa (Benzodiazepine) sind nur vereinzelt zu verabreichen, da bei einer kontinuierlichen Gabe wegen der verlängerten Eliminationshalbwertszeit mit einem über Tage anhaltenden Überhang zu rechnen ist.

Da es schwierig ist, die Schmerzen eines Kindes im präverbalen Alter zu objektivieren, sind unterschiedliche Punkteskalen entwickelt worden,

Tabelle 13.3. Die für eine Analgesie von Neugeborenen verwendeten Opioide auf der Intensivstation. Im Vergleich zum Erwachsenen sind höhere Dosen von Fentanyl notwendig, die auch gut vertragen werden. (Nach Roth 1991)

Opioid	Einzeldosis	Infusion
Morphin	50–100 µg/kg (4- bis 8stündlich)	5–15 µg/kg/h
Pethidin	0,5–1,0 mg/kg (8- bis 12stündlich)	Nicht zu empfehlen (Norpethidin!)
Fentanyl	10 µg/kg (4- bis 6stündlich)	2–3 µg/kg/h
Alfentanil	20 µg/kg	5 µg/kg/h

anhand derer man die Intensität der Beschwerden, unter denen z.B. ein Neugeborenes nach einem operativen Eingriff leidet, abschätzen kann (McGrath, Johnson et al. 1975).

Eine „objektive Schmerzskalierung" beruht auf fünf Beobachtungen, die in bestimmten Intervallen registriert, einen Anhalt über den Schmerzzustand geben. Jeder Faktor wird mit 0, 1 oder 2 bewertet:

- **Der Kreislauf;** der Blutdruckanstieg liegt 10 %, 20 % bzw. 30 % über dem präoperativen Wert.
- **Die verbale Äußerung;** das Kind ist still, es schreit und läßt sich beruhigen oder es schreit und läßt sich nicht beruhigen.
- **Das Bewegungsmuster;** das Kind ist ruhig, es ist agitiert, es schlägt um sich.
- **Der Gemütszustand;** das Kind schläft, es weist Unruhe auf oder es gerät in Panik.
- **Die Körpersprache;** das Kind schlummert und scheint schmerzfrei, es hat leichte Beschwerden und zeigt auf die befallene Stelle, bzw. es hat starke Schmerzen und zieht den betroffenen Körperteil bei Berührung zurück.

Im schlimmsten Fall kann ein Schmerzzustand die Punktezahl 10 erreichen. Mögliche Indikationen für den Einsatz von Opiaten bei Neugeborenen sind:

- peri- und postoperative Analgesie,
- invasive Eingriffe auf der neonatologischen Intensivstation (Drainagen, zentralvenöse Katheter),
- Beatmungssituationen, die einer suffizienten Sedierung und Abschirmung gegen streßauslösende Faktoen bedürfen,
- supportive und prophylaktische Therapie bei Patienten mit persistierender pulmonaler Hypertension.

Für die postoperative Phase ist die einfachste und auch am häufigsten praktizierte Methode der Schmerztherapie bei Kindern die systemische Applikation eines Analgetikums. Eine subkutane oder intramuskuläre Injektion wird aufgrund von dem individuell unterschiedlichen Resorptionsverhalten und den daraus zeitlich und quantitativ nicht vorhersehbaren Plasmaspiegeln nicht empfohlen.

Die intravenöse Injektion bietet eine Reihe von Vorteilen:

- die Wirkung tritt sehr schnell ein,
- ein Maximaleffekt tritt früher auf,
- der Plasmaspiegel nimmt progressiv ab.

Während nach größeren Operationen (Ductusligatur, Zwerchfellhernie, Omphalozele, nekrotisierende Enterokolitis z.B.), wo sich automatisch eine postoperative Überwachung mit evtl. Nachbeatmung auf der Intensivstation anschließt, die intravenöse Gabe von Opioiden (Piritramid, Morphin) zu empfehlen ist, kann bei der Erwartung nicht allzu starker Schmerzen mit einem peripher wirkenden Analgetikum begonnen werden. Hierbei stellen Acetylsalicylsäure und Paracetamol bzw. Metamizol (10–20 mg/kg), intravenös oder als Tropfen bzw. Suppositorium verabreicht, die Mittel der Wahl dar.

14 Interaktionen der Opioide mit anderen Pharmaka

14.1 Pharmaka mit additiver und potenzierender Wirkung

Eine Interaktion der Opioide mit anderen, gleichzeitig verabreichten Medikamenten, kann zu einer unerwarteten Wirkverstärkung und Wirkverlängerung führen. So ist grundsätzlich eine gleichzeitige Medikation mit MAO-Hemmern, trizyklischen Antidepressiva, Antihypertonika und Antihistaminika mit einer Wirkverlängerung vergesellschaftet (Sifton 1988; Vourch 1971; Freye 1986; Jaffe 1985). Demgegenüber können aber auch verschiedene Arzneimittel das Opioid aus seiner Proteinbindung verdrängen (z.B. Phenylbutazon und alle Cumarinderivate (Elstrom 1977; Gibaldi 1975; MacClain 1980; Olson 1975); so daß relativ mehr freie Wirksubstanz zur Vergügung steht.

Da der Abbau der Opioide durch eine oxidative Dealkylierung und Konjugation an Glucuronide in der Leber stattfindet, kann jegliche Hemmung in der Biotransformation (z.B. durch Kontrazeptiva, Zytostatika, Antiarrhythmika, Psychopharmaka, systemisch applizierte Antimykotika, volatile Anästhetika, MAO-Hemmer und Disulfiram) mit einer Zunahme in der Wirksubstanz und einer sekundären Wirkverlängerung einhergehen (s. Tabelle 14.1). Andererseits führt auch eine Hypoproteinämie und Azidose zu einer höheren Konzentration an freiem, ungebundenen Opioid bzw. es bedingt ein chronischer Leberschaden einen verlangsamten Abbau des Pharmakons. Auch führen einige Medikamente zu einer Enzyminduktion der Leber, so daß das Opioid schneller verstoffwechselt und die Wirkdauer verkürzt wird (Rifampicin, Phenytoin, Phenobarbital, Carbamazepin, Alkohol).

Pharmaka, die zu einer Wirkverlängerung der Opioide führen, sind alle Neuroleptika (De Castro 1975; De Castro 1968; De Castro 1971; Houde 1955) wie z.B.

- Promethazin,
- Trifluopromazin,
- Chlorprothixen,
- Levomepromazin,
- Dehydrobenzperidol,
- Haloperidol.

Diese Eigenschaft macht man sich speziell in der simultanen Anwendung des Neuroleptikums Dehydrobenzperidol und der Opioide Fentanyl bzw. Sufentanil, sog. reinen μ-Agonisten, in der Anästhesie zu Nutze. Aber auch

Tabelle 14.1. Zusammenfassung von Synergismus und Potenzierung zentraler Opioideffekte mit unterschiedlichen Pharmaka

Zentral angreifende Medikamente	Benzodiazepine
	Neuroleptika
	Hypnotika,
	Barbiturate
	Antidepressiva
	Antiepileptika
	Antihypertensiva
	Antiparkinsonmittel
	Anticholinergika
	Ketamin
	Lithiumsalze
	Äthanol
Pharmaka, die das autonome Nervensystem beeinflussen	Parasympathikomimetika
	Sympathikolytika
	Ganglienblocker
Pharmaka, die am Neurotransmitter angreifen	Serotoninantagonisten
	Dopaminantagonisten
	Antihistaminika
	Ach-Agonisten
	GABA-Angonisten
	α_2-Agonisten
Varia	Aprotinin (Trasylol)
	Zytostatika
	Magnesiumsulfat

alle Antidepressiva (Becker 1974; De Castro 1975; De Castro 1982;
De Castro 1971) wie z.B.

- Imipramin,
- Sulpirid,
- Nomifensin

sowie die Antidepressiva aus der Gruppe der Monoaminooxidase-(MAO-)-
Hemmer wie z.B.

- Tranylcypromin,
- Doxepin,
- Amitriptylin,
- Maprotilin

induzieren eine Wirkverlängerung und Wirkverstärkung der Opioide. Letztlich finden diese Interaktionen der Antidepressiva ihren Niederschlag in der
Therapie chronischer Schmerzen mit Opioiden, wobei deszendierende serotinerge Bahnen aktiviert werden, die in der Schmerzmodulation dämpfend
eingreifen (s. auch S. 16).

   Nicht zu vernachlässigen sind in diesem Zusammenhang die in der Psychiatrie verwendeten Lithiumsalze (De Castro 1975; Becker 1974) wie z.B.

- Lithiumacetat,
- Lithiumkarbonat,

die gleichfalls zu einer Wirkverstärkung und insbesondere einer Wirkverlängerung der Opioide führen.

Alle bei einer Narkose verwendeten Hypnotika und Sedativa, deren primärer Wirkort im ZNS liegt und in eine unspezifische Dämpfung der Neuronen mündet, wie z.B.

- Etomidat,
- Methohexital,
- Hexobarbital,
- Thiopental,
- Propofol und
- das Halbvitamin Clomethiazol

führen zu einer Interaktion mit den Opioiden im Sinne einer Verstärkung (De Castro 1975; De Castro 1968; De Castro 1971; Harper 1976).

Auch Ketamin, das seine Wirkung u.a. über die Opiatrezeptoren vermittelt (Klepstad 1990; Finck 1981; Fink 1982) und γ-Aminobuttersäure, die als Neurotransmitter im ZNS angesehen wird, führen, in Verbindung mit einem Opioid gegeben, zu einer Wirkverstärkung und Wirkverlängerung (De Castro 1971; De Castro 1975; De Castro 1968).

Für alle in der Anästhesie gebräuchlichen volatilen Anästhetika wie z.B.

- Halothan,
- Enfluran,
- Isofluran,
- Desfluran,
- Sevofluran und insbesondere
- N_2O

stellt eine gemeinsame Verabreichung mit einem Opioid eine Potenzierung dar. Umgekehrt führt die gemeinsame Anwendung von einem Opioid und einem volatilen Anästhetikum dazu, daß die für eine ausreichende Narkosetiefe notwendige Gaskonzentration, die minimale alveoläre Konzentration (MAC), in Abhängigkeit von dem Opioid und der Dosierung bis zu 95 % verringert werden kann (s. Abb. 14.1). Für das volatile Anästhetikum N_2O ist die ihm eigene analgetische und potenzierende Wirkung mit anderen Opioiden insofern verständlich, als im Tierexperiment eine Interaktion mit dem ϰ-Rezeptor nachgewiesen werden konnte (Quock 1991).

Bei jeglicher Dauermedikation mit folgenden Pharmaka und Pharmakagruppen muß an eine Potenzierung oder zumindest an eine additive Wirkung gedacht werden, wobei neben der wünschenswerten Wirkverstärkung (Analgesie) auch ein weniger wünschenswerter Effekt, die Atemdepression, eine Wirkverlängerung erfährt. Hierzu gehören die Antihistaminika (Blum 1982) wie z.B.

- Diphenhydramin,
- Cimetidin.

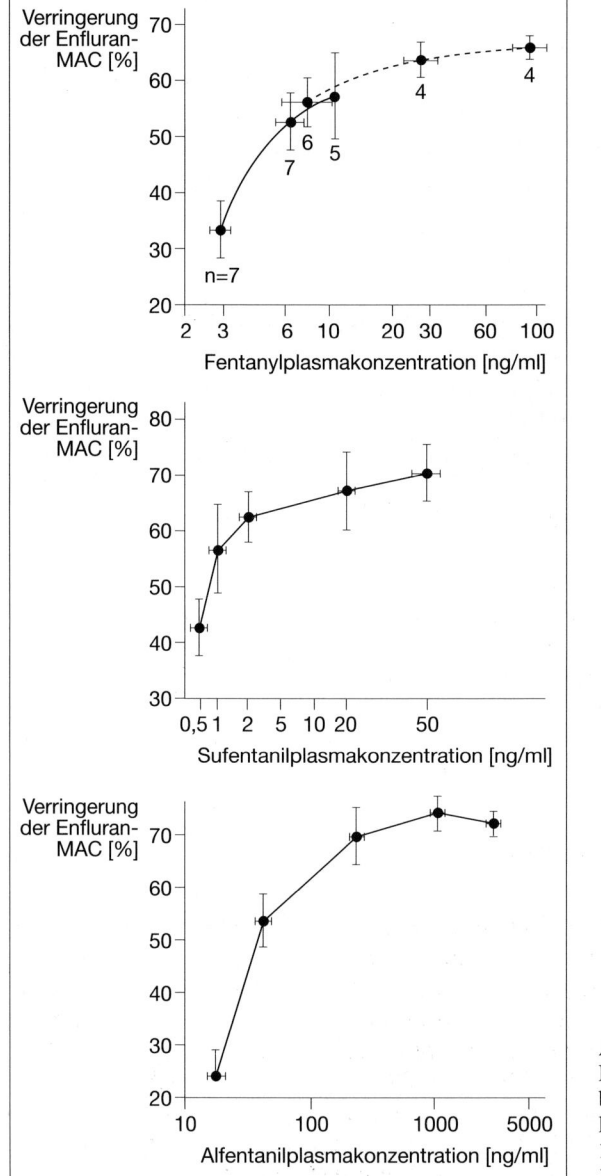

Abb. 14.1. Reduktion der MAC-Werte durch Opioide bei einer balanzierten Narkosetechnik. (Nach Wilcox 1987; Dumas 1984; Hall 1987; Murphy 1982a, b)

Viele Patienten werden mit Antihypertonika behandelt, die eine zentrale Sympathikolyse bewirken. Somit ist auch hier an eine potenzierende oder additive Wirkung zu denken. Hierzu zählen z.B. (De Castro 1975; De Castro 1979):

– Reserpin,
– Clonidin,
– Urapidil,
– Prazosin.

Auch Antiparkinsonpräparate wie z.b.

– Adamantamin,

bzw. Antiepileptika wie z.b.

– Phenhydan

müssen bei der Opioidverabreichung mitberücksichtigt werden (De Castro 1968; De Castro 1971; Becker 1974).

Den stärksten, wirkverlängernden Effekt haben jedoch die Benzodiazepine, wenn sie vor, in Verbindung mit oder nach einem Opioid gegeben werden (Becker 1974; De Castro 1971; Hoffmann 1987; Kapp 1981; Kamp 1988). Auch wenn dieser Effekt im Rahmen der Analgosedierung therapeutisch genutzt wird, muß eine Interaktion besonders dann berücksichtigt werden, wenn Benzodiazepine mit langer Halbwertszeit wie z.b.

– Diazepam,
– Lormetazepam,
– Dikaliumchlorazepat,
– Rohypnol

in der Prämedikation einer Narkose Verwendung finden. Hierdurch werden, aufgrund der langen Eliminationshalbwertszeit von z.B. Diazepam bis zu 40 h, noch in der postoperativen Phase überhängende Effekte, insbesondere eine Atemdepression, nachweisbar sein. Auch ist daran zu denken, daß die Metaboliten der Benzodiazepine pharmakologisch aktiv sind. Besonders offenbart der Metabolit von Diazepam, das N-Desmethyldiazepam, noch eine bis zur 90. Stunde anhaltende Wirkdauer (Borchard 1981).

14.2 Wirkverlängerung der Opioide bei gestörter Elimination

Bei einer verminderten Leistung der inneren Ausscheidungsorgane (Leber, Nieren) kann die Bioverfügbarkeit von z.B. Morphin zwischen 20 und 60 % schwanken. Entsprechend ist eine Wirkverlängerung bei einem Leberschaden zu erwarten. Da speziell im Alter eine Abnahme der metabolischen Leistung der Niere vorliegt, muß bei der obligaten Reduktion des Körperwassers eine Wirkverlängerung der Opioidwirkung erwartet werden. Hierzu zählt auch die im Alter öfters nachweisbare Abnahme von Plasmaeiweiß, die dazu führt, daß weniger Opioid gebunden wird und mehr freie Wirksubstanz zur Verfügung steht.

Je älter der Mensch, desto stärker die Wirkung eines Opioids (Kumulationsgefahr).

14.3 Pharmaka, die eine Wirkverminderung zur Folge haben

Es muß jedoch auch daran gedacht werden, daß es Medikamente gibt, die die Wirkung der Opioide vermindern. Die kompetitiven Antagonisten wie Naloxon, Naltrexon, und die gemischt wirkenden Agonisten/Antagonisten Nalbuphin, Pentazocin und Butorphanol bewirken eine über den spezifischen Antagonismus laufende dosisabhängige Wirkverminderung bis hin zur Wirkaufhebung. Andererseits gibt es aber auch Gruppen von Medikamenten, die unspezifisch über andere Transmittersysteme einen antagonistischen Effekt ausüben. Hierzu gehören alle zentral angreifenden Analeptika wie z.B.

- Methylphenidat,
- Tenetrillin,
- Pemolin.

Bei chronischer Pervitineinnahme (Pervitinsucht) hat diese Gruppe den stärksten hemmenden Einfluß auf einen durch Opioide ausgelösten Effekt, so daß sich eine relative Opioidresistenz nachweisen läßt (De Castro 1971). Einen ähnlichen Effekt bewirkt auch die akute Kokaineinnahme (Freye 1992).

15 Die zur Verfügung stehenden Opiatantagonisten

Da Opioide ihre Wirkung über Rezeptoren vermitteln, kann durch spezifische Antagonisten kompetitiv diese Wirkung durch Verdrängung vom Rezeptor, wieder aufgehoben werden. Neben dem klassischen Opiatantagonisten Naloxon, gibt es eine Reihe weiterer sog. reiner und gemischt wirkender Antagonisten, die klinisch und im Notfall einsetzbar sind (Tabelle 15.1, Abb. 15.1).

Von den „reinen" Opiatantagonisten hat neben dem Naloxon der doppelt so starke Antagonist Naltrexon (Nemexin) Eingang in die Medizin gefunden. Beide Pharmaka stammen von dem Analgetikum Oxymorphon (Numorphan) ab, aus dem durch Substitution der endständigen N-Methylgruppe durch eine Allyl- bzw. Cyclopropylmethylgruppe Naloxon bzw. Naltrexon entsteht (Abb. 15.1). Diprenorphin (Revivon) wird nur in der Veterinärmedizin zur Umkehr einer durch den μ-Agonisten Etorphin (Immobilon) ausgelösten Immobilisierung eingesetzt, während Nalmefen ersten klinischen Studien unterzogen wird (Moore 1990; Nagrajan 1992).

Bei den Antagonisten kann folgende Beziehung nachgewiesen werden: Je stärker die Mutter (der Agonist) ist, desto größer ist auch die antagonistische Stärke des Abkömmlings. Das heißt, es gilt folgende Beziehung Codein < Morphin < Levorphanol < Oxymorphon = N-Allyl-norcodein < Nalorphin < Levallorphan < Naloxon.

15.1 Praktischer Einsatz von Opiatantagonisten

15.1.1 Opiatantagonisten in der Anästhesie

Alle spezifischen Antagonisten vermitteln ihre Wirkung durch kompetitive Verdrängung des am Rezeptor sitzenden Agonisten, wodurch die Opioideffekte umgekehrt werden. Insbesondere wird Naloxon für die Umkehr der durch wirkstarke Opioide ausgelösten Atemdepression nach einer Opioidnarkose eingesetzt. Die Antagonisierung sollte jedoch schrittweise erfolgen (s. Abb. 7.2, S. 46), damit ein „akutes Abstinenzsyndrom" mit erhöhtem Sympathikotonus und evtl. Lungenödem (Flacke 1977) vermieden wird.

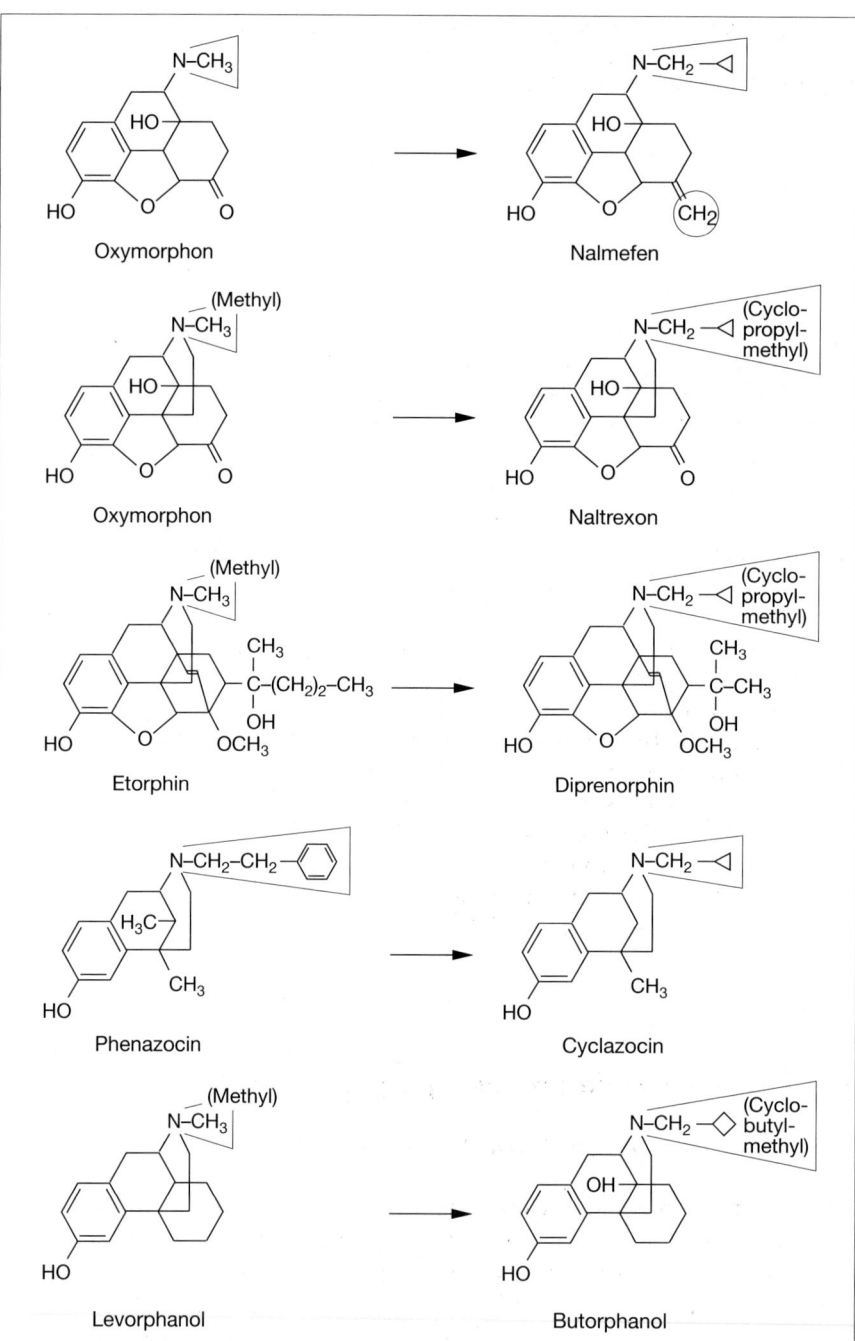

Abb. 15.1. Durch Einführung einer Cyclopropylmethylgruppe am endständigen Stick-stoffatom, mit oder ohne Methylgruppe in der 6er-Position, wird aus einem Agonisten ein Antagonist

Aufgrund der relativ kurzen Wirkdauer des Antagonisten Naloxon (ca. 20–30 min [Smith 1979] ist jedoch nach erfolgreicher Antagonisierung in der Klinik mit der Möglichkeit einer späteren Remorphinisierung und erneut einsetzender Atemdepression zu rechnen. Aus diesem Grund wird neben der i.v.-Titrierung eine zusätzliche intramuskuläre Gabe von Naloxon bzw. eine langsam laufende i.v.-Tropfinfusion empfohlen.

15.1.2 Opiatantagonisten in der Notfallmedizin

Eine weitere wichtige Indikation für den Einsatz von Naloxon ist die Notfallmedizin nach Opiatüberdosierung. Eine Intoxikation mit Opioiden sollte immer dann vermutet werden, wenn ein Patient bei der Aufnahme eine Atemdepression (Bradypnoe, $p_aO_2 < 10\,kPa$), ein Koma und stecknadelkopfgroße Pupillen (sog. Opiattrias) aufweist. Neben der initial einsetzenden Sicherung der Atemwege durch einen Guedel- oder durch einen Endotrachealtubus, mit oder ohne assistierte bzw. kontrollierte Beatmung, wird über eine liegende i.v.-Infusion (5 % Dextrose) versuchsweise 0,4–2 mg Naloxon verabreicht. Diese Menge des Antidots kann auch bei einer nur vermuteten Opiatüberdosierung gegeben werden, da selbst bei Vergiftungen aus anderen Ursachen (Benzodiazepine, Barbiturate z.B.) Nebenwirkungen nicht zu befürchten sind (Abb. 15.2). Der i.v.-Bolus wird alle 3 min bis zu einer Änderung in der Pupillenweite, Zunahme der Atemfrequenz oder der Bewußtseinslage oder einer Gesamtdosis von 10 mg wiederholt. Diese wiederholte Injektion des Antagonisten ist insofern von Bedeutung, als einige Opioidliganden wie z.B. Pentazocin, Propoxyphen oder Methadon (!) höhere Konzentrationen des Antagonisten erfordern, um eine Verdrängung am Rezeptor zu erreichen. Ein Abstinenzsyndrom ist bei Opioidintoxi-

Tabelle 15.1. Vergleichende Gegenüberstellung der analgetischen und antagonistischen Wirkstärke verschiedener Agonisten/Antagonisten und reiner Antagonisten beim Menschen. (Nach Gal 1986; Freye 1987; Houde 1979; Martin 1973; Martin 1979; Vourch 1971)

Internationaler Freiname	Agonistische Stärke (zu Morphin = 1)	Antagonistische Stärke (zu Naloxon = 1)
Levallorphan	0,1	0,02
Pentazocin	0,3	0,03
Nalbuphin	0,5–0,8	0,3
Butorphanol	3,5–5	0,1
Nalorphin	1,0	0,15
Buprenorphin	30	0,5
Naloxon	0	1,0
Naltrexon	0	2,5
Nalmefen	0	2,5
Diprenorphin	0	2,5

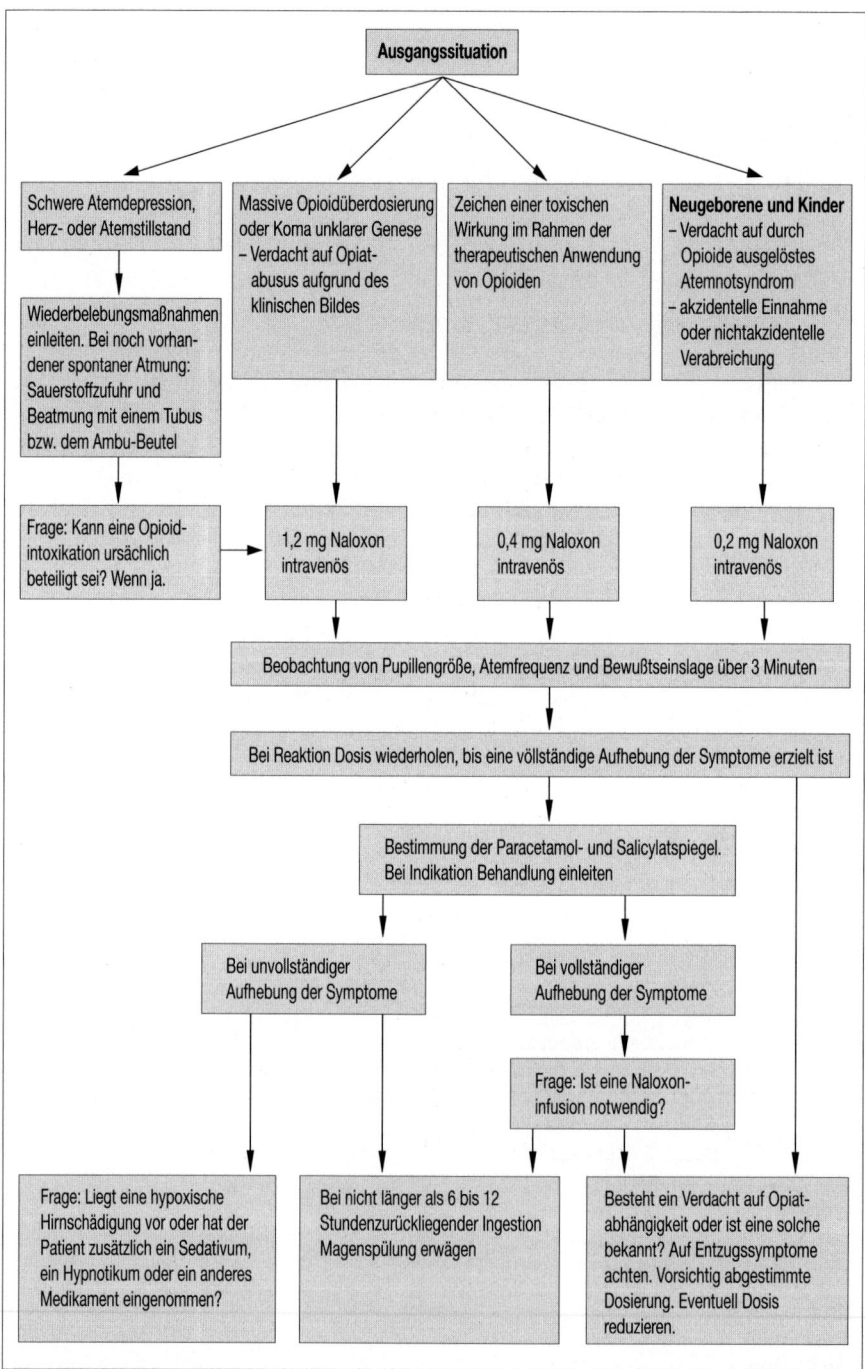

Abb. 15.2. Flußdiagramm zur Anwendung von Naloxon bei der Opioidintoxikation. (Nach Volans 1983)

kation und deren Antagonisierung mit fraktionierten Naloxongaben nicht zu erwarten, da bei ausreichender Stabilisierung der Atmung von einer weiteren Bolusgabe Abstand genommen wird. Reagiert der Patient jedoch auf eine Gesamtmenge von 10 mg Naloxon nicht, muß eine andere Ursache für das Koma angenommen werden. Bei erfolgreicher Antagonisierung muß jedoch eine Naloxoninfusion über die folgenden 12 h verabreicht werden, da die Halbwertszeit einiger Agonisten (insbesondere Methadon) sehr lang ist. Hierbei können Dosen bis zu 5 mg/24 h notwendig werden (Goldfrank 1981).

15.1.3 Opiatantagonisten zur Langzeittherapie beim ehemaligen Opiatsüchtigen

Naltrexon ist im Gegensatz zu Naloxon ein länger wirkender Antagonist mit einer Wirkstärke, die etwa 2,5mal so groß ist wie die von Naloxon (Freye 1983; Smith 1979). Dieser Antagonist hat seinen Indikationsbereich in der Langzeittherapie ehemaliger Opiatabhängiger nach erfolgreicher Entgiftung. Eine Entgiftung, die im Mittel 7 Tage nach Heroin- und 10 Tage nach Methadonabusus (Volavka 1979; Verebey 1976) dauert, wird anschließend zur Unterstützung der Reintegration und Resozialisierung mit Naltrexon therapiert. Der Antagonist hat hierbei die Aufgabe einer Langzeitblockade von Opiatrezeptoren. Der ehemalige Opiatabhängige soll einer erneuten Versuchung hiermit besser widerstehen können. Indiziert ist Naltrexon beim ehemaligen Abhängigen, der zum Rückfall neigt und der für eine Methadonerhaltungstherapie nicht in Frage kommt. Ein Rückfall in die Drogenszene soll durch eine regelmäßige Einnahme verhindert werden (Kleber 1987). Voraussetzung ist die Absicherung eines opioidfreien Organismus, was durch Urinproben und eine provokative Naloxongabe (0,2 mg) nachgewiesen werden kann. Eine Tablette von 50 mg/Tag garantiert anschließend die Besetzung aller Opiatrezeptoren. Da das Pharmakon nur als Tablette zur Verfügung steht, ist der Einsatz von Naltrexon in der Anästhesiologie noch nicht möglich.

15.1.4 Opiatantagonisten zur Nüchternheitshilfe beim Alkoholabhängigen

Ausgehend von den Ergebnissen aus der Grundlagenforschung, daß beim Alkoholabhängigen

1. das endorphinerge System aktiviert wird und hohe β-Endorphinspiegel im Plasma von Risikopatienten nachweisbar sind,
2. die endogenen Abbauprodukte des Alkohols (Tetrahydroisochinoline) direkt mit dem Opiatrezeptor binden (Haber 1992),
3. die Affinität endogener Opioide am Opioidrezeptor gesteigert ist,

wurde in ersten klinischen Untersuchungen eine langfristige Blockade des Opiatrezeptors mit Naltrexon versucht. Immerhin konnte durch eine Naltrexontherapie (50 mg/Tag oral) erreicht werden, daß im Vergleich zu einer Kontrollgruppe der Zwang, die sozial akzeptierte Droge Alkohol einzunehmen, signifikant geringer war (Volpicelli 1992). Des weiteren war im Vergleich zur Kontrollgruppe die Rückfallquote der mit Naltrexon behandelten Alkoholiker signifikant niedriger (O'Malley 1992; Greenstein 1983).

15.1.5 Opiatantagonisten zur Umkehr einer durch endogene Opioide (Endorphine) ausgelösten Pathologie

Neben einer experimentell nachgewiesenen unspezifischen, nicht über Rezeptoren vermittelten, positiv-inotropen Wirkung von Naloxon auf das Myokard (Sagy 1987) kann Naloxon versuchsweise klinisch beim Autismus des Kindes (Sanky 1985) und der Hyperlaktinämie der Frau (Egarter 1987) eingesetzt werden. In beiden Fällen soll direkt oder indirekt der nachgewiesene erhöhte β-Endorphinspiegel für die autistische Reaktion bzw. die gesteigerte Prolaktinsezernierung mitverantwortlich sein, wodurch der Angriffspunkt des Opioidantagonisten Naloxon verständlich wird (näheres s. S. 259).

Ob Naloxon einen therapeutischen Nutzen beim Schlaganfall und seinen Folgen hat (Faden 1981), kann bis heute nicht eindeutig beantwortet werden. Experimentell sind hohe Dosen des Antagonisten (2–5 mg/kg) notwendig, bis ein therapeutischer Nutzen nachweisbar wird. Bei solchen hohen Dosierungen muß jedoch auch ein unspezifischer Effekt der Substanz (Beeinflussung des Kalziumtransfers und „Abfangen" sog. toxischer freier Sauerstoffradikale (Stokes 1984) vermutet werden. Klinisch sind an Nebenwirkungen Nausea und Erbrechen zu beobachten, wobei die relativ gute Toleranz der hohen Naloxondosen (4 mg/kg initial, gefolgt von 2 mg/kg/h) beim vorzugsweise älteren Schlaganfallpatienten hervorgehoben wird (Barsan 1989).

15.1.6 Einsatzgebiete neuerer Opiatantagonisten

Nalmefen, ein neuerer „reiner" Opiatantagonist, zeigt interessante Wirkqualitäten, sowohl in der verdrängenden Wirkpotenz (2,5fach von Naloxon) als auch in der Wirkdauer, die über mehrere Stunden andauern soll (Gal 1986). Von der Herstellerfirma ist eine Vermarktung zu dem gegenwärtigen Zeitpunkt nicht geplant.

Der Antagonist Diprenorphin dagegen wird schon seit mehreren Jahren erfolgreich in der Veterinärmedizin unter dem Namen Revivon zur Umkehr einer durch den Agonisten Etorphin (Immobilon) ausgelösten Katalepsie in der Großwildjagd verwendet. Ein Einsatz beim Menschen ist nicht geplant.

16 Die Pharmakokinetik der Opioide und ihre Bedeutung für den praktischen Einsatz

Um an den spezifischen Opiatrezeptor im ZNS zu gelangen, muß das Opioid nach einer intravenösen, intramuskulären oder subkutanen Injektion die Blut-Hirn-Schranke durchdringen. Diese Schranke stellt eine physiologische Barriere für alle zentral wirkenden Substanzen dar, und nur die jeweilige Lipophilie, d.h. die Fähigkeit, sich in fettähnlichen Substanzen zu lösen, garantiert einen mehr oder weniger schnellen Transfer durch diese Schranke. Nach i.v.-Gabe des Opioids Fentanyl z.B. werden etwa 85 % an Plasma- und Organeiweiß gebunden. Von den restlichen 15 % liegen 90 % im sog. zentralen Blutkompartiment in ionisierter Form vor. Da jedoch nur die nichtionisierte Form die Blut-Hirn-Schranke durchdringen kann, erreichen letztendlich 1 % der initial applizierten Menge die spezifischen Bindestellen im zentralen Nervensystem (Abb. 16.1).

Aus dieser Tatsache ist zwangslos abzuleiten, daß nicht der Plasmaspiegel der entscheidende Anteil ist, der eine Wirkvermittlung zur Folge hat. Vielmehr ist es der Anteil des Opioids in der kritischen Biophase, d.h. am Rezeptor, der an der eigentlichen Wirkvermittlung teilnimmt. Die Verdopplung eines Opioids führt nur zu einem verspäteten Konzentrationsabfall im Plasma, der sich parallel zu der ersten Dosis verhält. Völlig verschieden ist jedoch der dynamische Effekt, der durch das Opioid in der kritischen Biophase am Rezeptor ausgelöst wird. Da die Kinetik der Opioide in diese Biophase hinein und aus ihr wieder heraus recht unterschiedlich ist, werden auch unterschiedliche Anschlag- und Erholungszeiten nachzuweisen sein. Dies wird besonders in der Gegenüberstellung von Fentanyl zu Alfentanil offensichtlich, wo für die Erholung eines Patienten nach der Opioidgabe die Kinetik am Rezeptor und nicht die Kinetik im Plasma entscheidend ist (Abb. 16.2). Denn Alfentanil weist eine sehr kurze Dissoziationszeit vom Rezeptor auf. Es ist die Zeit, die vergeht, bis sich das Pharmakon von der Bindestelle wieder gelöst hat. Für Alfentanil ist diese Zeitspanne so kurz, daß sie kaum zu messen ist (Tabelle 12.7, S. 183). Da eine Wirkung durch Rezeptorinteraktion vermittelt wird, kann nach Alfentanil auch eine kurze Wirkdauer abgeleitet werden, ein Effekt, der klinisch nachweisbar ist.

Während nach anfänglicher Gabe im zentralen Kompartiment die Konzentration am Rezeptor abfällt, sättigt sich das periphere Gewebekompartiment langsam auf. So wird schon bei der ersten Kreislaufpassage der größte Anteil des Opioids in den proteinreichen Organen wie Muskulatur, Lunge, Niere, Leber, Haut, aber auch im Fettgewebe abgefangen (sog. peripheres

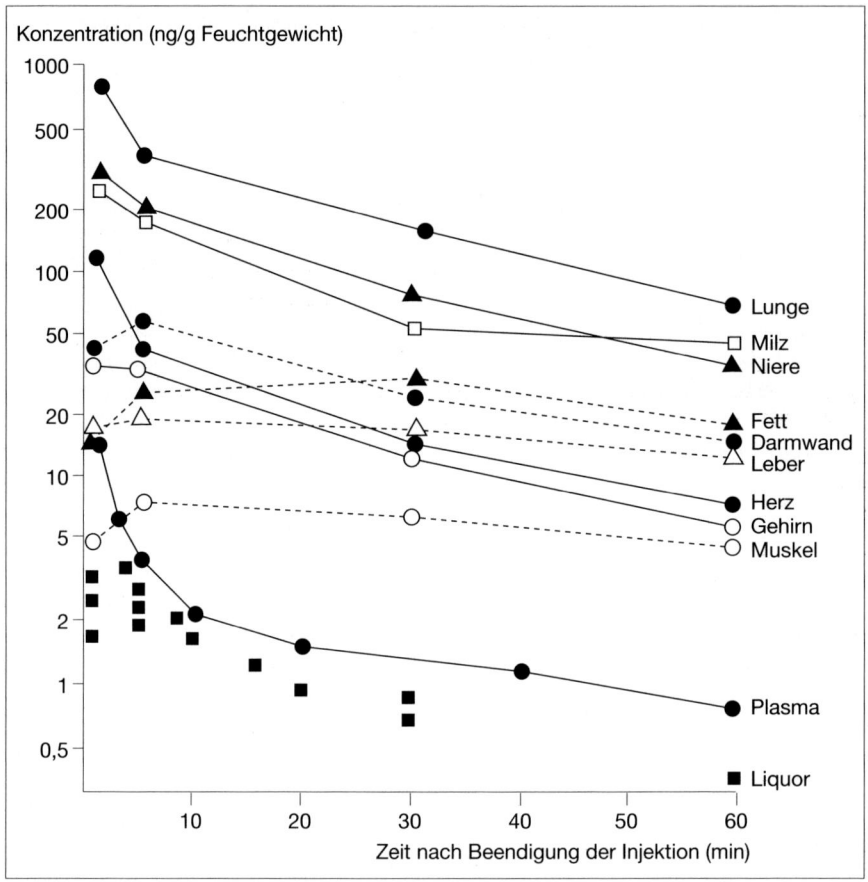

Abb. 16.1. Nach i.v.-Injektion eines Opioids mit ausgeprägter Lipophilie, z.B. Fentanyl, erfolgt zuerst eine Umverteilung in die gut durchbluteten Organe. Die entsprechende Plasma- bzw. Liquorkonzentration, der Anteil, der einer Konzentration am Rezeptor am nächsten kommt, liegt im Vergleich zum Gewebe um mehrere Zehnerpotenzen niedriger. (Nach v. Cube 1970)

Gewebekompartiment), das an der eigentlichen Wirkvermittlung nicht teilnimmt. Es hat jedoch für die spätere Zeit der Erholung eine Bedeutung, wenn aus diesen Speichern das Pharmakon wieder in das Blutkompartiment zurückströmt (Abb. 16.1, 16.3) und je nach dem Ausmaß der Lipophilie unterschiedlich schnell in das ZNS eindringt.

Da das ZNS zum größten Teil aus Lipiden besteht, haben lipophile Substanzen eine verstärkte Tendenz, dorthin zu wandern. Hieraus resultiert ein schnellerer Anstieg der Wirkstoffkonzentration am Rezeptor mit einem daraus sich entwickelnden schnellen Wirkeintritt. Die Lipophilie eines Opioids läßt sich aus seinen physikochemischen Eigenschaften ableiten und ist recht unterschiedlich (Tabelle 16.1).

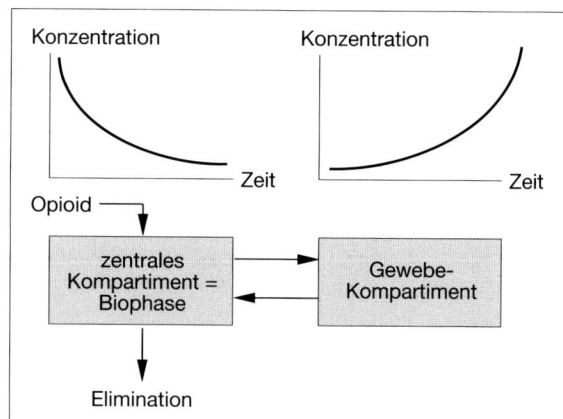

Abb. 16.2. Die bei der Wirkvermittlung von Opioiden teilnehmenden Kompartimente

Fentanyl und auch Heroin sind im Gegensatz zu Morphin durch eine starke Lipophilie gekennzeichnet. Beide können somit sehr schnell die physiologische Barriere, die Blut-Hirn-Schranke, überwinden; der Wirkeffekt tritt schnell ein. Das hydrophile Morphin dagegen braucht viel mehr Zeit, bis eine ausreichende Besetzung von Rezeptoren erreicht ist, was sich in einem deutlich längeren Wirkungseintritt (>30 min) bis zur vollen Ausbil-

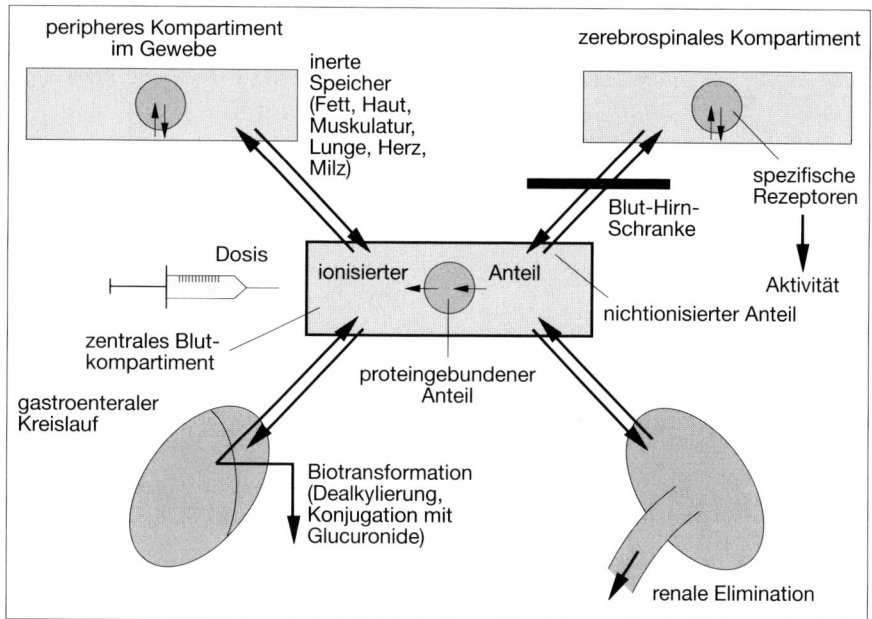

Abb. 16.3. Wirkstoffumverteilung der Opioide nach i.v.-Applikation und ihr Transfer durch die Blut-Hirn-Schranke

Tabelle 16.1. Die unterschiedliche Lipophilie verschiedener Opioide, dargestellt am Heptan-Wasser- bzw. Heptan-Phosphatpuffer-Verteilungskoeffizienten. (Nach v. Cube 1970)

Agonist	Heptan-Wasser-Verteilungskoeffizient
Methylmorphin	0,00001
Normorphin	0,00001
Dihydromorphin	0,00001
Morphin	0,00001
Levorphanol	0,0092
Etorphin	1,42
Pethidin	3,40
Fentanyl	19,35
Methadon	44,9
Antagonist	**Heptan-Phosphatpuffer-Verteilungskoeffizient**
Naltrexon	0,008
Naloxon	0,02
Diprenorphin	0,24

dung der Effekte niederschlägt. Fentanyl dagegen erreicht seine maximale Wirkung bei i.v.-Gabe nach 5–8 min, Alfentanil jedoch schon nach 1 min (s. Tabelle 12.4). Bei der Injektion von Alfentanil beträgt der Wirkungsanschlag fast nur eine Kreislaufzeit (McDonnell 1982), wobei zentraler analgetischer sowie hypnotischer Effekt und Plasmaspiegel eine enge Korrelation aufweisen (Abb. 16.4).

So verhält sich nach Alfentanil und Remifentanil die sog. Kantenaktivität (spektrale Eckfrequenz) im EEG, die die Wirkung am Rezeptor reflektiert, fast parallel zum jeweiligen Plasmaspiegel. Nach Fentanyl und Sufentanil hinkt der EEG-Effekt dem Plasmaspiegel deutlich hinterher. Dies spricht für einen verzögerten Abfluß aus der zentralen Biophase bzw. weist auf eine aus den peripheren Speichern in das zentrale Kompartiment nachströmende Opioidmenge hin (Scott 1985; Scott 1991; Egan 1992). Beim Wirkungsende eines Opioids spielt nicht nur der Faktor Rezeptorkonzentration eine Rolle, vielmehr ist das Verteilungsvolumen (Vd), das für die Opioide recht unterschiedlich ist, mitbestimmend. Die Opioide, bei denen Blutplasma- und Rezeptorkonzentration recht nahe beieinander liegen, sind Alfentanil und Remifentanil. Denn beim Alfentanil ist das Verteilungsvolumen sehr klein und beim Remifentanil erfolgt der Abbau sofort durch Gewebe- und Blutesterasen. Die enge Korrelation zwischen zentralen pharmakodynamischen Effekten und Plasmaspiegeln weist auf eine gute Steuerbarkeit sowohl in der An- wie auch in der Abflutung des Medikaments hin (Scott 1985). Fentanyl zeigt trotz seiner größeren Lipophilie und damit Liquorgängigkeit einen gegenüber Alfentanil langsameren Wirkungseintritt. Dies resultiert daraus, daß Fentanyl wegen seiner großen Lipophilie schon bei der ersten Passage durch die Lunge in nicht unerheblichen Mengen abgefangen wird und verzögert ausreichende Konzentrationen zum eigentlichen Wirkungsort im Gehirn gelangen. Demgegenüber wird Alfentanil wegen seiner geringeren Lipophilie nicht in dem gleichen Ausmaß in der Lunge festgehalten; andererseits reicht die Lipophilie aber auch aus, um die Blut-Hirn-Schranke in ausreichendem Maße zu überwinden. Da jedoch nur die nichtionisierten Anteile des Moleküls die Blut-Hirn-Schranke durchdringen können, ein Anteil, der mit 89 % im Vergleich zu 8,5 % beim Fentanyl deutlich höher liegt (s. Tabelle 12.3), werden auch mehr Moleküle innerhalb einer kürzeren Zeitspanne den spezifischen Rezeptor im ZNS erreichen. Die Wirkung (Analgesie) tritt schneller ein. Das stark hydrophile Morphin passiert zwar ebenfalls die Lunge, aufgrund seiner geringen Lipophilie erweist sich hierbei jedoch die Blut-Hirn-Schranke als der limitierende Faktor für den maximalen Wirkungseintritt, der gegenüber Fentanyl und Alfentanil wesentlich langsamer ist.

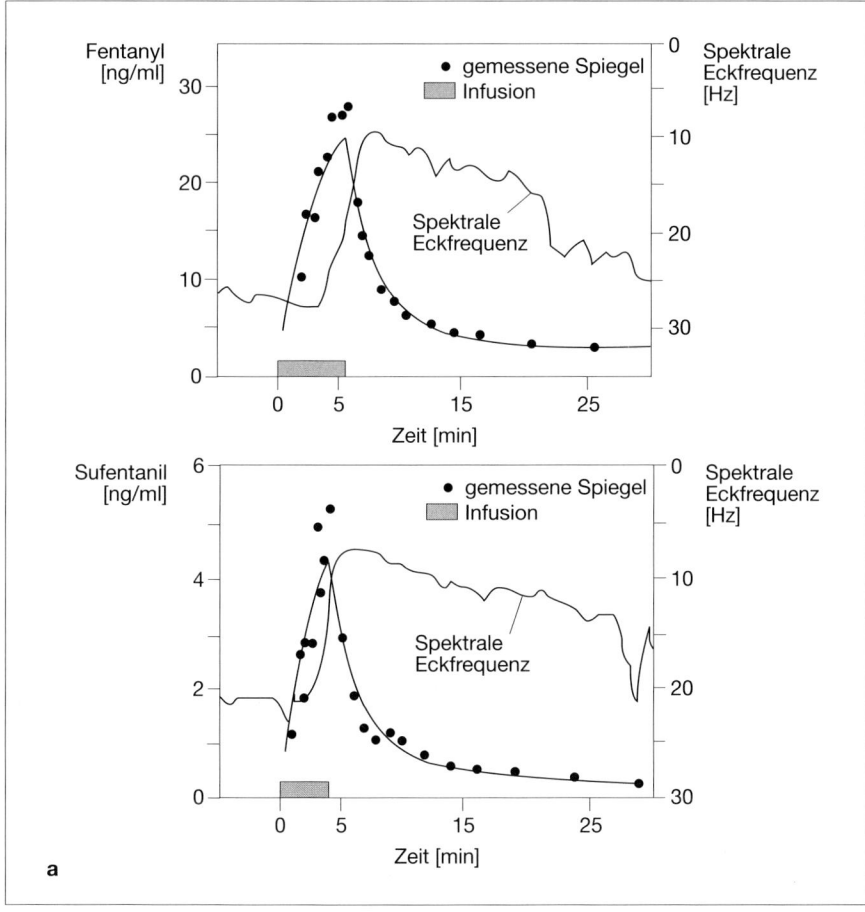

Abb. 16.4a

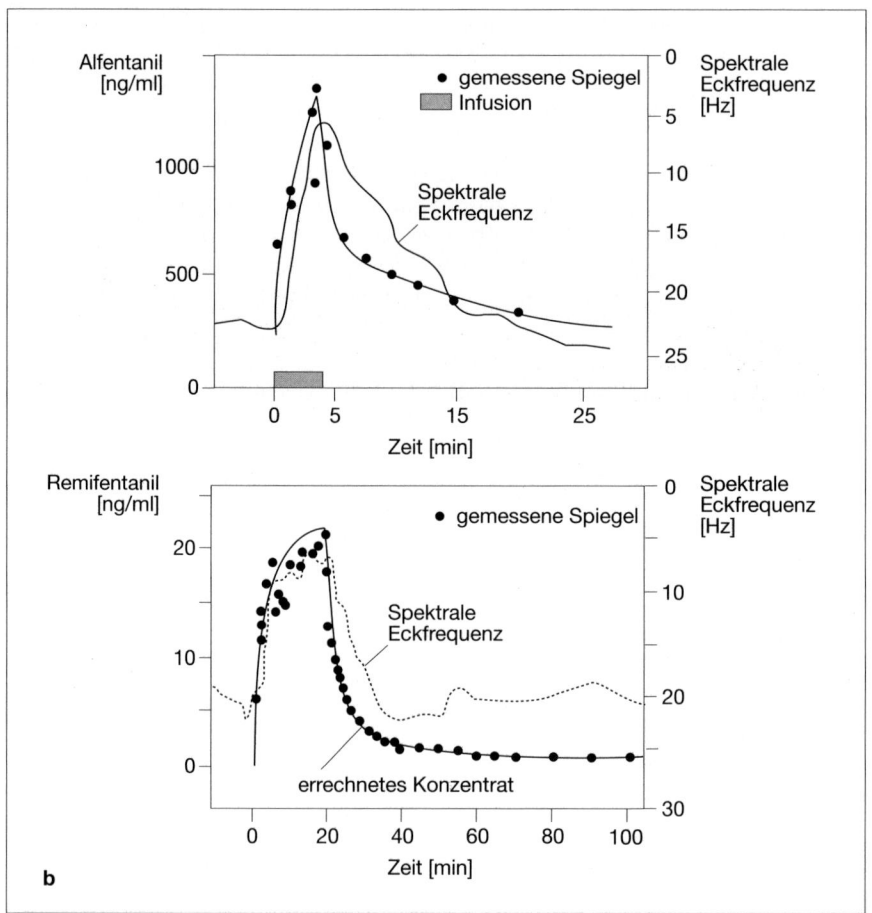

Abb. 16.4. Plasmaspiegel von Alfentanil bzw. Fentanyl, Sufentanil und Remifentanil sowie die dazugehörigen vergleichenden pharmakodynamischen EEG-Effekte nach 5minütiger Infusion mit Alfentanil (1 500 µg/min), Fentanyl (150 µg/min), Sufentanil (15 µg/min) und Remifentanil (1 500 µg/min)

Die Beendigung der pharmakodynamischen Effekte eines Opioids wird wesentlich von der Geschwindigkeit bestimmt, mit der der Blutspiegel abfällt und sich das Opioid vom Rezeptor wieder trennt (dissoziiert). Wie auch aus Tabelle 12.3 zu ersehen ist, hat Fentanyl im Vergleich zu Alfentanil eine relativ lange Eliminationshalbwertszeit t½β (die Zeit, in der die Konzentration des Pharmakons im Blut um die Hälfte abgefallen ist). Dies ist darauf zurückzuführen, daß sich ein großer Anteil von Fentanyl in den unspezifischen Bindestellen, insbesondere den proteinreichen Organen, umverteilt hat. Letztere sind die Anteile des Organismus, wie die Muskulatur, die inneren Organe, aber auch das Fettgewebe, die an der Vermittlung narkotischer Effekte nicht teilnehmen. Somit findet nach wiederholter

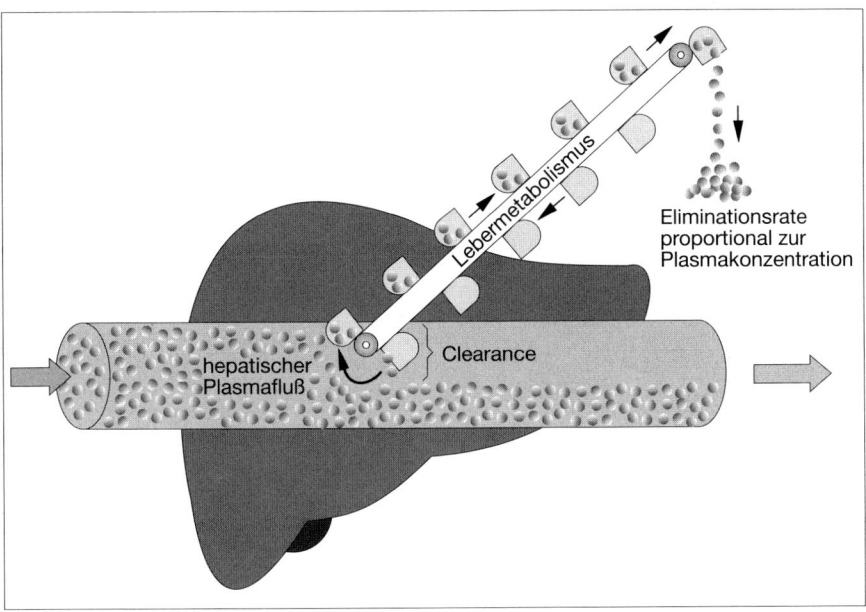

Abb. 16.5. Abhängigkeit der Opioidelimination von der Plasmakonzentration und dem hepatischen Plasmafluß. (Nach Schenk 1993)

Injektion von Fentanyl bzw. nach einer Fentanylinfusion eine Aufsättigung der peripheren Speicher statt. Aus diesen Speichern strömt aktive Wirksubstanz nach, wenn der Plasmaspiegel aufgrund der metabolischen Leistung der Leber abfällt bzw. lokale Durchblutungssteigerungen zu einer Aus-

Tabelle 16.2. Der Wirkungseintritt und die Wirkungsdauer verschiedener Opioide wird von der unterschiedlichen Kinetik am Rezeptor, dem Verteilungsvolumen und dem Grad der Metabolisierung bestimmt. (Nach Vourch 1971; Freye 1989)

Pharmakon (Generikum)	Wirkungseintritt [min]	Maximale Wirkung [min]	Maximale Wirkungsdauer [min]	Relative Wirkungsdauer [min]
Sufentanil	1	4	30	100–150
Fentanyl	1	5–8	20–30	60–120
Phenoperidin	1,5	10	30	80–150
Dextromoramid	2	10	40	100–150
Pethidin	2	15	50	120–180
Piritramid	2–5	10	240–360	400–500
Morphin	15	30	100	200–250
Methadon	20	40	180	300–500
Alfentanil	1	1	15	30–60
Nalorphin	1	5	20	60–120
Pentazocin	2	10	60	150–180
Nalbuphin	2	10	120	180–240
Buprenorphin	5	60	480	480–540

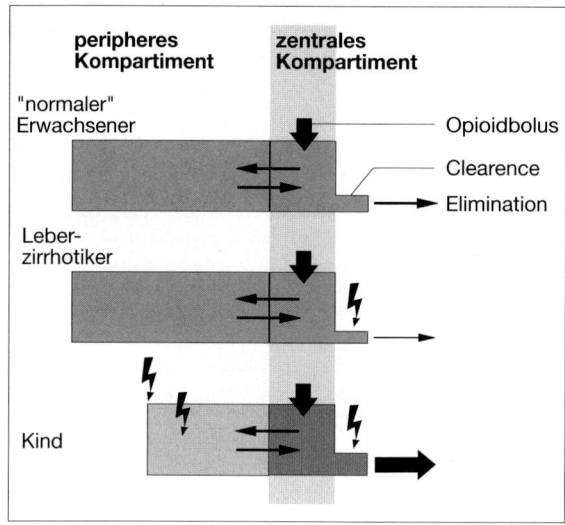

Abb. 16.6. Schematische Darstellung zur Kinetik im Zweikomparimentmodell beim Erwachsenen, Leberzirrhotiker und Kleinkind. (Nach Schenk 1993)

schwemmung des Opioids aus dem Speicher führen. Letzteres muß insofern immer in Betracht gezogen werden, denn nach Torniquetlösung waren bei Patienten erhöhte Plasmaspitzenwerte von Opioiden nachweisbar (Okum 1993). Der analgetische Effekt von Fentanyl ist deshalb aber auch dauerhafter, da die abfallende Blut- und Hirnkonzentration von der langsameren Eliminationshalbwertszeit bestimmt werden.

Die eigentliche Beendigung der pharmakologischen Wirkung eines Opioids wird entscheidend von der Elimination durch die Leber bestimmt (Stanski 1982). Da jedoch nur die Wirkstoffmenge, die sich im Blut befindet, abgebaut werden kann, sind speziell nach Fentanyl verlängerte Wirkeffekte möglich. Nach Alfentanil, wo sich der größte Anteil einer Metabolisierung durch die Leber nicht entzieht, und wegen der fast sofortigen Dissoziation vom Rezeptor, ist die Wirkdauer besser vorherzusagen. Ein Rebound ist nicht zu erwarten, denn die Eliminationsrate des Opioids ist von der Plasmakonzentration abhängig. Diese ist für Alfentanil besonders hoch, da sich das Pharmakon in den peripheren Speichern nicht versteckt und somit einer Metabolisierung zugänglicher ist als z.B. Fentanyl (Abb. 16.5).

Besonders ausgeprägt ist die Verteilung und somit die Speicherung im Gewebekompartiment von Methadon. Diese Tatsache schlägt sich in einer sehr langen Wirkdauer, einer sehr schlechten Steuerbarkeit und, bei wiederholten Dosen, auch in einer Kumulation dieser Substanz nieder (Tabelle 16.2).

Da die Leber einen entscheidenden Einfluß auf die Wirkungsdauer hat (s. Abb. 16.5), ist im Gegensatz zum „Normalzustand" beim Leberzirrhotiker mit einer Reduktion des hepatischen Plasmaflusses zu rechnen, die die Biotransformation vermindert. Es resultiert eine verlangsamte Clearance (Elimination) und eine Wirkungsverlängerung ist möglich (Abb. 16.6).

Beim Kleinkind dagegen wird, im Vergleich zum Erwachsenen, das Opioid vermehrt im zentralen Blutkompartiment festgehalten. Dies liegt daran, daß der relative Anteil der gut durchbluteten Organe in dieser Altersgruppe größer ist und Kinder im peripheren Kompartiment weniger Opioid speicherndes Fettgewebe besitzen. Höhere Plasmakonzentrationen, die sich nicht dem Abbau durch die Leber entziehen, bei einer gleichzeitigen höheren Leberstoffwechselaktivität, bedingen eine schnellere Elimination und folglich auch eine kürzere Wirkungsdauer.

17 Neue, ultrakurzwirkende Opioide; Remifentanil und Trefentanil

Seit kurzem unterzieht sich ein sog. untrakurzwirkendes Opioid einer ausgedehnten klinischen Erprobung. Es handelt sich hierbei um Remifentanil (GI87084B; Abb. 17.1), ein reiner μ-Ligand mit Esterstruktur, der im Gegensatz zu dem schon kurzwirkenden Opioid Alfentanil eine um den Faktor 7 kürzere terminale Eliminationshalbwertszeit von im Mittel 8,8 min gegenüber 60,9 min bei Alfentanil und eine therapeutische Breite von 33 000 aufweist. Ursächlich für diese kurze Halbwertszeit ist die fast initiale Metabolisierung durch Blut- und Gewebeesterasen, welche das Opioid sehr rasch in pharmakologisch unwirksame Metaboliten aufspalten (Hermann 1991). Der Patient wird sich innerhalb von 5 min nach Abstellen einer Infusion mit Remifentanil erholen, da pharmakologisch wirksame Konzentrationen am Rezeptor dann nicht mehr vorliegen. Nach ersten Untersuchungen der Phase I und II soll es, ähnlich wie Alfentanil, sein Wirkungsmaximum innerhalb von 1 min erreichen. Es hat eine ähnliche emetische, bradykarde und blutdrucksenkende Wirkung sowie Muskelrigidität zur Folge (Morton 1991; Schuster 1991). Auf mg-Basis bezogen hat es jedoch, je nach Studiendesign, eine um das 16- bis 20fach höhere analgetische Potenz und atemdepressorische Komponente wie Alfentanil (Egan 1992), weswegen die Dosierung nicht nach mg/kg KG, sondern nach zu erwartender Operationsdauer erfolgen sollte. Bei hohen Dosen wird somit eine länger anhaltende effektive Wirkstoffkonzentration am Wirkungsort, dem Rezeptor, zu erwarten sein. Das Opioid hat, was die Analgesie betrifft, etwa die Wirkeffektivi-

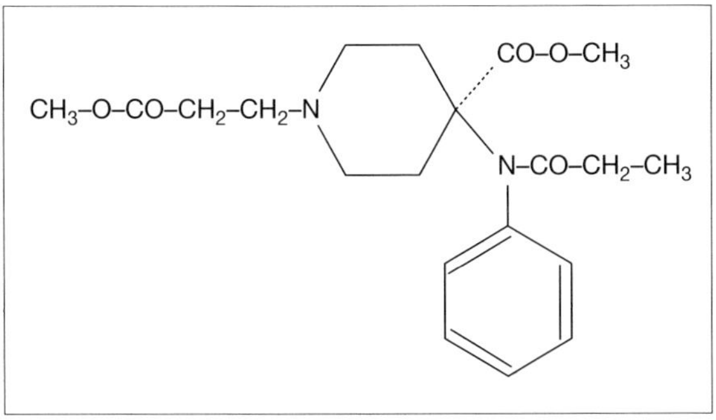

Abb. 17.1. Chemische Formel von Remifentanil, dem Hydrochloridsalz des 3-[4-Methoxycarbonyl-4-[(1-oxypropyl)phenylamino]-1-piperidin]-propansäuremethylester

tät von Fentanyl und hat wie dieses auch keine Histaminliberation zur Folge (Westmoreland 1993). Die rasche Antagonisierbarkeit mit Naloxon und nicht mit einem δ-Antagonisten weist auf eine vorzugsweise Interaktion mit dem μ-Rezeptor hin. 88 % der initial verabreichten Menge wird über die Niere in Form eines sauren Metaboliten, der nur 1/300 der Wirkungsstärke von Remifentanil aufweist (Westmoreland 1993), ausgeschieden.

Ein weiteres, neues Opioid welches sich in der Phase I und II der klinischen Testung befindet, ist der μ-Ligand Trefentanil (A-3665; Abb. 17.2). Es ist chemisch betrachtet ein Piperidinabkömmling und dem Alfentanil ähnlich. Bei einer vergleichbaren Wirkungsstärke und bei gleichem atemdepressorischen Potential wie Alfentanil weist es jedoch eine signifikant kürzere Wirkdauer, insbesondere bei langfristiger Infusion, im Vergleich zu Alfentanil auf (Lemmens 1992; Cambarereri 1993).

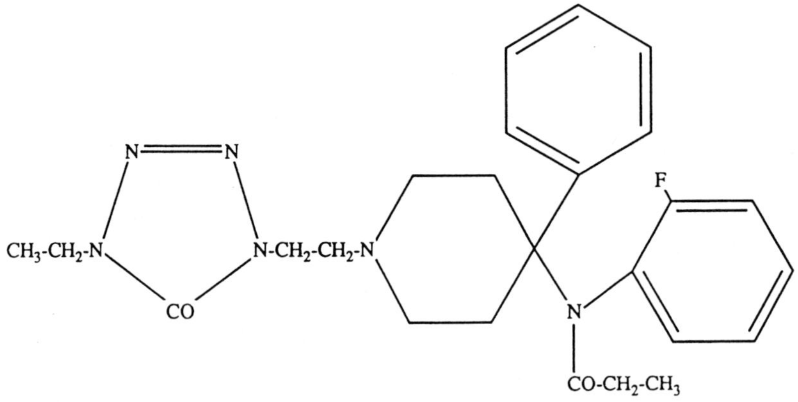

Abb. 17.2. Chemische Formel von dem Piperidinabkömmling Trefentanil (A-3665)

18 Opioide mit vorwiegend peripherem Angriffsort

18.1 Opioide bei intestinaler Hypermotilität

Die Nebenwirkung der Opioide auf den Darm, die mit einer Hemmung der Propulsion und des Ionentransports einhergeht und in eine Obstipation mündet, kann therapeutisch bei der Diarrhö genutzt werden (Abb. 18.1). Da periphere Opiatrezeptoren im Bereich des Plexus myentericus Auerbachii nachzuweisen sind (Terenius 1972; Paton 1957; Daniel 1959), wird verständlich, warum Opioide in einer mehr oder weniger stark ausgeprägten Intensität die Darmmotilität hemmen. Hierbei ist ursächlich die über Opiatrezeptoren gesteuerte Acetylcholinfreisetzung aus dem intramuralen Nervenplexus heranzuziehen.

Während früher zur Bekämpfung einer Diarrhö die Opiumtinktur Tinctura opii gerne eingesetzt wurde, wobei jedoch neben dem wünschenswerten peripheren Effekt auch zentrale Nebenwirkungen zu erwarten waren, gibt es heute Liganden mit vorwiegend peripherem Angriffspunkt. Zwei Vertreter dieser Klasse, Diphenoxylat (Reasec) und Loperamid (Imodium), weisen, im therapeutischen Dosisbereich eingesetzt, eine ausgesprochen schlechte Blut-Hirn-Passage auf. Somit sind zentrale Wirkungseffekte, wie sie sonst allen anderen Opioiden eigen sind, nicht nachzuweisen, und die Wirkung erstreckt sich nur auf eine Hemmung der intestinalen Hypermotilität und Hypersekretion.

18.2 Bedeutung sogenannter peripherer Opiatrezeptoren

Daß periphere Opiatrezeptoren möglicherweise an der Vermittlung von Schmerzafferenzen beteiligt sind, wurde im chronischen Entzündungsmodell der Rattenpfote nachgewiesen (Ferreira 1979; Joris 1987). Eine durch Opioide unterdrückbare und durch Naloxon antagonisierbare Schmerzafferenz, die über periphere Opiatrezeptoren vermittelt wird, konnte auch immunhistochemisch am Entzündungsmodell nachgewiesen werden. So ist anzunehmen, daß bei Entzündungen Peptide mit Opioidcharakter aus Immunzellen freigesetzt werden, die dann an peripheren Rezeptoren sensorischer Nerven in der Synovia binden und zu einer Hemmung entzündungs-

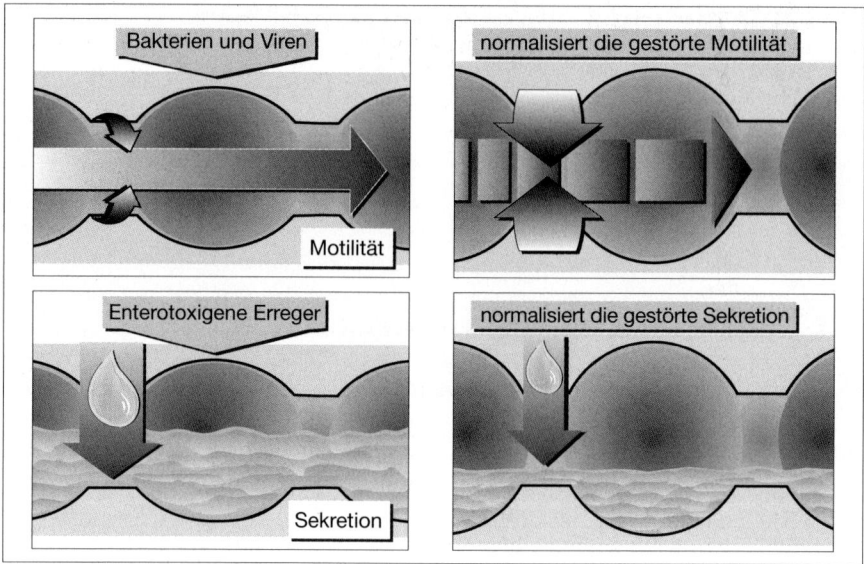

Abb. 18.1. Schematische Darstellung der Wirkung von peripher einsetzbaren Opioiden zur Therapie des Durchfalls

bedingter Schmerzen führen. Es lag somit nahe, diese Ergebnisse auch auf den postoperativen Schmerz nach Arthroskopie zu übertragen. Hierbei induzierte Morphin, in den Gelenkspalt appliziert, eine im Vergleich zur Kontrolle gute Analgesie, während die intraartikuläre Naloxoninjektion zu einem vergleichsweise höheren Schmerzscore führte (Stein 1991). Diese Ergebnisse konnten von anderen Arbeitsgruppen nicht bestätigt werden (Raja 1992) bzw. die intraartikuläre Kombination von Bupivacain mit Morphin erbrachte keine eindeutigen Vorteile (Joshi 1993). Zum momentanen Zeitpunkt kann der routinemäßige Einsatz von Morphin nach Gelenkoperationen noch nicht als ausreichend gesichert angesehen werden. Andererseits muß auch daran gedacht werden, daß es bei einer Applikation des Opioids in das Gelenk zu einer Resorption mit Verteilung im Organismus kommt, so daß ein zentral induzierter analgetischer Effekt nicht völlig auszuschließen ist. Da periphere Opioidbindestellen bei chronischen Entzündungen, wie dem rheumatischen Formenkreis, entstehen, muß die Vorbedingung einer chronischen Entzündung vorliegen, damit sich überhaupt opiatähnliche Rezeptoren ausbilden. Denn Opiatrezeptoren sind auf entzündetes Gewebe und an Immunzellen (Lymphozyten, Mastoidzellen, Monozyten) und auf peripheren sensorischen Nerven nachgewiesen worden, von denen auch die Bildung endogener Opioidpeptide ausgeht. Entzündungszellen setzen somit immer Peptide mit einer opioidähnlichen Wirkung (z.B. Interleukin 1–8) frei, so daß hierdurch eine analgetische Wirkung zu erklären ist. Voraussetzung für eine periphere Opioidwirkung ist immer die vorangegangene Entzündung, die maßgeblich an der Ausbildung peripherer Opiatbindestellen

beteiligt ist. Erst dann kann über diese Bindestellen eine Analgesie ausgelöst werden. Ob die analgetische Wirkung zusätzlich noch über eine lokale
Hemmung der Prostaglandinsynthese ausgelöst wird, ist z.Z. noch offen.
Da die ersten klinischen Ergebnisse zur peripheren Anwendung von Opioiden auch noch recht widersprüchlich sind (Stein 1993), ist abzuwarten, ob
die bei Entzündungsprozessen nachgewiesene Manifestation einer Opioidwirkung von Bedeutung ist, oder ob sie nur einen rein akademischen Wert
behält.

19 Analgesie mit Opioiden bei Unfallverletzten

Bis vor kurzem bestand noch die Forderung, nach einem Bauchtrauma z.B. keine Analgetika zu geben, um eine akute Symptomatik nicht zu verschleiern und eine erweiterte Diagnostik nicht zu erschweren. Diese Forderung hat heute nicht mehr die gleiche Gültigkeit, da invasive (Peritoneallavage) und nichtinvasive Verfahren zur erweiterten Diagnostik (Röntgen, Sonographie, CT) zur Verfügung stehen, ohne daß eine aktive Mitarbeit vom Patienten notwendig ist. Weiterhin ist die Furcht vor potentiellen Nebenwirkungen die Ursache, daß in vielen Fällen bei Verletzten mit starken Schmerzen öfters keine oder nur schwach wirksame Analgetika verabreicht werden. Akute Schmerzzustände, speziell im Bereich der Notfallmedizin, sind dadurch gekennzeichnet, daß die sie begleitende vegetative Dysregulation (sympathoadrenerge Gegenregulation) zusätzliche Folgen am kardiovaskulären System bedingen, so daß z.B. bei einem Myokardinfarkt ein gesteigerter Sympathikotonus ein Kammerflimmern auslösen kann. Weiterhin muß ein neurohumoral bedingter Verlust der alveolokapillären Integrität mit Stauung und Flüssigkeitsansammlung und einer daraus resultierenden Complianceabnahme der Lunge bedacht werden, wenn Verletzungen des Thorax und seiner Organe bereits zu einer respiratorischen Insuffizienz führen bzw. Frakturen, das stumpfe Thorax- und/oder Bauchtrauma, Verbrennungen und Weichteilquetschungen vorliegen (Sefrin 1986; Jäättela 1975). Im Notfall ist eine Analgesie besonders dann von Bedeutung, wenn ein drohender oder manifester Schock durch schwere Schmerzen verstärkt oder unterhalten wird, bzw. Schmerzen eine ausreichende Atmung verhindern. Da Unruhe und Dysregulation allein nicht durch ein Analgetikum aufgehoben werden können und das folgende „Transporttrauma" eine wesentliche Rolle bei der Verschlechterung des Notfallpatienten spielt, werden zusätzlich Sedativa zur Streßprotektion empfohlen (Dick 1978).

Das ideale Analgetikum für den Notfalleinsatz:

- sollte eine hohe analgetische Potenz besitzen,
- sollte einen schnellen Wirkungseintritt haben,
- darf keine zu lange Wirkungsdauer aufweisen,
- sollte nicht kumulieren und gut steuerbar sein,
- sollte keine Nebenwirkungen auf Herz-Kreislauf und Atmung zeigen.

Tabelle 19.1. Dosierung von Opioiden bei der Schmerzbehandlung im Notfall (*PAD* pulmonalarterieller Druck). (Mod. nach Busse 1987; Sefrin 1988)

Opioid	Dosierung [mg/70 kg]	Wirkungs-eintritt [min]	Wirkungs-maximum [min]	Wirkungs-dauer [min]	Bemerkung
Morphin	2,5–5,0	3–5	20	120–240	Atemdepression, Histaminfreisetzung, Emesis
Fentanyl	0,05–0,1	1–2	5	25–35	Atemdepression
Alfentanil	0,7–1,5	1	2	5–10	Atemdepression
Ketamin	10–30	1–3	5	15	Dysphorie, kardiovaskuläre Stimulierung
Nalbuphin	10–20	5	10	120–180	Sedierung
Tramadol	50–100	5–8	20	120–240	Schwache Wirkung, Übelkeit, Emesis
Pethidin	25–50	1–2	15	120–180	Kreislaufdepression, Tachykardie
Pentazocin	30–60	2–6	20	180–240	Tachykardie, PAD-Erhöhung
Piritramid	7,5–15	2–5	15	240–360	Sedierung
Buprenorphin	0,15–0,3	10–15	45	360–480	Verspätete Atemdepression

Da es momentan noch kein Medikament gibt, das alle Forderungen erfüllt, muß je nach vorliegendem Notfall das Opioid mit dem günstigsten Wirkungsspektrum herausgesucht werden (Tabelle 19.1).

Für die Wahl der Dosierung müssen Faktoren wie Volumenmangel, Schweregrad der Verletzung, Alter und Grad der Alteration des Patienten beachtet werden.

> Grundsätzlich wird immer mit 50 % der üblichen Einzeldosis begonnen, um anschließend nach Wirkung zu titrieren.

Der Applikationsweg der Wahl ist die i.v.-Analgetikagabe, da eine subkutane oder intramuskuläre Injektion aufgrund des verminderten Resorptionsverhaltens, besonders im Schock, zu zeitlich und quantitativ nicht vorhersehbaren Effekten führt.

Peripher wirkende Analgetika, die i.v. applizierbar sind, wie beispielsweise Metamizol (Novalgin 1,25 mg) bzw. ASS (Aspisol 0,5–1,0 g), haben beim Notfallpatienen eine eingeschränkte Bedeutung. Ihr Indikationsgebiet ist vorwiegend der Wundschmerz. Die Applikation sollte langsam über 2–3 min erfolgen, um Blutdruckabfälle zu vermeiden. Die Thrombozytenaggregationshemmung von Acetylsalicylsäure begrenzt den Einsatz bei Patienten mit Schädel-Hirn-Trauma wegen einer verstärkten Blutungsneigung. Eine

Kombination von einem schwachen Opioid mit Tramadol und Metamizol kann die Vorteile beider Substanzen (Blockade von Schmerzübertragung und Schmerzempfindung ohne Atemdepression) im Sinne einer Potenzierung nutzen.

19.1 Welche Analgetika bei welchem Notfall?

Nicht nur aus pharmakologischen, sondern auch aus pragmatischen Gründen ist bei der Bekämpfung von Schmerzen beim Notfallpatienten, in Abhängigkeit von der Art der Verletzung bzw. der Erkrankung, folgende Medikation zu empfehlen:

1. Bei Frakturen der Extremitäten, isolierten Traumen und einer unklaren Diagnose ist erfahrungsgemäß ein rasch angreifendes peripheres Analgetikum angezeigt, evtl. kombiniert mit einem schwachen Opioid wie z.B. Tramadol.
2. Bei schweren durch Traumen oder durch Verbrennung ausgelösten Schmerzen ist erfahrungsgemäß mit peripher angreifenden Analgetika keine ausreichende Schmerzbefreiung zu erreichen. Neben einem peripher angreifenden Analgetikum (z.B. Metamizol) ist ein Opioid wie z.B. Tramadol oder bei stärkeren Schmerzen das Opioid Piritramid einzusetzen.
3. Bei stärksten Schmerzen, polytraumatisierten und/oder bewußtlosen Patienten ist alternativ Morphin oder Piritramid das Mittel der Wahl. Eventuell ist schon eine notfallmäßige Narkose einzuleiten. Hierbei würde dem sehr starken Opioid Fentanyl oder Alfentanil in Verbindung mit einer Intubation und kontrollierten Beatmung der Vorzug gegeben, wobei je nach Kreislaufverhältnissen evtl. ein Neuroleptikum wie DHBP oder ein Benzodiazepin wie Midazolam zusätzlich gegeben wird.

So ist in Abhängigkeit von der Notfallsituation die Differentialindikation für Analgetika auch recht unterschiedlich (Pfenninger 1992; Seferin 1982):

1. Traumatischer Unfall:
   - Opioide und Sedativa,
   - Ketamin und Sedativa.
2. Akutes Abdomen:
   - Metamizol, Spasmolytika, Ketamin.
3. Herzinfarkt:
   - Sedativum, Acetylsalicylsäure, Opioide.
4. Status asthmaticus, epilepticus und schwere zerebrale Krampfanfälle:
   - Ketamin, Benzodiazepin.

19.2 Rettungsdienstnarkose mit Opioiden

Eine Rettungsdienstnarkose ist immer dann einzuleiten, wenn ausgedehnte Verletzungen vorliegen, die eine sofortige und ausreichende Analgetikagabe verlangen und zur Sicherung der Atmung eine Beatmung erfolgt.

- Einleitung: Fentanyl 0,1–0,3 mg i.v.,
              Etomidat 0,2–0,3 mg/kg i.v.;
- Intubation nach Präoxygenisierung;
- Weiterführung der Analgesie je nach Kreislaufverhältnissen mit Fentanyl 0,1–0,3 mg, oder Alfentanil 1–3 mg;
- Achten auf: kontinuierliche Analgesie,
              kontinuierliche Sedierung,
              ausreichende Volumensubstitution,
              Beatmung je nach Trauma (PEEP, Hyperventilation),
              rechtzeitige Katecholamingabe (Dopamin/Dobutamin).

Zusammenfassend kann festgestellt werden, daß von den stark wirkenden Analgetika vom Opioidtyp, aufgrund des Wirkungsspektrums und der möglichen Nebenwirkungen, letztlich Piritramid und Morphin als echte Konkurrenten zur Behandlung schwerer Schmerzzustände beim Notfallpatienten anzusehen sind. Bei leichteren Schmerzen sind Nalbuphin oder Tramadol zu empfehlen (Sefrin 1988; Dick 1978).

20 Bedeutung der endogenen Opioide (Endorphine, Enkephaline)

Die endogenen Opioide haben aller Wahrscheinlichkeit nach eine entwicklungsgeschichtlich entscheidende Bedeutung beim Überlebenskampf erlangt. Denn bei den unter einer Belastungssituation ausgelösten Reaktionen des protektiven Systems sind endogene Opioide in der Lage, diese zu blockieren, wenn sie zum Überleben (Flucht oder Kampf) des Individuums nur hinderlich sind:

– Schmerzen	→ Analgesie,
– Husten	→ Hustenblockade,
– Stuhldrang	→ Obstipation,
– Harndrang	→ Harnretention,
– Hyperventilation	→ Bradypnoe,
– Hypertension	→ Hypotension,
– Hyperthermie	→ Hypothermie,
– Angst (Blockade des Intellekts)	→ Euphorie,
– Mydriasis	→ Miosis,
– Tachykardie	→ Bradykardie.

Opioidpeptide sind als die natürlichen Liganden der Opiatrezeptoren anzusehen. Hierbei können die fünfkettigen Enkephaline als eine Art von Neurotransmittern eingestuft werden, die neben der Verhaltensregulation und der Regulation der Hypophysenhormone eine wichtige Rolle bei der Verarbeitung von Schmerzimpulsen spielen. Ähnlich wie die klassischen Opioide, binden sie an die ihnen zugedachten Rezeptoren, wodurch es zu einer Blockade in der Weiterleitung der sensorischen Afferenz kommt. Trotz der scheinbar so differenten chemischen Struktur der Opioidpeptide wird bei entsprechender räumlicher Faltung erkennbar, daß z.B. Met-Enkephalin mit der Aminosäurensequenz Tyrosin-Glycin-Glycin-Phenylalanin-Methionin Ähnlichkeiten mit Morphin und dem Antagonisten Naloxon aufweist. So ist der endständige Parahydroxyphenylrest vom Tyrosin dem aromatischen Ring des Morphins recht ähnlich. Der freie Stickstoff des Tyrosins liegt dem Ring ebenfalls gegenüber wie dies beim basischen Stickstoff der Morphinomimetika eine Vorbedingung für die Opioidwirkung ist. Auch ist der freie Ring des Phenylalanins dem Ring stark wirkender Analgetika wie Fentanyl und Buprenorphin recht ähnlich (Abb. 20.1). Hieraus kann gefolgert werden, daß Aminosäuresequenzen wie sie bei den Opioidpeptiden

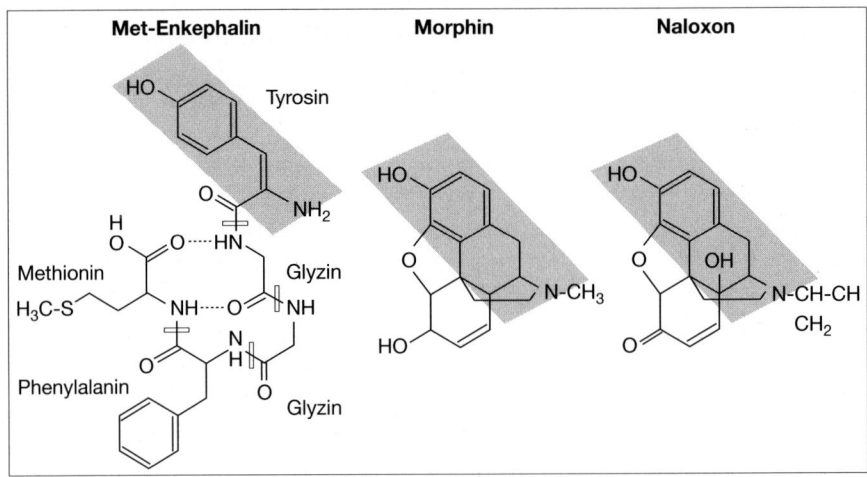

Abb. 20.1. Die molekulare Struktur der Agonisten Morphin, des Antagonisten Naloxon und des endogenen Opioids Met-Enkephalin. Zu beachten ist die wiederkehrende Ringstruktur mit den Doppelbindungen, die in Parastellung am Ring hängende Hydroxylgruppe, sowie das im konstanten Abstand zum Ring stehende Stickstoffatom

anzutreffen sind, mit der gleichen Rezeptorgruppe wie die Alkaloide interagieren (Tabelle 20.1). Die Peptide weisen nur den großen Unterschied auf, daß sie sofort nach ihrer Entstehung durch Aminopeptidasen abgebaut werden, wodurch eine Tachyphylaxie und Abhängigkeitsentwicklung unmöglich wird.

Ein weiteres endogenes Opioid ist das aus 31 Aminosäuren bestehende β-Endorphin. Es ist Teilstück des in der Hypophyse nachweisbaren, aus 91 Aminosäuren bestehendem β-Lipotropins, welches eine Rolle beim Fettmetabolismus spielt. Interessant ist hierbei, daß β-Lipotropin in seiner Sequenz 61–91 das β-Endorphin repräsentiert (Abb. 20.2).

β-Endorphin hat im Vergleich zu den Enkephalinen einen ausgeprägteren analgetischen Effekt am Tier. Die Aminosäuresequenz von Lipotropin 61–76 findet sich beim α-Endorphin, welches ebenfalls analgetische Wirkqualitäten besitzt, während die Sequenz 61–65 mit der beim Met-Enkephalin identisch ist. Letzteres findet sich in nachweisbaren Konzentration im

Tabelle 20.1. Relative Affinität (%) einiger Opioidpeptide zu verschiedenen Rezeptorpopulationen. (Nach Teschemacher 1987)

Opioid	μ	δ	ϰ
Leu-Enkephalin	6	94	–
Met-Enkephalin	9	91	–
β-Endorphin	52	47	1
Dynorphin 1–8	22	17	61
Dynorphin 1–9	6	6	88
Dynorphin 1–17	13	4	83

Gehirn, im Rückenmark und im Intestinum. Schließlich ist noch die Sequenz 41–58 zu erwähnen, die als β-Melanotropin bei der Hautpigmentierung eine Rolle spielt. Da die endogenen Opioide mit unterschiedlicher Affinität auch an den verschiedenen Opiatrezeptoren binden (Tabelle 20.2),

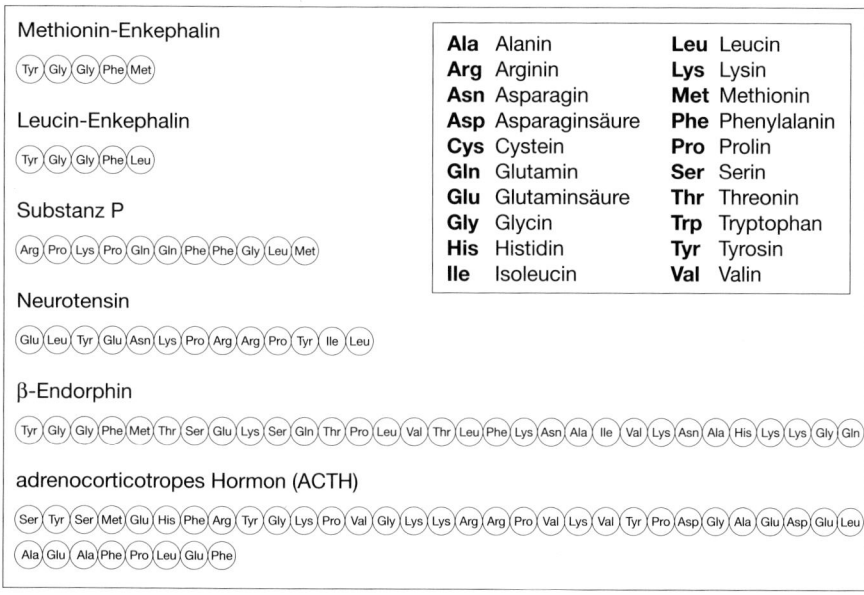

Abb. 20.2. Aminosäuresequenzen verschiedener, endogener Opioide im Vergleich zu ACTH, welches ebenfalls aus einer gemeinsamen Vorstufe, dem POMC (Proopiomelanocortin) stammt

Tabelle 20.2. Die Opiatrezeptorpopulationen, ihre endogenen Liganden und die dazugehörigen synthetischen Agonisten und Antagonisten. (Nach Holaday 1984; Martin 1981; Schmidhammer 1990; Kaiser 1991; Takemori 1990; Römer 1980; Buzas 1992)

Opioidrezeptor	Endogener Ligand	Agonist	Antagonist
μ	β-Endorphin Met-Enkephalin	Morphin Fentanyl Sufentanil Alfentanil	Naloxon Naltrexon Cyprodime β-Funaltrexamin
ϰ	Dynorphin (1–17)	U-50,488H Bremazocin U-69,593	Mr 2266 Naloxon Win 44,441-3 Nor-Binaltorphimin
δ	Leu-Enkephalin	DPDPE BW-373U86 Deltorphin II	ICI 174,864 Naltrindol Naltriben
σ	Sigmaphen β-Endopsychosin	SKF 10,047 Phencyclidin Ketamin	?

wird ihnen eine unterschiedliche physiologische Bedeutung zuteil, die im einzelnen jedoch noch nicht gelöst ist.

Grundsätzlich ist der endorphinerge Basalttonus im Organismus gering. Das heißt, unter Normalbedingungen wird nur wenig oder kein Endorphin ausgeschüttet. Das schmerzmodulierende System wird erst bei Streß und Schmerz aktiviert.

20.1 Natürliche Liganden der Rezeptorsubpopulationen

Ähnlich den synthetischen Opioiden können den unterschiedlichen Rezeptorpopulationen auch gesonderte endogene Liganden zugewiesen werden, die sich in ihrer Funktionalität voneinander unterscheiden (Tabelle 20.2). Die in die Rezeptoren der Zellmembran (das Schlüsselloch) sich einlagernden Proteinmoleküle (der Schlüssel) passen nur dann, wenn eine entsprechende Raumstruktur vorliegt. Die endogenen Opioide zerfallen in 3 strukturell verwandte Gruppen, nämlich β-Endorphin, die Enkephaline und die Dynorphine. Alle 3 gehen aus 3 längeren Kettenmolekülen hervor (Proopiomelanocortin, Proenkephalin und Prodynorphin), die enzymatisch auf die endgültige Länge gestutzt werden.

Basierend auf radioimmunologischen und immunhistochemischen Methoden wurden in den verschiedensten Organen unterschiedliche Konzentrationen von endogenen Opioidpeptiden nachgewiesen. So konnten hohe Konzentrationen von β-Endorphin im Vorder- und Hinterlappen der Hypophyse nachgewiesen werden (Rossier 1977). Des weiteren finden sich hohe Konzentrationen im Nucleus amaygdalae und im periaquäduktalen Grau, deren Zellkörper sich im Hypothalamus befinden. Dies weist auf die Bedeutung in der noziszeptischen Verarbeitung afferenter Schmerzimpulse hin. Neben dem Nervensystem findet sich Immunreaktivität im Pankreas, der Schilddrüse, den Mastzellen und im Gastrointestinalsystem (Frederickson 1982). Die Verteilung der Enkephaline in den verschiedenen Organsystemen dagegen ist breiter. Im Gastrointestinalsystem sind hohe Konzentrationen, insbesondere im Duodenum und Ileum nachweisbar, während im Zäkum und Kolon die Anreicherung geringer ausfällt (Smith 1976). Leu- und Met-Enkephalin finden sich aber auch in der Mukosa des Magens und im Pankreas des Menschen (Feurle 1982), in den sympathischen Ganglien, in den Zellen des Glomus caroticus (Kabayashi 1983) und in der Nebenniere (De Wald 1983; Kabayashi 1983). Das x-selektive Peptid Dynorphin weist dagegen eine hohe Konzentration im ventralen und dorsalen Horn des Rückenmarks des Menschen auf. Dies wird durch die unterschiedliche Verteilung der Opiatrezeptoren, von denen 40 % auf den µ-Typ, 50 % auf den x-Typ und 10 % auf den δ-Typ entfallen (Maysinger 1982; Czlonkowski 1983), speziell bei der periduralen Applikation von Opioiden unterstrichen. Immunhistochemische Nachweise für Dynorhin liegen aber auch für den

Hypothalamus, das zentrale Höhlengrau, den Nucleus amygdalea, den Raphekernen, dem limbischen System und der Nebenniere vor (Watson 1981; Watson 1982). Auf eine mögliche physiologische Funktion von Dynorphin bei der Regulation des Blutdrucks weisen die unterschiedlichen Gehalte bei normotensiven und spontanhypertensiven Ratten in Hirnkernen und Hypophyse hin (Feuerstein 1983).

20.2 Endorphine bei der Sezernierung der Hypophysenhormone

Da sowohl die β-Lipotropin produzierenden Zentren im Hypothalamus, als auch die Hypophyse durch eine dichte Anreicherung von Opiatbindestellen charakterisiert sind (Höckfelt 1977), ist es nicht verwunderlich, daß sowohl Endorphine als auch die synthetischen Opioide die Sezernierung einer Reihe von Hormonen beeinflussen. Alle diese Hormone haben ihren Ausgangsort in der Hypophyse: FSH, LH, STH, und TSH (Bruni 1977; Dupont 1977; Shaar 1977). Ein gemeinsamer Vorläufer aller dieser Opioidpeptide ist das Propiomelanocortin (POMC), das aus 256 Aminosäuren besteht und aus dem sich, mit Hilfe von Peptidasen, der Organismus nach Bedarf unterschiedliche Peptidketten herausbricht (z.B. ACTH, β-Endorphin, Kortikotropin, α-Lipotropin, β-Lipotropin, α-β-Melanozyten stimulierendes Hormon), von denen einige eine Rolle im normalen Schlaf-Wach-Rhythmus spielen (Abb. 20.3).

Die langkettige Ausgangssubstanz, das POMC, das in speziellen Zellen des Hypothalamus und der Hypophyse gespeichert wird, ist der Pool, aus

Abb. 20.3. Beziehung zwischen Hypothalamus, Hypophyse, Hypophysenhormonen und Opioidpeptiden. *ACTH* adrenokortikotropes Hormon; *LPH* lipotropes Hormon; *EP* β-Endorphin; *MSH* Melanozyten stimulierendes Hormon; *STH* somatotropes Hormon; *GH* gonadotropes Hormon; *LH* luteotropes Hormon; *FSH* Folikel stimulierendes Hormon; *TRH* Thyreotropin-releasing-Hormon; *GHRF* Gonadotropes-Hormon-releasing-Faktor; β-*ERF* β-Endorphin-releasing-Faktor; *PRL* Prolaktin

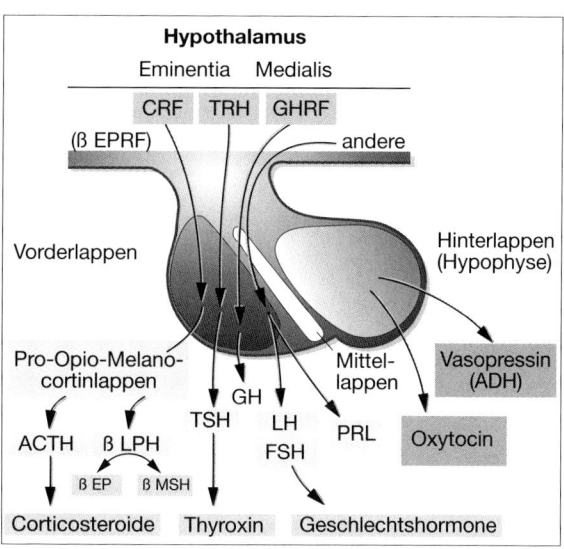

Tabelle 20.3. Das Präkursorsystem und die daraus freigesetzten aktiven endogenen Opioide

Propeptid	Aktives Neuropeptid	Anzahl der Aminosäuren
Proopiomelanocortin	β-Endorphin	31
	γ-Endorphin	17
Proenkephalin A	Leu-Enkephalin	5
	Met-Enkephalin	5
Proenkephalin B	Dynorphin	17
	α-Neoendorphin	10
	Rimorphin	13

dem Untergruppen von Opioidpeptiden entnommen werden. Die Verteilung der verschiedenen Opioidpeptide ist sowohl im ZNS als auch in den sympathischen Ganglienzellen, dem Gastrointestinaltrakt und in den Nebennieren recht unterschiedlich. Hierdurch werden die verschiedensten physiologischen Funktionen reguliert, wobei die Forschung noch nicht an den Punkt gelangt ist, wo den einzelnen Peptiden definitiv speziellen physiologischen Funktionen zugeordnet werden können. Neben dem POMC existieren aber noch 2 weitere Peptidpräkursorsysteme (Tabelle 20.3), die nach ihrer Bildung in Neuronen gespeichert werden und auf Reize wie Streß, Schmerz und Verletzung freigesetzt werden, um den Schmerz zu dämpfen und verschiedene Verhaltensanpassungen zu bewirken.

Neben der analgetischen Wirkung besitzen diese Endorphine aber auch euphorisierende und sedative Eigenschaften, wie sie von den exogenen Opioiden her bekannt sind. Während die analgetische Wirkung von β-Endorphin aller Wahrscheinlichkeit nach durch Bindung am μ-Rezeptor erreicht wird, binden die Derivate von Proenkephalin B mit dem ϰ-Rezeptor. Die Bedeutung der hypophysären Neuropeptide zeigt sich nicht nur beim schmerzlindernden Effekt der Akupunktur, auch scheinen konventionelle Analgetika, wie z.B. die nichtsteroidalen Analgetika, das endogene Opioidsystem zu aktivieren.

20.3 Endorphine in der Schmerztherapie

Es ist jedoch bewiesen, daß die physiologische Bedeutung der Opioidpeptide die Streßsituation und der Schmerz ist, bei denen die Achse Kortex-Hypothalamus-Nebenniere aktiviert wird und es zu einer Freisetzung von ACTH und β-Endorphin kommt (Copolov 1983). Die Bedeutung von β-Endorphin in der zentralen Schmerzverarbeitung wird durch den erhöhten β-Endorphinspiegel mit einhergehender Schmerzbefreiung unter elektrischer Reizung des zentralen Höhlengraus bei chronischen Schmerzen am Patienten unterstrichen (Akil 1978; Hosobuchi 1977; Siegfried 1988), während

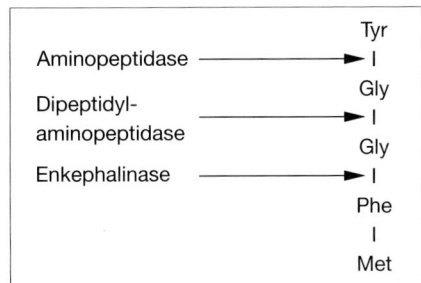

Abb. 20.4. Angriffsorte der 3 Enzyme, die das Methionin-Enkephalin abbauen. *Tyr* Tyrosin; *Gly* Glycin; *Phe* Penylalanin

eine intrathekale β-Endorphinapplikation (3 mg) zu einer im Mittel 33 h lang anhaltenden Analgesie führt (Oyama 1980).

Neuere Ansätze in der Therapie von Tumorschmerzen unter Aktivierung des endorphinergen Systems liegen in einer Hemmung des Enkephalinabbaus. Da die Enkephaline nur eine kurze Lebensdauer besitzen (Abbau durch Peptidasen) wurden Substanzen entwickelt, die die Enkephalin abbauenden Enzyme hemmen (Abb. 20.4). Hierdurch wird die Wirkung des körpereigenen, antinozizeptiven Systems verstärkt. Wirkstoffe sind Thiorphan (hemmt die Enkephalinase), Bestatin (hemmt die Aminopeptidase) und Kelartorphan, welches die neutrale Endopeptidase, die Dipeptidyl-Aminopeptidase und die Aminopeptidase M hemmt. Erste Ergebnisse bei einer intrathekalen Thiorphan-Bestatin-Applikation bei Tumorpatienten weisen jedenfalls auf eine im Vergleich zur Placebogabe bis zu 80%ige Verbesserung der Schmerzfreiheit hin (Meynadier 1989).

20.4 Endorphinerges System und Migräne

Auch für die Migräne sind Zusammenhänge mit dem endogenen Opioidsystem nachgewiesen worden. So konnten im Anfall, im Vergleich zum anfallsfreien Intervall, eine erhöhte Aktivität der Enkephalinase im Plasma, jedoch nicht im Liquor, sowie ein erniedrigter β-Endorphinspiegel in der Spinalflüssigkeit nachgewiesen werden. Der Abfall wies eine Korrelation zu der Schwere des Zustandsbildes auf, und es wurde vermutet, daß mit zunehmender Dysfunktion endorphinerger Neurone eine Häufung und Intensitätssteigerung von Migräneattacken zu erwarten ist (Genazzini 1984; Sicuteri 1978). Diese Befunde stützen die Hypothese eines defizitären Opioidsystems in der Pathogenese der Migräne. In ihren Symptomen unterscheidet sich die Migräne, wie die Autoren feststellen, kaum von denen eines akuten Opiatentzugssyndroms (Sicuteri 1979). Die Ähnlichkeit der Symptome eines idiopathischen Kopfschmerzes und eines akuten Opiatentzugs deuten darauf hin, daß die Reaktionen von einem fehllaufenden dopaminergen System, einer Monoaminüberempfindlichkeit, welches im Belohnungssy-

stem mit dem opiatergen System gekoppelt ist, ausgehen. So können nämlich dopaminverwandte Substanzen wie L-Dopa, Fenfluramin, Apomorphin
und Bromocriptin Symptome wie bei Kopfschmerzpatienten mit Brechreiz,
Schmerz und einer orthostatischen Hypotonie auslösen (Sicuteri 1978). Da
Endorphine und Serotinin als Transmitter alle im antinozizeptiven System
miteingebunden sind, lösen Beeinträchtigungen im Dopaminsystem Fehlsteuerungen im verwandten monoaminergen und peptidergen System aus.

Auch scheinen die wetterabhängigen, migräneartigen Kopfschmerzen
mit einer meteorologisch verursachten Inaktivierung des endogenen,
schmerzhemmenden Systems zusammenzuhängen. So wiesen Probanden in
Abhängigkeit vom steigenden Dampfdruck, der Äquivalenztemperatur
(Temperatur + 2mal Dampfdruck in mm Hg) und der luftelektrischen Aktivität eine deutliche Beziehung zum Konzentrationsabfall β-Endorphinimmunoreaktiven Materials im Plasma auf. Ungeklärt bleibt die Tatsache,
daß wetterbedingte Kopfschmerzen sich besonders dann einstellen, wenn
der Organismus bereits Vorschädigungen, wie chronisch-entzündliche Prozesse oder ein Schlafdefizit aufweist bzw. unter einer psychischen Anspannung steht (Oye 1985).

Letztlich wird von einigen Arbeitsgruppen das Prinzip einer endorphinergen Mangelsituation beim Migräneanfall als Ansatz einer Therapie eingesetzt. So wird in den USA das transnasale Butorphanol (Stadol NS™) als
Therapiehilfe bei Migräneschmerzen angeboten. Immerhin weisen erste
Ergebnisse auf eine gute Kupierung bei mittelstarken, starken und sehr starken Migräneschmerzen hin. Bei einer Wirkdauer von bis zu 4 h betrug die
Rate der Nebenwirkungen 38 %, wobei Schwindel und Übelkeit im Vordergrund standen (Seymour 1993; Couch 1993).

20.4.1 Endogene Opioide und Streßreaktion

Den analgetischen Effekt der endogenen Opioide macht sich der Körper
besonders in Zeiten ausgedehnter Verletzungen zu Nutze, damit der
Schmerz die nach einer Verletzung einsetzende Flucht- oder Kampfreaktion
nicht lähmt. Dieser Streß- und Schutzmechanismus kann jedoch in einigen
seltenen Fällen so überreagieren, daß, ähnlich den synthetischen Opioiden,
eine Atemdepression eintritt, die mit Naloxon umkehrbar ist (Symons
1982). Aus diesem Grund wird das Opioidpeptid im Plasma auch gern zum
Nachweis von Streßreaktionen und deren medikamentöser Beeinflussung
herangezogen (Cohen 1982; Miralles 1983; Laorden 1984) bzw. sein Plasmaspiegel dient dazu, eine ausreichende vegetative Stabilisierung und Analgesie während der Narkose nachzuweisen (Hynynen 1986; Kanwal 1986).

Ein Neurotransmitter, dem eine besondere Aufgabe in der Schmerzverarbeitung zukommt, ist Substanz P, ein Opioidpeptid aus 11 Aminosäuren
(Abb. 20.2). Es befindet sich in zahlreichen Neuronenverbänden des ZNS
und in den sensorischen Fasern peripherer Nerven. Einige dieser Neurone

liegen in den sensorischen Ganglien beidseits der Wirbelsäule, und bei Reizung wird Substanz P an ihrer Endigung im Hinterhorn des Rückenmarks freigesetzt. Obgleich Enkephalin und auch die synthetischen Opioide in der Lage sind, die Freisetzung von Substanz P an dieser ersten Schaltstation der sensorischen Nervenleitung zu hemmen, so sind auch andere Transmitter (Angiotensin, Somatostatin, Cholezystokinin und Glutaminsäure) in sensorischen Neuronen nachgewiesen worden. Es wird weiterhin vermutet, daß Neuropeptide und Peptide mit Opioidcharakter die u.a. Analgesie induzieren, auch Boten des Gehirns sind, die besondere Funktionen, wie den Wasserhaushalt, das Sexualverhalten, das Schmerzempfinden, die Stimmung und sogar das Gedächtnis kodieren (Holaday 1984).

20.5 Endorphine als Mediatoren individueller Verhaltensweisen

Daß Endorphine bei psychiatrischen Zustandsbildern möglicherweise eine entscheidende Rolle spielen, beweisen nicht nur die experimentellen Ergebnisse am Tier, in denen β-Endorphin eine naloxonreversible kataleptische Starre auslöste (Bloom 1976) bzw. am Patienten, wo Naloxon bei Halluzinationen aufhob (Gunne 1977). Auch konnte bei Patienten im katatonen Schub einer Schizophrenie dieser mit hohen Dosen des Opiatantagonisten Naloxon erfolgreich durchbrochen werden (Schenk 1978).

20.5.1 Endorphine und psychiatrische Erkrankungsformen

Darüber hinaus soll jedoch auch ein niedriger bzw. ein erhöhter β-Endorphinspiegel mit einer Reihe manisch-depressiver Zustände und Verhaltensweisen gekoppelt sein (Gunne 1977; Schenk 1978; Kline 1977). Denn β-Endorphin ist kein Endprodukt, sondern nur eine aktive Zwischenstufe der POMC-Zerfallsreihe. Es entstehen daraus weiter α- und γ-Endorphin, von denen das α-Endorphin dem β-Endorphin recht ähnlich ist. Das γ-Endorphin dagegen, das nicht an den Opioidrezeptor bindet, ist in seiner Wirkungsweise eher den Neuroleptika zuzuordnen (Van Ree 1980). Hieraus lassen sich zwanglos Übergänge zu bestehenden Theorien über Formen der Schizophrenie herstellen, da diese Krankheit seit einiger Zeit mit dem dopaminabhängigen System in Verbindung gebracht wird. Auch ist ein Zusammenhang zwischen der Parkinsonerkrankung nicht auszuschließen, der als pathophysiologisches Substrat ein funktioneller Dopaminmangel im nigrostriatalen System zugrunde liegt. Darüber hinaus ist ein verminderter β-Endorphinspiegel als Reaktion auf einen Stressor mit einer Reihe von emotionalen Zuständen und Verhaltensweisen in Zusammenhang gebracht worden, die von depressiver Verstimmung über Euphorie bis hin zur Ekstase reichen (Van Ree 1986).

20.5.2 Endorphine und Bulimie

Endogene Opioide und Peptidtransmitter dienen nicht nur zur Freisetzung lokaler Hormone oder Transmitter im Gehirn, sondern auch im Gastrointestinalsystem. So wird diskutiert, ob Adipositas und Bulimie nicht die Folge einer Abhängigkeit von körpereigenen Opioiden sind, wobei ein zuviel an Enkephalinen und/oder ein zuwenig an Enkephalinase, ein Enzym, welches das Opioid inaktiviert, vorliegt. Der Rezeptor-Ligand-Komplex, der im Normalzustand nicht aktiv ist, unterliegt in solchen Fällen, ähnlich wie beim Süchtigen, einer dauernden Besetzung. Nahrung, die Antrum und Pylorus passiert, führt zur lokalen Freisetzung von endogenen Opioiden, um anschließend über enkephalinerge Bahnen direkt zum Rückenmark oder über den N. vagus zum „Sättigungszentrum" im limbischen System das Hungergefühl zu stillen. Folgen sind postprandiale Völle und Schläfrigkeit. Damit keine Abstinenzsymptome auftreten, muß der Eßsüchtige, um eine stetige Enkephalinproduktion zu garantieren, wiederholt über den Magen-Darm-Kanal seine endorphinerge Aktivität stimulieren. Forschungsergebnisse, die diese Hypothese stützen, weisen auf folgende Zusammenhänge hin:

1. Enkephaline und/oder Endorphine besetzen die gleichen Rezeptoren wie Morphin im Darm und im ZNS.
2. Besonders im limbischen System, wo Hunger- und Sättigungsgefühl signalisiert werden, finden sich hohe Konzentrationen endogener Opioide (Akil 1984).
3. Im Gastrointestinaltrakt können hohe Konzentrationen von Enkephalinen nachgewiesen werden.
4. Endorphine bei chronischer Applikation machen ebenso süchtig wie Morphin und seine Abkömmlinge.
5. Fettsüchtige sind besonders schmerzempfindlich, weil sie gegen ihre eigenen Opioide süchtig sind; eine normale Besetzung des endorphinergen Systems reicht zur Schmerzunterbrechung nicht mehr aus.
6. Der Opiatantagonist Naloxon ist in der Lage, beim Tier vorübergehend den Appetit zu reduzieren.

Aus diesen Ergebnissen leitet sich die Therapie mit stark-wirkenden Opiatantagonisten wie Naloxon, Naltrexon und Nalmefen ab (Kennedy 1991; Spiegel 1987), die als pharmakologische Zusätze in der Behandlung von Eßstörungen eingesetzt wurden. In einigen Studien konnte eine Abnahme der Essensaufnahme bis zu 30 % bzw. eine Änderung in den Eßgewohnheiten nachgewiesen werden (de Zwaan 1992). Ein neuerer Opioidantagonist, der speziell bei Eßstörungen wirksam sein soll, ist der Phenylpiperidinabkömmling LY 255-582, der im Vergleich zu den klassischen Opiatantagonisten beim Tier eine noch effektivere Beeinflussung im Eßverhalten zur Folge hatte (Shaw 1991).

20.5.3 Endorphine und Autismus

Beim Torette-Syndrom und beim kindlichen Autismus wird ebenfalls eine enge Beziehung zum endorphinergen System angenommen (Sandyk 1988). So wird beim Autismus:

– der fehlende soziale Kontakt,
– die geringere Schmerzempfindung,
– die verzögerte geistige und physische Entwicklung,
– die geringe Artikulation,
– die geringen imaginativen Fähigkeiten,
– die verminderte Neugierde gegenüber der Umgebung

einer erhöhten endogenen Opioidaktivität im ZNS zugeschrieben. Hieraus leitet sich die Therapie mit dem langfristig wirkenden Antagonisten Naltrexon ab, der in der Lage ist, die Symptome des kindlichen Autismus zu mindern und eine vermehrte Zuwendung zur Umgebung zu erreichen. Des weiteren wurde eine positive Beeinflussung des erhöhten β-Endorphincarboxylspiegels durch Naltrexon beim Autismus beschrieben (Sandman 1988; Campbell 1990). Vorteilhafte Effekte der Naltrexontherapie waren im EEG-Powerspektrum nachweisbar, indem eine zuvor bestehende Dominanz im α-Bereich (8–12 Hz) im Sinne einer Arousalreaktion mit Deaktivierung und einer damit einhergehenden emotionelle Aktivierung beobachtet werden konnte.

20.5.4 Endorphine und Suchtentwicklung

Des weiteren scheint das endorphinerge System, das eng mit dem schmerzleitenden Nervensystem gekoppelt ist, auch bei der Entstehung der Sucht eine entscheidende Rolle zu spielen. Trotz jahrzehntelangen Bemühens ist es bis jetzt nicht gelungen, Opioide ohne ein nennenswertes Suchtpotential zu synthetisieren. Auch Endorphine können, wie im Tier nachgewiesen wurde, bei wiederholter Verabreichung zu Toleranz und körperlicher Abhängigkeit führen (Tseng 1976; Wei 1976). Das limbische System scheint hierbei nicht nur bei der emotionellen Verarbeitung des Schmerzes, sondern auch bei Ausbildung süchtigen Verhaltens eine wesentliche Rolle zu spielen (Abb. 20.5).

So konnten unter sog. Selbstreizversuchen am Tier hohe Reizfrequenzen bei Elektrodenpositionierung in den zum limbischen System gehörenden Strukturen nachgewiesen werden. Kleine Morphindosen erhöhten die Reizfrequenz, während Naloxon sie abschwächte (Belluzzi 1977). Auch konnte nach mehrmonatiger Morphinbehandlung bei der Ratte eine z.T. starke Verminderung des Enkephalin- bzw. Endorphingehalts im limbischen System beobachtet werden (Höllt 1978). Diese Effekte drückten sich auch in einer Verringerung der μ- und δ-Bindungsstellen (Dingledine 1983; Tao 1988)

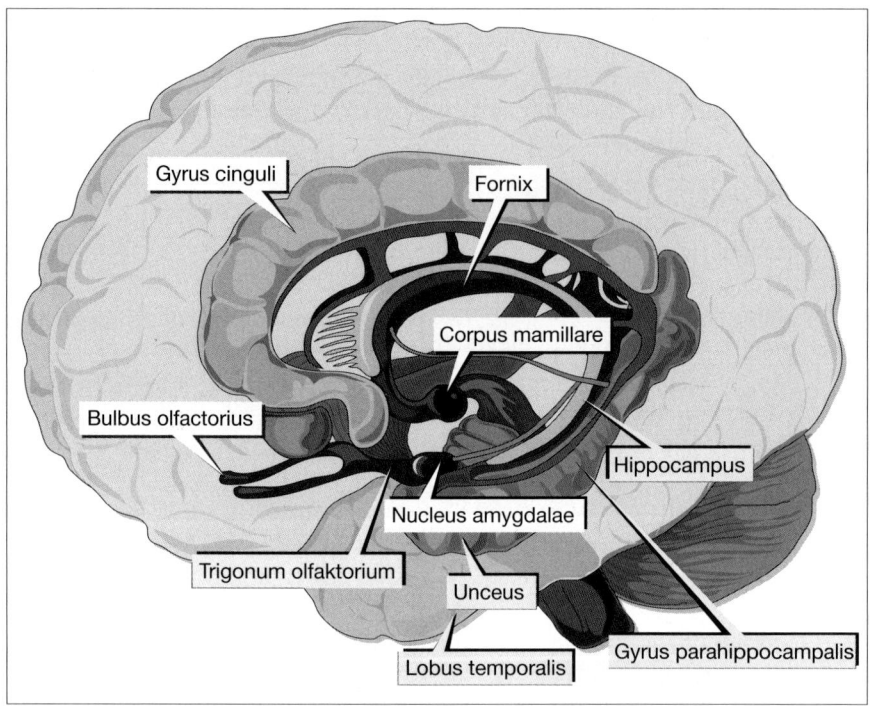

Abb. 20.5. Das limbische System, ein entwicklungsgeschichtlich alter Teil des ZNS, in dem die Gefühlswelt des Individuums, seine Ängste und Freuden lokalisiert sind und der Schmerz seine negative Färbung erhält. Letzteres wird dadurch unterstrichen, daß das limbische System, insbesondere der Nucleus amaygdalea, eine dichte Anreicherung von Opiatbindestellen aufweist

nach chronischer Gabe selektiver Liganden in spezifischen Hirnregionen am Tier aus. Es ist zu vermuten, daß über Rückkopplungsmechanismen, ähnlich wie bei anderen Transmittersystemen, es zu einer Verminderung der Endorphinsynthese kommt. Der folgende Endorphinmangel könnte somit der wesentliche Faktor für den Opiathunger beim Heroinsüchtigen sein und die Ursache für einen über den akuten Entzug hinaus nachweisbare protrahierte Abstinenzsymptomatik (Dole 1967). Eine Insuffizienz des endorphinergen Systems wäre dann ein prädisponierender Faktor für suchtgefährdete Personen.

Daß in Abhängigkeitsgeschehen nicht nur der μ-, sondern auch der δ-Rezeptor beteiligt ist, belegen Studien, wo die selektive Blockade des δ-Rezeptors sowohl eine Toleranz als auch eine Sucht- und Abhängigkeitsentwicklung bei der Maus verhinderte (Abdelhamid 1991). Die Bemühungen gehen deswegen dahin, ein synthetisches Nichtpeptid zu entwickeln, das bei einer über den μ-Rezeptor vermittelten Analgesie und Abhängigkeit, aufgrund der zusätzlichen δ-Rezeptorinteraktion, eine Abhängigkeitsentwicklung verhindert. Erste Schritte in diese Richtung stellt das von Burroughs Wellcome syntheti-

sierte BW 373U86 dar, welches beim morphinabhängigen Affen eine durch
Naloxon induzierte Abstinenzsymptomatik unterdrückte (Lee 1992).

20.5.5 Endogenes Interferon mindert Toleranz- und Abhängigkeitsentwicklung

Interferone, eine neuentdeckte Gruppe von Proteinen, sind nachweislich in
die biologische Regulation von Zellfunktionen eingebettet. Als Abwehrsy-
stem des Organismus gegenüber zellfremden Makromolekülen wird das
Immunsystem aktiviert.

Da Proteinsyntheserate und immunologische Faktoren eine Rolle in der
Entwicklung von Toleranz und Abhängigkeit auf Opioide spielen, wird die
Hypothese vertreten, Interferone zur Minderung von Abstinenzsymptomen
einzusetzen (Dafny 1984). Hinweise für die Richtigkeit einer solchen Hypothese sind folgende Eigenschaften der Interferone:

– sie binden an Opiatrezeptoren,
– sie weisen Aminosäureteilsequenzen von ACTH- und α-Endorphin auf,
– sie sind durch Naloxon antagonisierbar,
– sie dienen als Verbindungsglied zwischen dem Immun- und dem neuroen-
  dokrinen System,
– sie verhindern beim Tier eine Toleranzentwicklung auf Opioide.

So konnte eine deutliche Verringerung naloxoninduzierter Abstinenzsymptome beim opiatabhängigen Tier mit Interferon erreicht werden
(Dafny 1985). Klinisch ist das β-Interferon bei der Therapie von Tumorschmerzen und in der Palliativtherapie zur Tumorverkleinerung durch die
direkte Applikation von 1- bis 2mal 10^6 Einheiten über eine Feinnadel in das
Tumorgewebe mit Erfolg angewandt worden (Niethammer 1982). Es ist
somit zu erwarten, daß von dieser Gruppe von Proteinen, aufgrund einer
zytotoxischen Wirkung und einer Hemmung der Zellproliferation, im Rahmen der Tumorschmerztherapie neue Ansätze ausgehen werden.

20.6 Endorphine im Schockzustand

Ein weiterer Bereich, in dem Endorphine eine klinische Bedeutung haben,
ist der septische Schock. Hierbei soll es zu einer vermehrten Freisetzung
von Endorphinen mit folgender Verschlechterung der Kreislaufsituation
kommen. Das durch Endotoxine freigesetzte endogene Opioid soll im
Bereich des Hypothalamus speziell δ-Rezeptoren besetzen; hierdurch wird
eine Abnahme des Sympathikotonus (Abb. 20.6) mit einer daraus resultierenden verminderten Freisetzung der aus dem Nebennierenmark stammen-

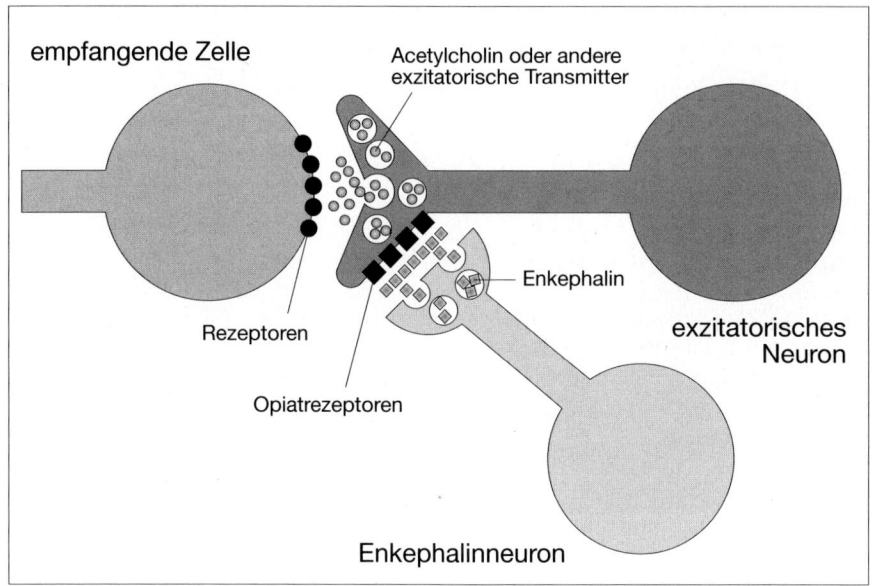

empfangende Zelle

Acetylcholin oder andere
exzitatorische Transmitter

Enkephalin

Rezeptoren

exzitatorisches
Neuron

Opiatrezeptoren

Enkephalinneuron

Abb. 20.6. Die Hemmung exzitatorischer Neuronenverbände durch eine pathologisch gesteigerte Freisetzung endogener Opioide führt zu verminderter Aktivität kreislaufregulatorischer Zentren. Erst durch die Applikation eines Antagonisten kommt es zur Verdrängung der Endorphine mit folgender funktioneller Erholung

den Hormone Adrenalin und Noradrenalin diskutiert (D'Amato 1984; Long 1984). Weitere Hinweise für die Beteiligung von Endorphinen im Endotoxinschock sind zum einen der erhöhte Endorphinspiegel (Hamilton 1986) und zum anderen der im Tierexperiment nachgewiesene kreislaufstabilisierende Effekt von Adrenalin, der durch Naloxon eine Verstärkung erfährt (Malcolm 1988).

Ansatzpunkt für ein therapeutisches Eingreifen ist die Blockade des Rezeptors mit einem Antagonisten. Da das sympathoadrenerge System intakt sein muß, um im septischen Schock einen therapeutischen Effekt mit einem selektiven δ-Antagonisten zu demonstrieren (Holaday 1983), und Naloxon den kreislaufstimulierenden Effekt der Katecholamine steigert (Malcolm 1988), muß eine Interaktion zwischen sympathoadrenergen Substanzen, ihren jeweiligen Bindestellen und dem Opioidsystem angenommen werden. Auch wird eine Beteiligung von μ- und χ-Rezeptoren bei den durch Toxine ausgelösten Kreislaufveränderungen diskutiert, da die isolierte Applikation von Naltrexon und Nalmefen in den Nucleus tractus solitarii beim Tier eine Hypotension umkehren konnte (Xu 1992). Der letztendliche Beweis für die Bedeutung des endorphinergen Systems im septischen Schock ist jedoch nur mit Hilfe klinischer Untersuchungen am Menschen zu erbringen. Während beim hämorrhagischen Schock sowohl zentrale als auch periphere χ- und δ-, nicht jedoch μ-Opioidbindestellen für die Hypotension mitverantwortlich gemacht werden (Curtis 1982; Feuerstein 1984), konnte

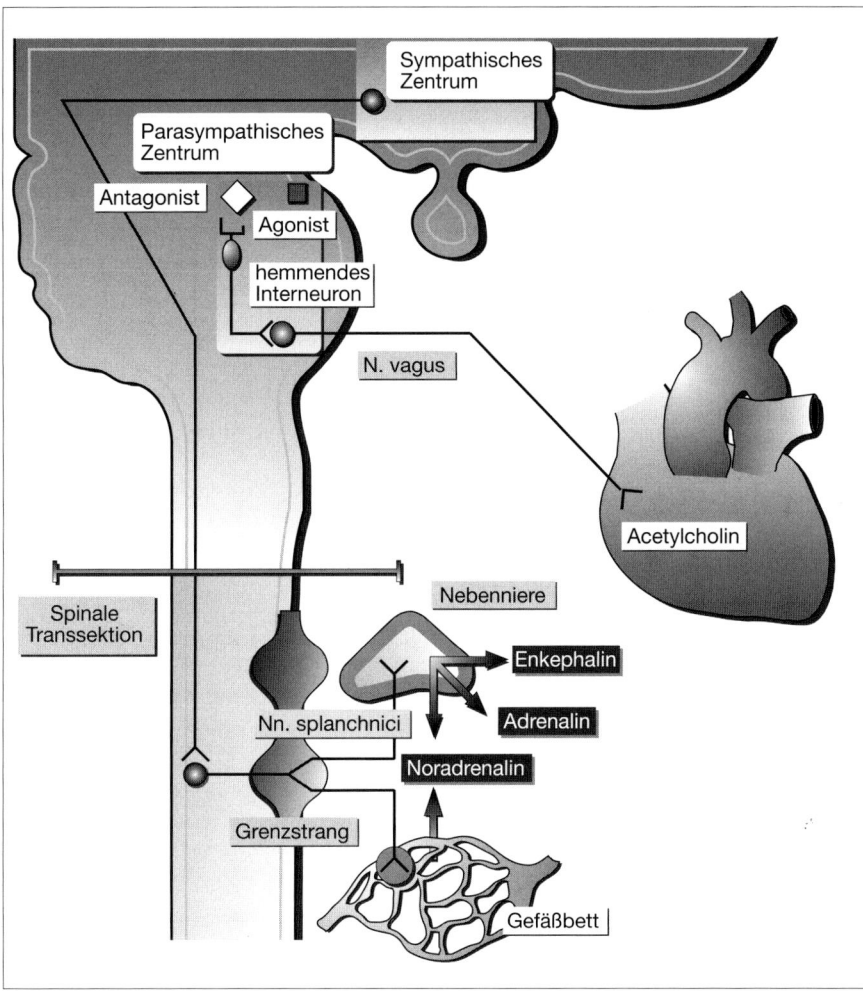

Abb. 20.7. Modell der zentralen Beeinflussung von Kreislauffolgen beim spinalen Schock mit einem Opiatantagonisten

beim anaphylaktischen Schock der Opioidantagonist eine durch Histamin und den Blutplättchen aktivierenden Faktor („platelet activating factor", PAF) bedingte Hypotension durch Zunahme der zentralen Sympathikusaktivität umkehren (Paciorek 1982; Amir 1983).

Beim neurogenen Schock konnte nachgewiesen werden, daß der nach Sympathikusunterbrechung sekundär gesteigerte zentrale Parasympathikotonus über den N. vagus am Herzen eine Deprimierung verursacht. Zentrale Antagonisten bewirken eine Verdrängung der Endorphine am hemmenden Interneuron im Parasympathikuszentrum, so daß die Hypotension antagonisiert wurde (Holaday 1980) (Abb. 20.7).

Obwohl ein der spinalen Ischämie folgender Anstieg im Plasma-β-Endor-
phinspiegel auf eine Beteiligung von μ-Rezeptoren hinweist, so sind doch
bei den ischämischen benachbarten Grenzgebieten hohe Konzentrationen
von Dynorphin, einem endogenen χ-Liganden, nachgewiesen worden
(Faden 1983).

Untersuchungen zur möglichen Beteiligung des endorphinergen Systems
beim Schlaganfall sind widersprüchlich, so daß von einem einheitlichen,
zugrundeliegenden pathologischen Mechanismus bei der zerebralen Ischämie nicht ausgegangen werden kann (Faden 1983). Alle Untersuchungen
zur Bedeutung des endorphinergen Systems bei jeglichen Schock- und
Ischämieformen, weisen jedoch darauf hin, daß Endorphine in einem mehr
oder weniger starken Ausmaß die Auswirkungen mitbeeinflussen. Hierbei
ist der Wirkmechanismus, je nach Ursache, recht unterschiedlich bzw. es
liegt ein komplexer Vorgang vor, bei dem mehrere Mediatoren beteiligt
sind.

20.7 Endorphine und ihre Bedeutung für das Immunsystem

Letztlich muß auch auf die Bedeutung der endogenen Opioide als humorale
Mediatoren zwischen ZNS und dem Immunsystem hingewiesen werden
(Wybran 1985). Sie sollen eine besondere Rolle bei den Erkrankungen spielen, die von primären oder sekundären immunologischen Defiziten begleitet sind. So kann mit β-Endorphin und Enkephalin die spontane zytotoxi-
sche Aktivität der natürlichen Killerzellen (Mathews 1983) und die Prolife-
ration der Lymphozyten gesteigert werden (Gilman 1982). Diese Interaktion der Opioidpeptide mit Rezeptoren am Nervensystem manifestiert sich
in bestimmten Fällen sogar an ein und demselben Peptid: β-Endorphin bindet mit seinem N-Terminus am Opioidrezeptor, mit seinem C-Terminus

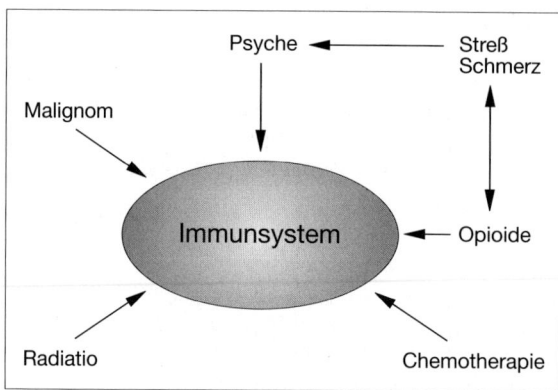

Abb. 20.8. Die in das
immunologische Geschehen
eingreifenden, unterschiedlichen Stressoren

jedoch auch an Nonopioidrezeptoren des Immunsystems. Es ist deshalb nicht allzu abwegig das β-Endorphin als sog. Neuroimmunopeptid einzustufen (Teschemacher 1985).

Eine am Tier nachgewiesene Immunsuppression mit Atrophie von Thymus und Milz sowie einer verminderten Lymphozytenproliferation (Bryant 1988) weist dagegen auf eine mögliche negative Beeinflussung des Immunsystems unter chronischer Opioideinnahme hin. Andererseits weisen die Daten bei Freiwilligen unter β-Endorphin eine Zunahme der natürlichen Killerzellzytoxizität auf, die in vitro kompetitiv durch Morphin und Fentanyl gehemmt werden konnte (Yeager 1992). Eine ähnliche Zunahme hatten auch Probanden unter körperlicher Belastung (Fiatarone 1988). Auch konnte bei ehemaligen Heroinsüchtigen, die sich einer Methadonerhaltungstherapie unterzogen, eine Normalisierung der vormals schlechten immunologischen Abwehrlage trotz (oder wegen) chronischer Opioideinnahme nachgewiesen werden (Kreek 1989). Es muß deshalb, nach dem momentanen Stand der Forschung, darauf hingewiesen werden, daß eine endgültige Aussage zur möglichen Immunstimulation bzw. zur fehlenden Immundeprimierung unter chronischer Opioidgabe am Menschen noch aussteht. Gesichert ist nur, daß das endogene Opioidsystem eine modulierende Funktion auf das Immunsystem ausübt (Wybran 1985) bzw. ein aktiver Regulator der immunologischen Reaktion durch rezeptorspezifische Bindung an Immunozyten ist (Carr 1991). Hierdurch dürften auch die individuell sehr unterschiedlichen Krankheitsverläufe beim Karzinompatienten eine Erklärung finden. Insgesamt kann jedoch festgestellt werden, daß eine negative Beeinflussung durch Opioide bei Tumorpatienten, die wegen Schmerzen einer chronischen Therapie bedürfen, schon wegen der großen Beeinflussung des Immunsystems durch andere Faktoren (Abb. 20.8) zu vernachlässigen ist.

20.8 β-Casomorphine, exogene Opioid-Peptide (Exorphine) im Milchkasein mit analgetischer Wirkung

Aus der Reihe von Muttersubstanzen werden zahlreiche Opioidpeptide, die am Opiatrezeptor binden, abgespalten. So werden enzymatisch aus dem Präproenkephalin u.a. Moleküle wie Met- und Leu-Enkephalin abgespalten. Aus dem Präprodynorphin wird das Leu-Enkephalin und die Gruppe der Dynorhine und aus dem Präproopiomelanocortin (POMC) das β-Endorphin, das Hormon β-Lipotropin, das malenozytenstimulierende Hormon und ACTH abgespalten. Eine 4. Familie sind Peptide, die die für Opiatbindung erforderlichen 4 Aminosäuren Tyrosin-Glycin-Glycin-Phenylalanin ebenfalls aufweisen und zur Gruppe der sog. exogenen Opioide (Exorphine) gerechnet werden können. In Analogie zu den körpereigenen Endorphinen werden Exorphine durch Bakterien in der Milch, aber auch im Darm

des Menschen aus Milcheiweiß abgespalten und wirken ebenfalls analgetisch. Der Effekt ist durch Naloxon umkehrbar, und es kann ebenfalls zu
physischer Abhängigkeit und zum Entzugssyndrom kommen (Hamel 1985).

β-Casomorphin, ein opiatartig wirkendes Fragment des Milchproteins β-
Casein, ist in der Milch aller Säugetiere nachzuweisen (Teschemacher 1990)
und bindet mit Opiatrezeptoren (Volterra 1986). Als mögliche physiologische Bedeutung wird hierbei, insbesondere beim Neugeborenen, ein durch
Bindung am peripheren Opiatrezeptor im Darm verbesserter Flüssigkeits-
transport und Ionenaustausch sowie eine Optimierung der Darmperistaltik
angenommen. Zentrale Effekte am Neugeborenen beziehen sich auf die
Herzaktion im Verhalten (sedierend-euphorisierender Effekt), eine modulierende Wirkung auf die Hirnentwicklung (Volterra 1986), und durch die
Stimulation des Wohlbefindens im Belohnungssystem wird der Nahrungs-
wunsch beim Neugeborenen verstärkt. Diese Exorphine wurden auch im
Klebereiweiß von Getreide, als Verdauungsprodukt von Fleisch und in der
Schokolade gefunden. Zudem gibt es Hinweise, daß bei der Fermentation
von Kakao Exorphine freigesetzt werden, die das süchtige Verhalten nach
Schokolade erklären könnten. Inwieweit dieser Gruppe von Opioiden eine
Bedeutung beim Kinderkrippentod mit Atemstillstand zukommt (Rama-
badran 1988) („sudden infant death syndrome", SIDS) ist noch offen. Beim
Milchtrinker jedenfalls hat das β-Casomorphin ofensichtlich eine nutritive
Aufgabe, indem es die Freisetzung von Pankreashormonen fördert (Schus-
dziarra 1983). Daß eine abnormale Synthese von β-Casomorphin-ähnlichen
Peptiden bei der Mutter zu einer postpartalen Psychose führen kann, lassen
die Ergebnisse anderer Forschungsgruppen vermuten (Lindström 1990).

21 Opioide in der Intensivmedizin

Ein einheitliches Konzept für den Einsatz der Opioide in der Intensivmedizin besteht nicht. Die Schwierigkeit für die Erstellung eines in allen Fällen geeigneten Therapieschemas resultiert dabei aus der Tatsache, daß Intensivpatienten aus den verschiedensten Fachdisziplinen zu betreuen sind, wobei unter den unterschiedlichsten therapeutischen Zielsetzungen eine Behandlung erfolgt. Dabei stehen jeweils bestimmte Aspekte der Therapie im Vordergrund, so z.B. in der Neurochirurgie und Neurologie, wo die Protektion der zerebralen Funktionen bei noch erhaltener Möglichkeit zur Beurteilung des neurologischen Status im Vordergrund steht. Oder in der Kardiochirurgie, wo die Schmerzunterdrückung zur Elimination schädigender sympathikotoner Stimuli und die Unterdrückung aller Faktoren, die einen myokardialen Sauerstoffmehrbedarf bedingen, bei fehlenden negativen Auswirkungen auf das kardiovaskuläre System gefordert wird. Auch haben die Patienten unterschiedlich stark ausgeprägte Störungen der Hämodynamik, des Säure-Basen-Haushalts und es sind die Funktionen unterschiedlicher Organe in einem nicht zu definierenden Ausmaß eingeschränkt. Zu denken ist aber auch an eine medikamentöse Polypragmasie, die zu einer nicht vorhersehbaren Arzneimittelinteraktion führt. Dennoch können die an Gesunden ermittelten Halbwertszeiten und damit auch die Aufwachzeiten nach den Medikamenten bei langfristiger und hochdosierter Anwendung recht unterschiedlich sein, da nicht nur die metabolische Leistung der Leber, sondern auch die Proteinbindungskapazitäten, die sich in mehr freie, ungebundene und damit wirksame Substanz niederschlägt, recht unterschiedlich sind. So gehen viele Krankheiten auf der Intensivstation mit einer herabgesetzten Proteinbindung einher:

- Verbrennungskrankheit,
- chronische Bronchitis,
- Diabetes mellitus,
- Herzinsuffizienz,
- Mangelernährung,
- Urämie,
- Karzinom,
- chronische Entzündungen,
- Sepsis,
- Enteropathie,
- Operation.

Insbesondere können aufgrund der mehrere Liter betragenden Verschiebung von Flüssigkeiten vom Intra- zum Extrazellulärraum auch entsprechende Dosisschwankungen der Medikamente für die Analgosedierung auftreten. Auch kann die Funktion der Blut-Hirn-Schranke gestört sein, wodurch die an den Rezeptor zentral-angreifenden Substanzen in ihrer Konzentration am Wirkort erhöht sind. Messungen der Serumspiegel zur Beurteilung einer Opiatwirkung sind ungeeignet, da die Halbwertszeiten im Hirngewebe ein Mehrfaches der Serumeliminationshalbwertszeiten betragen können (Shafer 1991). Dennoch lassen sich allgemein anerkannte Grundsätze für die Anwendung bei Intensivpatienten herauskristallisieren. So sind Opioide in der Intensivmedizin dann indiziert, wenn eine Analgosedierung erforderlich wird. Am häufigsten wird dies der Fall sein, wenn der Patient

1. beatmet werden muß; trotz moderner Beatmungsgeräte und -methoden ist eine ausreichende Adaptation des Patienten an den Respirator ohne zusätzliche medikamentöse Therapie öfters nicht möglich;
2. aufgrund schmerzhafter Zustände zu therapieren ist, und zwar solcher, die auf der Grunderkrankung selbst basieren (posttraumatischer oder postoperativer Schmerz) oder im Umfeld therapeutischer Maßnahmen auftreten (Physiotherapie, Verbandswechsel).

In beiden Fällen bleibt ein befriedigender analgetischer und sedativer Effekt meist dann versagt, wenn eine Monotherapie betrieben wird, d.h. wenn nur ein Opioid oder nur ein Medikament aus der Gruppe der Hypnotika, Neuroleptika oder Sedativa allein verabreicht wird (s. Tabelle 21.1). Bessere Ergebnisse liefern Kombinationen aus einem Analgetikum und einem Sedativum im weitesten Sinne, wobei die einzelnen Komponenten nicht unbedingt in fest vorgegebenen Mischungsverhältnissen angewendet werden müssen, sondern zusätzliche Bolusgaben der einen oder der anderen Substanz, entsprechend den jeweiligen Erfordernissen, erfolgen können. Hauptsächlich kommen folgende Wirkstoffkombinationen oder Monotherapien in Betracht (Hoffmann 1987; Dennhardt 1986; Hecht 1989; Adams 1989; Lehnhart 1989):

- Fentanyl/Midazolam (30 ml/18 ml = 1,5 mg/90 mg),
- Alfentanil/Midazolam (30 ml/18 ml = 15 mg/90 mg),
- Fentanyl/Dehydrobenzperidol (40 ml/10 ml = 2 mg/25 mg),
- Sufentanil/Dehydrobenzperidol (20 ml/10 ml = 1000 µg/25 mg),
- Fentanyl/Alfentanil/Sufentanil mit Propofol,
- Sufentanil (20 ml = 1000 µg) auf 50 ml Kochsalz,
- Methohexital pur,
- Ketamin/Midazolam (500 mg/50 mg).

Bezüglich der Applikation stellt hierbei die kontinuierliche i.v.-Gabe die günstigste Möglichkeit dar, einen konstanten Wirkspiegel der verabreichten Pharmaka bei langfristiger Gabe zu erzielen. Eine sich am Schmerz orientierende Analgesie und damit Opioidgabe ist dagegen bei der Langzeitanwendung *nicht* zu empfehlen. Vorzugsweise gilt auch hier, ähnlich wie beim postoperativen Schmerz, die Aufrechterhaltung eines konstanten Wirkspiegels und damit einer genügenden Rezeptorbesetzung, so daß die Schmerzschwelle nie überschritten wird. Eine Bolusgabe ist nur ausnahmsweise dann angezeigt, wenn besonders schmerzhafte therapeutische Maßnahmen kurzfristig vorgenommen werden (Verbandwechsel, Absaugen, Umlagern, Tracheotomie usw.).

Von den zahlreichen in der Intensivmedizin eingesetzten Pharmaka für die Analgosedierung stehen somit an erster Stelle alle diejenigen Opioide, die sich im Idealfall auszeichnen durch

1. hohe analgetische Potenz,
2. ausreichende antitussive Wirkung,
3. große therapeutische Breite,
4. fehlende Organtoxizität,
5. keinerlei Beeinträchtigung des kardiovaskulären Systems,
6. eine zu vernachlässigende Kumulation bei Langzeitanwendung,
7. eine nur geringe Auswirkung auf die Darmtätigkeit,
8. eine nicht nachweisbare Kumulation und Interaktion mit anderen Medikamentengruppen,
9. die Möglichkeit der Bolusgabe und einer damit einhergehenden Vertiefung der Analgosedierung,
10. eine möglichst geringe Beeinflussung des endokrinen Systems (Tabelle 21.1).

Zahlreiche Analgosedierungsschemata werden für den intensivmedizinischen Bereich empfohlen (Adams 1989; Adams 1988; Brandl 1989; Cohen 1987; Farina 1981; Hoffmann 1987; Gast 1981; Kochs 1987; Kochs 1988; Kurth 1983; Sear 1987; Sinclair 1988). In den meisten Fällen wird jedoch der Wirkstoffkombination mit einem Opioid der Vorzug gegeben. Hierbei sind es speziell die wirkstarken Opioide, die im Gegensatz zu den schwächer wirkenden, zentralen Analgetika (Piritramid, Tramadol, Pethidin) Vorteile aufweisen. So sind zum einen Anstiege des intrakraniellen Drucks nach Ketamin/Flunitrazepam, als auch Anstiege des pulmonalarteriellen Drucks unter der Kombination Piritramid/Promethazin, Pethidin/Flunitrazepam und Tramadol/Methohexital beschrieben worden (Hoffmann 1987). Besonders jedoch ist das Aufwachverhalten durch einen vergleichsweise längeren Überhang nach dieser Medikamentenkombination charakterisiert. Andererseits können unter einer Analgosedierung mit Ketamin/Midazolam bei ketacholaminpflichtigen Patienten Vorteile im Sinne einer verminderten exogenen Ketacholaminzufuhr erreicht werden (Adams 1988). DHPB dagegen soll der unter einem Opioid auftretenden Drucksteigerung in den Gallengängen sowie der Cholestase entgegenwirken (Kroesen 1978; Uray 1969) und stellt beim Alkoholiker in der Therapie des Delirs eine recht wirkungsvolle Alternative im Sinne einer antipsychotischen Wirkung dar (Nickel 1986). Neben dieser antipsychotischen Wirkung wird seine antiarrhythmische, antihistaminische und antiemetische Effektivität betont. Bezüglich

Tabelle 21.1. Zusammenstellung der Pharmaka, die für eine Analgosedierung in der Intensivmedizin verwendet werden. (Nach De Castro 1970, 1979, 1982; Randall 1961; Niemeggeers 1976; Greene 1972; Domino 1965; Glen 1980, 1984; Kap 1981; Frahm 1973)

Substanz-Gruppen	Therapeutische Breite[a] LD_{50}/ED_{50}	Analgesie Morphin = 1	Allgemeine Probleme	Spezielle Probleme
Analgetika				
Alfentanil	1 082	10–50	Ungenügende	Sedierung, Suchtpotential
Fentanyl	277	100–300	Ungenügende	Sedierung, Suchtpotential
Sufentanil	26 716	–1 000	Abstinenzsymptome	Suchtpotential
Buprenorphin	7 933	40–50		Suchtpotential Lange Wirkanschlagszeiten
Piritramid	11	0,7		Suchtpotential
Morphin	35	1,0		Suchtpotential Histaminfreisetzung
Pethidin	8	0,1		Suchtpotential Myokarddepression Akkumulation von Norpethidin
Tramadol	3	0,2		Übelkeit, Erbrechen
Ketamin	11	0,8		Blutdruck- und Herzfrequenzanstieg
Barbiturate				
Methohexital	4,7	∅		Enzyminduktion, Antianalgetische Wirkung, Tachyphylaxie, Pseudocholinesterasehemmung, Bronchialsekretion, Tonuserhöhung der Bronchialmuskulatur
Benzodiazepine Diazepam	29	∅		Gewöhnung, Überhang
Flunitrazepam	236	∅		Überhang, lange Eliminationszeiten
Midazolam	146	∅		Überhang
Neuroleptika DHBP	>2 100	∅		Extrapyramidale Störung
Hypnotika Clomethiazol		∅		Gewöhnung, Suchtpotential, Hypersekretion
Propofol	4,5	∅	Myokarddepression, Gewöhnung, Belastung mit Fetten	
Clonidin	25	0,5	Hypotonie, Bradykardie	
γ-Hydroxybuttersäure	30	∅	Schlechte Stuerbarkeit	

des Einsatzes von Sedativa schwankt bei Intensivpatienten die Eliminationshalbwertszeit selbst bei dem sonst sehr kurz wirkenden Midazolam um den Faktor 30 (Ohlendorf 1988). Einige Autoren geben deshalb, u.a. unter der Vorstellung einer langfristigen Applikation, dem Flunitrazepam den Vorzug (Striebel 1989); wobei ihm außerdem eine 10- bis 15fache Potenzierung der Analgesie, eine 10fach stärkere amnestische Wirkung und eine 14- bis 25fach höhere antikonvulsive Wirkung im Vergleich zu Diazepam zugesprochen wird (Bergmann 1978). Diese auf der Intensivstation zusätzlich zur Analgesie notwendige Sedierung wird eingesetzt, damit sich der Patient an die notwendige Therapie besser anpaßt und in kritischen Phasen abgeschirmt werden kann. Die Basis einer Sedierung muß jedoch die Schmerzfreiheit sein. Die Rationale für den Einsatz eines Opioids im Rahmen der Intensivstation ist die Tatsache, daß:

– Patienten postoperativ Schmerzen haben,
– der polytraumatisierte Patient Schmerzen aufweist,
– viele beatmungspflichtige Patienten wegen primär schmerzhaften Organschäden (z.b. nekrotisierende Pankreatitis) therapiert werden müssen,
– Schmerzen laut Patientenumfragen weit häufiger als unangenehm empfunden werden (41 %) als z.b. Angstphänomene (18 %),
– eine bessere Abschirmung gegen kardiovaskuläre, renale und hepatische Komplikationen sowie hormonelle und vegetative Entgleisungen erfolgt.

> Eine suffiziente Analgesie gehört heutzutage zur Standardtherapie auf der Intensivstation.

Zur Applikationsweise einer analgetischen und sedativ-hypnogenen Wirkstoffkomponente können vom Theoretischen her Einwände gegen eine fixe Kombination gemacht werden. Aufgrund der kurzen Wirkdauer der beiden Analgetika Alfentanil bzw. Fentanyl mit einem ebenfalls kurz wirkenden Sedativum wie z.B. Midazolam erscheint ein solches Vorgehen praktisch sinnvoll. Denn es besteht die Möglichkeit einer individuell angepaßten Dosierung (Alazia 1987). Auch kann unter der Therapie auf einen unterschiedlichen Medikamentenbedarf sowie die unterschiedlichen Reaktionen der Patienten in ausreichendem Maße eingegangen werden.

21.1 Langzeitanalgosedierung mit Sufentanil

Mit dem vor kurzem in der Klinik eingeführten hochwirksamen Opioid Sufentanil kann wegen der diesem Pharmakon innewohnenden größeren sedativen Komponente, wenn nicht immer eine Monotherapie, so doch eine deutliche Reduktion des Sedativums erreicht werden. Sufentanil bietet in der Analgosedierung auf der Intensivstation folgende Vorteile (Kröll 1989; Kröll 1990; Kröll 1992):

1. In Dosierungen von 0,75–1,0 µg/kg/h kann bei beatmeten Patienten eine gute bis sehr gute Analgosedierung erreicht werden.
2. In Dosen zwischen 0,25–0,35 µg/kg/h kann sogar, ohne Gefahr einer Atemdepression, dieses Opioid auch beim spontanatmenden Patienten eingesetzt werden.
3. Im Gegensatz zu anderen Analgosedierungsregimen ist unter Sufentanil ein Ceilingeffekt nach oben nicht nachweisbar (Mauritz 1993).
4. Die gleichzeitige kontinuierliche Gabe eines Sedativums erübrigt sich unter Sufentanilanalgosedierung, da das Opioid von sich aus eine gute Sedierungskomponente beinhaltet. Nur intermittierend müssen vereinzelt Dosen von Midoazolam oder einem anderen Hypnotikum zur Unterstützung des Schlaf-Wach-Rhythmus gegeben werden.
5. In der Entwöhnungsphase können evtl. auftretende Abstinenzsymptome sehr gut mit ausschleichenden Dosen des α_2-Agonisten Clonidin kupiert werden (s. oben).
6. Aufgrund der geringen Substanzmengen/-volumina (höhere Rezeptorspezifität) wird die Metabolisierungskapazität der Leber nicht unnötigerweie beansprucht.
7. Aufgrund der geringeren Substanzmengen wird eine Verdrängung an Plasmaproteine minimiert.
8. Wegen der hohen Rezeptorselektivität (große therapeutische Breite) sind Nebenwirkungen auf Herz und Kreislauf kaum zu erwarten.
9. Wegen der günstigeren Kinetik ist selbst unter Langzeitapplikation ein schneller Abfall nach Beendigung der Zufuhr zu erwarten (Alazia 1992; Shafer 1991; Hughes 1992) (Abb. 21.1).

> Für die Langzeitsedierung bei beatmeten Patienten ist gegenüber Fentanyl dem Sufentanil wegen seiner guten Steuerbarkeit und größeren hypnotischen Komponente als Analgetikum der Vorzug zu geben!

Allgemein hängt, bei langfristiger Verabreichung der Opioide auf der Intensivstation das Ende der Wirksamkeit von der Biotransformation zu pharmakologisch unwirksamen Metaboliten bzw. von der Elimination der Ausgangssubstanz und ihrer wirksamer Metabolite ab. Bei eingeschränkter Clearance und Pethidingabe ist besonders an eine Kumulation des Metaboliten Norpethidin zu denken, wodurch Halluzinationen, Myoklonien und Konvulsionen ausgelöst werden.

Bei dem problematischen Alkoholpatienten, der sich den üblichen Sedierungsregimen gegenüber äußerst resistent erweist (Zugrundegehen von GABA-Rezeptoren mit einer daraus resultierenden verminderten Wirkeffektivität der Benzodiazepine), empfiehlt sich die Supplementierung mit dem α_2-Agonisten Clonidin, wodurch sich eine bis zu 45 %ige Verringerung an Sedativa und eine bis zu 70 %ige Verringerung der Opiatdosis erreichen läßt. Als vorteilhaft wird eine geringere Komplikationsrate, eine verkürzte

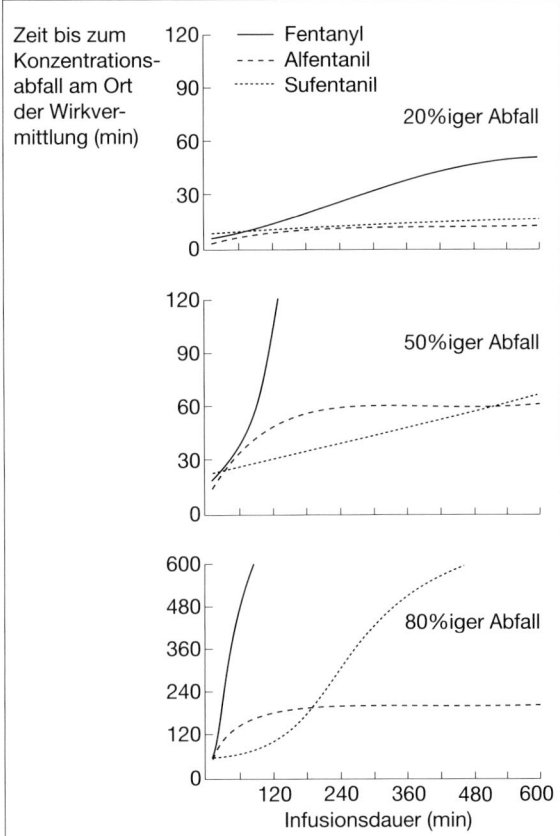

Abb. 21.1. Modell zur Erholung nach einer Langzeit-Fentanyl-, -Alfentanil- oder -Sufentanilinfusion. *Abzisse:* Infusionsdauer; *Ordinate:* Zeit, die vergeht, bis ein 20 %iger, 50 %iger bzw. 80 %iger Abfall in der sog. Biophase, dem Ort der eigentlichen Wirkvermittlung eines Opioids, erreicht ist. (Nach Shafer 1991)

Intubationsdauer und eine bessere Adaptation an den Respirator unter der Ergänzung mit Clonidin besonders beim Alkoholpatienten angesehen. Die emfohlene Anfangsdosierung ist
– 150 µg/70 kg als Bolus über 15 min gefolgt von
– 600 µg in 50 ml mit einer Perfusionsgeschwindigkeit von 2–8 ml/h.

21.2 Analgosedierung mit Opioiden und ihre Nebenwirkungen

Die oben beschriebenen Nebenwirkungen der Opioide, die in Kombination mit anderen zentral dämpfenden Substanzen oftmals verstärkt werden (z.B. Bradykardie, Atemdepression, Muskelrigidität), stellen in der Praxis keine unlösbaren Probleme dar, da sie alle leicht zu erkennen und zu therapieren sind. Hingegen kommt der oftmals vermehrten Einschränkung der gastrointestinalen Motilität eine besondere Bedeutung zu, die jedoch mit hohen Einläufen mit der i.v. Gabe von Metoclopramid oder Prostigmin bzw. mit dem neuen Gastrokinetikum Cisaprid (Propulsin) meist recht gut zu beherrschen ist. Auch Toleranzentwicklung und Gewöhnung lassen sich, soweit sie überhaupt auftreten (Shafer 1983); durch eine Dosiserhöhung auffangen.

Überhaupt keine Rolle in der Intensivmedizin spielen die gemischt wirkenden Agonisten/Antagonisten (z.B. Pentazocin, Nalbuphin), deren hauptsächlichster Wirkeffekt über die ϰ-Rezeptoren vermittelt wird. Da ihr analgetisches Profil zu gering ist und es bei langfristiger Gabe zu Überdosierungen mit Zunahme der über den σ-Rezeptor vermittelten Nebenwirkungen wie Halluzinationen und einer sympathikotonen Kreislaufstimulierung kommen kann, hat diese Opioidgruppe keine Indikation in der Intensivmedizin.

Auch die Antagonisten sind in der Intensivtherapie nicht indiziert, da speziell nach langfristiger Opioidmedikation durch einen Antagonisten ein akutes Abstinenzsyndrom mit Tachykardie, Hypertonie, Exzitation, sympathikotoner Stimulierung, Erhöhung des myokardialen Sauerstoffbedarfs, Dysphorie und sogar ein Lungenödem ausgelöst werden können. Wenn überhaupt, dann sind zur fraglichen Abklärung eines möglichen Opioidüberhangs und zur folgenden Beurteilung eines neurologischen Zustandsbilds geringe Dosen des Opioidantagonisten Naloxon fraktioniert und unter Beachtung der kardiovaskulären Reaktionen zu verabreichen (0,002–0,02 mg).

Abstinenzsymptome nach mehrwöchiger Opioidmedikation im Rahmen der intensivtherapeutischen Maßnahmen können nach Absetzen der Therapie auftreten, wenn z.B. der Patient vom Respirator entwöhnt werden soll. Hierbei handelt es sich vornehmlich um vegetative Reaktionen mit

– anfallsweisen Tachykardien,
– Hyperhydrosis,
– plötzlich einsetzenden „septischen" Temperaturen,
– agitierter Unruhe,
– bilateraler Mydriasis oder
– Tachypnoe.

Da ähnliche Zustandsbilder auch durch die Grunderkrankung selbst ausgelöst werden können, muß der Zeitpunkt, wann das Opioid abgesetzt wurde, festgehalten werden. In der Mehrzahl der Fälle treten die genannten vegetativen Reaktionen 4–6 h nach Absetzen eines wirkstarken Opioids vom Typ Fentanyl und Sufentanil auf (Boulard 1983). Solche vegetativen Abstinenzsymptome, die nicht in jedem Fall auftreten müssen, können durch ein Ausschleichen der Opioidgabe gegen Ende der Intensivbehandlung bzw. duch eine überlappende Therapie mit niedrigen Dosen eines Neuroleptikums (z.B. Haloperidol 5–10 mg alle 8 h) erreicht werden. Des weiteren kann auch eine Clonidininfusion indiziert sein (s. Abschn. 12.2.5), die nach einer hochdosierten Opioidanalgosedierung in der Entwöhnungsphase sog. Abstinenzsymptome zu kupieren imstande ist (50 mL Infusionsflaschen; 7,5 mg/50 mL, Dosierung nach Bedarf).

Anhang A

Die Betäubungsmittelverschreibungsverordnung (BtMVV)

Bei Arzneimitteln, die dem Betäubungsmittelgesetz (BtMG) unterstellt sind, handelt es sich um potente Pharmaka, deren Einsatz überwacht werden soll. Diese Überwachung geschieht durch das Ausstellen eines dreiteiligen Betäubungsmittel(BtM-)rezeptes, das beim Bundesinstitut für Arzneimittel und Medizinprodukte, Bundesopiumstelle, Genthinerstr. 38, 10785 Berlin, Tel. 030/25492-210 von Ärzten, Zahnärzten und Tierärzten angefordert werden kann. Mit der ersten Lieferung wird dem Antragsteller eine BGA-Nr. zugewiesen, die auf den Rezepten abgedruckt ist. Teil 1 und 2 des BtM-Rezeptes sind für die Apotheke bestimmt. Der mittlere Teil muß *3 Jahre* lang vom Verschreibenden aufbewahrt werden.

Über jeden Zugang, Abgang und Bestand der für die Praxis und den Stationsbedarf verschriebenen BtM ist ein Nachweis auf Karteikarten, bei Teileinheiten in Krankenhäusern in BtM-Büchern zu führen. Am Ende jeden Kalendermonats muß der Arzt, Zahnarzt bzw. Tierarzt den Bestand prüfen und Bestandsänderungen mit Namensbezeichnung und Prüfdatum dokumentieren. Die Karteikarten bzw. BtM-Bücher sind 3 Jahre lang aufzubewahren. Eine mögliche Kontrolle erfolgt durch die zuständige Landesbehörde. Die im folgenden aufgelisteten Substanzen können im Rahmen der angegebenen Höchstmenge an einem Tag und auf einem Rezept für einen Patienten bzw. für den Praxisbedarf verschrieben werden. Hierbei sind auch die wichtigsten Änderungen der Betäubungsmittelverschreibungsverordnung (BtMVV) vom 1. Februar 1993 enthalten. Diese Höchstmenge gilt für maximal 10 Tage. Verschiedenen Darreichungsformen eines Opioids (Tabletten, Lösungen, Ampullen etc.) gelten als ein Betäubungsmittel und können ohne weiteres kombiniert werden. Im Rahmen eines besonderen Therapiekonzepts dürfen auch 2 Betäubungsmittel unter Berücksichtigung der Höchstmenge an einem Tag verordnet werden. Ein Überschreiten der Höchstmenge ist nur in Ausnahmefällen möglich. Das Rezept ist dann mit einem „A" zu kennzeichnen und binnen 3 Tagen schriftlich der zuständigen Landesbehörde mit Begründung zu melden.

Bei besonders schweren Krankheitsfällen und bei der Dauerbehandlung eines Patienten können die mit einem * gekennzeichneten Substanzen für

Tageshöchstdosen der dem Betäubungsmittelgesetz unterstellten Arzneimittel

Arzneistoff	Tageshöchstverschreibungsmenge [mg]
Alfentanil	275
Amphetamin	200
Buprenorphin*	15
Cocain (Praxisbedarf)	1 000
Dextromoramid	100
Fentanyl*	12
Fenetyllin	2 500
Hydrocodon*	120
Hydromorphon*	60
Levomethadon*	150
Methamphetamin	100
Methaqualon	6 000
Methylphenidat	200
Morphin*	2 000
Nabilon	36
Normethadon	200
Opium, eingestelltes	2 000
Opiumextrakt	1 000
Opiumtinktur	20 000
Oxycodon	200
Papaver sominiferum berechnet als Morphin*	1 500
Pentazocin*	1 500
Pentobarbital	2 500
Pethidin*	1 000
Phenmetrazin	600
Piritramid*	600
Tilidin	1 050

den individuellen Bedarf unter Einhaltung der Höchstmenge (10mal Tagesdosis) verordnet werden, und zwar für mindestens 10 und höchstens 30 Tage. Wichtige Neuerung der BtMVV sind Ausnahmeregelungen, die es dem Arzt gestatten, den gesetzlich vorgeschriebenen Verordnungsrahmen in jeder Richtung zu überschreiten. Hierdurch ist die Grundlage geschaffen worden, eine adäquate Schmerztherapie mit Opioiden ausschließlich nach medizinischen Belangen zu ermöglichen, ohne daß der Arzt zu sehr durch rechtliche Bestimmungen eingeengt wird. So können
– an einem Tag mehr als ein Betäubungsmittel verschrieben werden,
– bei begründeter Indikation die festgesetzten Verschreibungsmengen für alle Betäubungsmittel überschritten werden,
– Betäubungsmittel über einen längeren Zeitraum als 10 bzw. 30 Tage rezeptiert werden,
– Apotheker in begründeten Fällen Korrekturen am Rezept vornehmen,
– Rettungsdienste jetzt Betäubungsmittel führen.
    Hervorzuheben ist, daß die bisher geltenden Anwendungsbeschränkungen für Fentanyl aufgehoben wurden und dieses Opioid für die ambulante Schmerztherapie eingesetzt werden kann.

Anhang B

Glossar

Affinität: Die Neigung einer Substanz zu dem ihr eigenen Rezeptor und der Bildung eines Komplexes.

Agonist: Ein Pharmakon, das zum Rezeptor eine gute Paßform aufweist, dort zu einer Komplexbildung und anschließenden Konformationsänderung führt.

Antagonist: Ein Pharmakon, das zum Rezeptor eine gute Paßform aufweist, aber zu keiner Komplexbildung führt.

Kompetitiver Antagonist: Ein Pharmakon, das zum Rezeptor eine gute Paßform aufweist, dort zu keiner Komplexbildung führt, jedoch in der Lage ist, einen dort schon sitzenden Agonisten zu verdrängen.

Partieller Agonist: Ein Pharmakon mit guter Paßform zum Rezeptor, das jedoch nur zu einer partiellen Komplexbildung am Rezeptor führt. Partielle Agonisten wirken häufig zuerst kompetitiv verdrängend und anschließend agonistisch in der ihnen eigenen Intensität.

Ceilingeffekt: Die Eigenschaft einer Substanz, bei Dosissteigerung ein Plateau zu erreichen, bei dem es, trotz weiterer Dosiszunahme, zu keiner Zunahme der Effekte kommt.

Intrinsische Aktivität: Der Grad eines Pharmakons, nach Bindung am Rezeptor, Komplexbildung und Konformationsänderung des Rezeptors zu veranlassen. Letztlich bestimmt das Ausmaß der intrinsischen Aktivität das Ausmaß der sichtbaren Effekte.

Opiate: Verbindungen, die sich von den Hauptalkaloiden des Opiums ableiten lassen (Morphin, Codein).

Opioide: Überbegriff für alle synthetischen und halbsynthetischen Arzneimittel sowie endogenen (vom Körper) gebildeten Schmerzsubstanzen.

Enkephaline: Aus 5 Aminosäuren bestehende Peptide, die eine analgetische Wirkqualität aufweisen und vom Organismus selbst gebildet werden.

Endorphine: Zahlreiche, aus mehreren Aminosäuren (9 und mehr) zusammengesetzte Peptide, die eine unterschiedlich starke analgetische Wirkung aufweisen und vom Organismus selbst gebildet werden.

Anhang C

**Die wichtigsten zentral wirksamen Analgetika und ihre
Antagonisten im In- und Ausland
(in alphabetischer Reihenfolge)**

Freiname	Warenname	Dosis (mg/70 kg KG)	Hersteller
Alfentanil	Rapifen	1,5–7	Janssen
Buprenorphin	Temgesic	0,3–0,6	Boehringer/Mann-heim
			Reckitt & Colman
Butorphanol	Stadol	1,0–2,0	Bristol-Myers
Butorphanol-Nasenspray	Stadol NS™	1,0–4,0	Bristol-Myers
Cetobemidon	Cliradon	2,5–5,0	Ciba
Codein	Codicept	30–50	Sanol
Dextromoramid	Palfium	6–9 (Tablette)	Knoll
Dextropropoxy-phen	Develin ret	100–150 (Kapsel)	Gödecke
Diamorphin	Heroin	2	Bayer
Dihydrocodein	Paracodein	10 (Tablette)	Knoll
	DHC 60/90/120	Retardtablette	Mundipharma
Diprenorphin	Revivon	1–2,5	Reckitt & Colman
Diphenoxylat	Reasec	20 (Tablette)	Janssen
Ethomorphin	Dionin	60 (Tablette)	Merck
Etorphin	Immobilon	0,007	Reckitt & Colman
Fentanyl	Fentanyl Janssen	0,05–0,4	Janssen
Fentanyl-Pflaster	Fentanyl-TTS	25/50/75/100 µg/h	Janssen
Fentanyl-Lutscher	Fentanyl-Oralet	200/300/400 µg	Abbott
Hydrocodon	Dicodid	10 (Tablette)	Knoll
Hydromorphon	Dilaudid	1,0–2,0	Knoll
Levallorphan	Lorphan	0,5–2	Roche
Levomethadon	L-Polamidon	2,5–7,5	Hoechst
Levorphanol	Dromoran	5–10	Roche
Loperamid	Immodium	4–8 (Tablette)	Janssen
Meptazinol	Meptid	50–100	Wyeth
Morphinum hydrochloricum	Morphin hydrochloricum		
	Amphiolen	10–20	Merck
Morphinum sulfuricum	MST 10/30/60/100/200 (Retardtabl.)		Mundipharma

Freiname	Warenname	Dosis (mg/70 kg KG)	Hersteller
	MSR 10/20/30 (Suppositorien)		Mindipharma
	MSI 10/20/100/200 (Injektionslösung)		Mundipharma
	Sevredol 10/20 (Tablette)		Mundipharma
	Morphinsulfat-Retard (Kapsel)		Rhone-Poulenc-Rorer
	Capros 10/30/60/100		
Nalbuphin	Nubain	10–20	Du Pont
Nalorphin	Lethidrone	5,0–10	Wellcome
Naloxon	Narcanti	0,02–0,4	Du Pont
Naltrexon	Nemexin	50 (Tablette)	Du Pont
Oxycodon	Eukodal	10–20	Merck
Pentazocin	Fortral	30–60	Sanofi/Winthrop
Pethidin	Dolantin	25–100	Hoechst
Phenoperidin	Lealgin	5,0–10	Leo
Piminodin	Pimadin	10	Winthrop
Piritramid	Dipidolor	7,5–22,5	Janssen
Racemorphan	Citarin	4,0	Bayer
Sufentanil	Sufenta	0,005–0,05	Janssen
Sufentanil mite	Sufentamite 10 (50 µg ≙ 10 ml)	0,005–0,05	Janssen
Tilidin	Valoron	50–100	Gödecke
Tramadol	Tramal/Tramundin	70–100	Grünenthal Mundi-Pharma

Literatur

Aantaa R, Kanto J, Scheinin M, Kallio A, Scheinin H (1990) Dexmedetomidine, an alpha 2-adrenoreceptor agonist, reduces anesthetic requirements for patients undergoing minor gynecologic surgery. Anesthesiology 73: 230–235

Abbott A (1992) Neurobiological perspectives on drugs of abuse.TIPS 13:169

Abboud, TK, Zhu J, Gangolly J et al. (1991) Transnasal butorphanol: a new method for pain relief in post-cesarean section pain. Acta Anaesthesiol Scand 35: 14–18

Abdelhamid EE, Sultana PM, Portoghese PS, Takemori AE (1991) Selective blockade of the delta opioid receptor prevents the development of morphine tolerance and dependence in mice. J Pharmacol Exp Ther 258: 299–303

Adams HA, Biscoping J, Russ W, Bachmann B, Ratthey K, Hempelmann G (1988) Untersuchungen zur sedativ-analgetischen Medikation beatmungspflichtiger Patienten. Anaesthesist 37: 2658–2676

Adams HA, Biscoping J, Thiel A, Hempelmann G (1989) Analgosedierung beatmungspflichtiger Intensivpatienten mit einer Ketamin-Midazolam-Kombination. In: Link J, Eyrich K (Hrsg) Analgesie und Sedierung in der Intensivmedizin. Springer, Berlin Heidelberg New York Tokyo, S 105–112

Akil H, Richardson DE, Barchas JD, Li CH (1978) Appearance of β-endorphin-like immunoreactivity in human ventricular cerebrospinal fluid upon electrical stimulation. Proc Natl Acad Sci USA 75: 5170–5172

Akil H, Watson SJ, Young E (1984) Endogenous opioids. Biology and function. Annu Rev Neurosci 7: 223–255

Alazia M, Albanese J, Martin C, De La Coussaye JE, Levron JC (1992) Pharmacokinetics of long-term sufentanil infusion (72 hours) used for sedation in ICU patients. Anesthesiology 77/3A: A 365

Alazia M, Levron JC (1987) Etude pharmacocinetique d'une perfusion intraveineuse prolongée de fentanyl en réanimation. Ann Fr Anesth Reanim 6: 465–466

Amalric M, Blasco TA, Smith NT, Lee DL, Swerdlow NR, Koob GF (1986) "Catatonia" produced by alfentanil is reversed by methylnaloxonium microinjections into the brain. Brain Res 386: 287–295

Amir S (1983) Antianaphylactic effect of naloxone in mice is mediated by increased central sympathetic outflow to sympathetic nerve endings and adrenal medulla. Brain Res 274: 180–183

Anand KJS, Brown MJ, Canson RC, Christofides ND, Bloom SR, Aynsley-Green A (1985) Can the human neonate mount an endocrine and metabolic response to surgery? J Pediatr Surg 20: 41–48

Anand KJ S, Hansen DD, Hickey RP (1990) Hormonal-metabolic stress response in neonates undergoing cardiac surgery. Anesthesiology 73: 661–670

Anand KJ S, Sippe WG, Aynsley-Green A (1987) Randomised trial of fentanyl anaesthesia in preterm babies undergoing surgery: effects on the stress response. Lancet I: 243–248

Angell M (1982) The quality of mercy. N Engl J Med 306: 98–99

Arend I, von Arnim B, Nijssen J, Scheele J, Flohe L (1978) Tramadol und Pentazocin im klinischen Doppelblind-Crossover-Vergleich. Arzneimittelforschung 28/I: 199–208

Bailey DR, Smith BE (1980) Continuous epidural infuson of fentanyl for postoperative analgesia. Anesthesiology 42: 538

Bailey PL, Streisand JB, East K et al. (1990) Differences in magnitude and duration of opioid induced respiratory depression and analgesia with fentanyl and sufentanil. Anesth Analg 70: 8–15

Bailey PL, Streisand JB, Pace NL, Bayless J, Stanley TH (1986) Sufentanil produces shorter lasting respiratory depression and longer lasting analgesia than equipotent doses of fentanyl in human volunteers. Anesthesiology 65: A 493

Barsan WG, Olinger CP, Afdams HP et al. (1989) Use of high dose naloxone in acute stroke: Possible side-effects. Crit Care Med 17: 762–767

Basbaum AI, Fields HL (1984) Endogenous pain control systems: Brainstem spinal pathways and endorphin circuitry. Annu Rev Neurosci 7: 309–338

Bauer-Miettingen U (1984) Probleme der postoperativen Schmerzbekämpfung bei Kindern. Orthopädie 13: 244–248

Beaver WT, Wallenstein SL, Houde RW, Roger A (1976) A clinical comparison of the analgesic effects of methadone and morphine administered intramuscularly and of orally administered methadone. Clin Pharmacol Ther 8: 415–426

Becker CE, Briggs AH, Fleckenstein L, Greenberg BL, Hausten PD, Hussar DA (1974) A quick guide to common drug interaction. In: Bigelow J (ed) Patient care. Miller & Fink, Philadelphia, pp 1–32

Becker LD, Paulson BA, Miller RD, Severinghaus FU, Eger EI (1976) Bisphasic respiratory depression after fentanyl-droperidol or fentanyl alone used to supplement nitrous oxide anesthesia. Anesthesiology 44: 291–296

Belluzzi JD, Stein L (1977) Enkephalin may mediate euphoria and drive-reduction reward. Nature 266: 556

Benos J (1983) Ein Fall von sekundärer Buprenorphin (Temgesic)-abhängigkeit. Nervenarzt 54: 259–261

Bergmann H (1978) Rohypnol. Pharmakologische Grundlagen – klinische Anwendung. In: Ahnefeld FW, Bergmann H, Burri H, Dick C, Halmagyi M, Hossli G, Rügheimer E (Hrsg) Klinische Anästhesiologie und Intensivtherapie, Bd 17. Springer, Berlin Heidelberg New York Tokyo, S 130

Bergmann A, Wynn RL, Peterson MD, Rudo FG (1988) GABA agonists enhances morphine and fentanyl antinociception in rabbit tooth pulp and mouse hot plate test. Drug Dev Res 14: 111–122

Bewley TH, Ghodse AH (1984) Opiate analgesics and narcotic antagonists. In: Dukes MNG (ed) Meyler's side effects of drugs. Elsevier, Amsterdam New York Oxford, pp 120–134

Bickel WK, Stitzler ML, Bigelow GE, Liebson IA, Jasinski DR, Johnson RE (1988) Buprenorphine: dose-related blockade of opioid challenge effects in opioid dependent humans. J Pharmacol Exp Ther 247/1: 47–53

Blaine JD (1992) Buprenorphine: an alternative treatment for opioid dependence. NIDA Res Monogr 121: 1–4

Blinick G, Wallach RC, Jerez E (1969) Pregnancy in narcotic addicts treated by medical withdrawal. The methadone detoxification program. Am J Obstet Gynecol 105: 997–1003

Bloom F, Segal D, Ling N, Guillemin R (1976) Endorphins: profound behavioral effects in rats suggests new etiological factors in mental illness. Science 194: 630–632

Blum K (1980) Alcohol and opiates. A review of common mechanism. In: Lacasse L, Levy M, Manzo L (eds) Neurotoxikology. Pergamon Press, Oxford, pp 71–90

Blum R, Zsigmond EK, Winnie AP (1982) Potentiation of opioid analgesia by H1- and H2-antagonists. Life Sci 31: 1229–1232

Boldt J, Kling D, von Bormann B, Knoblauch K, Görlach G, Hempelmann G (1987) Meptazinol, ein neuartiges Analgetikum. Anaesthesist 36: 622–628

Bonica JJ (1983 a) Current status of postoperative pain therapy. In: Yokota T, Dubner R (eds) Current topics in pain research and therapy. Exerpta Medica, Tokyo, pp 169–189

Bonica JJ (1983 b) Pain research and therapy: achievements of the past and challenges of the future. In: Bonica JJ, Lindblom U, Iggo A (eds) Advances in pain research and therapy. Raven Press, New York, pp 1–36

Borchard U (1981) Tranquillanzien aus pharmakologischer Sicht. Medica 9: 638–643

Boulard G, Maurette P, Pouguet P et al. (1983) Syndrome abstinence après arrêt de la sédation par fentanyl en neuro-réanimation. Ann Fr Anesth Réanim 2: 100–101

Bovill JG, Sebel PS, Wauquier A, Rog P (1982) Electroencephalographic effects of sufentanil anaesthesia in man. Br J Anaesth 54: 45–52

Bovill JG, Sebel PS, Wauquier A, Rog P, Schuytt HC (1983) Influence of high-dose alfenanil in anaesthesia on the electroencephalogram: Correlation with plasma concentrations. Br J Anaesth 55: 199 S-209 S

Bowdle TA, Ward RJ (1988) Induction of anesthesia with small doses of sufentanil or fentanyl: Dose versus EEG response, speed of onset, and thiopental requirement. Anesth Analg 69: A 609

Brandl M, Braun JG, Knoll GR, Schütz W (1989) Langzeitsedierung neurochirurgischer Patienten mit Methohexital. In: Link J, Eyrich K (Hrsg) Analgesie und Sedierung in der Intensivmedizin. Springer, Berlin Heidelberg New York Tokyo, S 64–73

Braunwald E (1971) Control of myocardial oxygen consumption. Am J Cardiol 27: 416

Brian SE, Seifen AB (1987) Tonic-clonic activity after sufentanil. Anesth Analg 66: 481

Bristow A, Shalev D, Rice B (1987) Low dose synthetic narcotic infusion for cerebral relaxation during craniotomies. Anesth Analg 66: 413–416

Brizgys RV, Morales R, Owens B (1985) Effects of thiopental requirements and hemodynamic response during induction and intubation. Anesthesiology 63: A 377

Bromage PR, Camporesi EM, Durant PAC (1982 a) Nonrespiratory side effects of epidural morphine. Anesth Analg 61: 490

Bromage PR, Camporesi EM, Durant PAC, Nielsen CH (1982 b) Rostral spread of epidural morphine. Anesthesiology 56: 431–436

Bruera E, Chadwick S, Bacovsky R (1981) Continuous subcutaneous infusion of narcotics using a portable disposable pump. J Palliat Care 1: 45–47

Brune K, Dietzel K, Möller N (1986) Pharmakologie des Schmerzes – Abhängigkeit, Sucht. In: Wörz R (Hrsg) Pharmakologie bei Schmerz. VCH, Edition Medizin, Weinheim, S 120–134

Bruni JF, Vugt D van, Marschall S, Meilers J (1977) Effect of naloxone, morphine, methionine-enkephalin on serum prolactin, luteinizing hormone, follicle stimulating hormone, thyroid stimulating hormone and growth hormone. Life Sci 21: 461

Bryant HU, Bernton EW, Holaday JW (1988) Immunosuppressive effects of chronic morphine treatment in mice. Life Sci 41: 1731–1738

Bschor F (1987) Zur Revision des Abstinenzparadigmas in der Behandlung Suchtkranker. Ambulante, medikamentengestützte Therapie, ein möglicher ärztlicher Beitrag zur Aids-Prävention. Dtsch Med Wochenschr 112: 907

Busse C (1987) Notfalltherapie mit Betäubungsmitteln und Analgetika. Notfallmedizin 13: 426–439

Buzas B, Toth G, Cavagnero S, Hruby VJ, Borsodi A (1992) Synthesis and binding characteristics of the highly delta-specific new tritiated opioid peptide [3H]Deltorphin II. Life Sci 50: PL 75-PL 77

Cambarereri J, Afifi J, Glass PSA, Esposito BF, Camporesi EM (1993) A-3665, a new short-acting opioid: a comparison with alfentanil. Anesth Analg 76/4: 812–816

Campbell M, Anderson LT, Small AM, Locascio JJ, Lynch NS, Choroco MC (1990) Naltrexon in autistic children: a double-blind and placebo-controlled study. Psychopharmacol Bull 26/1: 130–135

Camporesi EM, Nielsen CH, Bromage PR (1983) Ventilatory CO_2 sensitivity after intravenous and epidural morphine in volunteers. Anesth Analg 62: 633

Carabine UA, Milligan KR, Moore J (1992) Extradural clonidine and bupivacaine for postoperative analgesia. Br J Anaesth 68/2: 132–135

Carr DJJ (1991) Minireview: The role of endogenous opioids and their receptors in the immune system. Soc Exp Biol Med 37: 710–720

Chabalko J, La Rosa J, Du Pont RL (1973) Death of methadone users in the district of Columbia. Int J Addict 8: 897–908

Chalmer PC, Lang CM, Greenhouse BB (1988) The use of nalbuphine in association with epidural narcotics. Anesthesiol Rev 15(2): 21–27

Chapmann CR, Colpitts YM, Benedetti C, Butler S (1982) Event-related potential correlates of analgesia; comparison of fentanyl, acupuncture and nitrous oxide. Pain 14: 327–337

Charney DS, Heninger GR, Kleber HD (1986) The combined use of clonidine and naltrexone a a rapid, safe, and effective treatment of abrupt withdrawal from methadone. Am J Psychiat 143/7: 831–837

Chau TT, Carter FE, Harris LS (1982) 3H-codeine binding in the guinea pig lower brain stem. Pharmacology 25: 12–17

Cheng EY, May J (1989) Nalbuphine reversal of respiratory depression after epidural sufentanil. Crit Care Med 17: 378–379

Christiani E, Stübing G (1972) Drogenmißbrauch und Drogenabhängigkeit. Deutscher Ärzteverlag, Köln

Clark NJ, Meulemann T, Liu WS, Zwaniken P, Pace NL, Stanley TH (1987) Comparison of sufentanil-N_2O and fentanyl-N_2O in patients without cardiac disease undergoing general surgery. Anesthesiology 66: 130–135

Cockshott ID (1985) Propofol (Diprivan) pharmacokinetics and metabolism – an overview. Postgrad Med J 61: 45–50

Coderre TJ, Melzack R (1987) Cutaneous hyperalgesia: contribution of the peripheral and central nervous system to the increase in pain sensitivity after injury. Brain Res. 404: 95–106

Cohen AT (1987) Experience with alfentanil infusion as an intensive care sedative analgesic. Eur J Anaesthesiol 1: 63–66

Cohen FL (1980) Postsurgical pain relief. Patients status and nurses' medication. Pain 9: 265–274

Cohen G (1979) Interaction of catecholamines with acetaldehyde to form tetrahydroisoquinoline neurotransmitters. In: Sharp CW, Abood L (eds) Membrane mechanisms of drugs of abuse. Progr Clin Biol Res 27: 73–90

Cohen M, Pickar D, Dubois M (1982) Role of the endogenous opioid system in the human stress response. Psychiatr Clin North Am 6: 457

Cohen SE, Tan S, White PF (1988) Sufentanil analgesia following cesarean section: epidural versus intravenous administration. Anesthesiology 68: 129–134

Collins MA (1980) Neuroamine condensation in human subjects. In: Begleiter H (ed) Biological effects of alcohol. Plenum Press, New York, pp 87–102

Cook AJ, Woolf CJ et al. (1987) Dynamic receptive field plasticity in the rat spinal cord dorsal horn following C-primary afferent input. Nature 325: 151–153

Cookson RF (1983) Carfentanil and Lofentanil. Clin Anaesthesiol 1: 156–158

Copolov DL, Helme RD (1983) Enkephalins and endorphins; clinical, pharmacological and therapeutic implications. Drugs 26: 503–519

Corall IM, Moore AR, Strunin L (1980) Plasma concentrations of fentanyl in normal surgical patients and those with severe renal and hepatic disease. Br J Anaesth 52: 101–106

Coté D, Martin R, Tetrault JP (1991) Hemodynamic interaction of muscle relaxants and sufentanil in coronary artery surgry. Can Anaesth Soc J 38(3): 324–329

Couch J, Diamond D, Elkind A et al. (1993) Evaluation of the efficacy and safety of Stadol®NS™ (transnasal butorphanol) in the treatment of acute migraine in outpatients. In: 7th World Congress on Pain. Bristol-Myers Squibb Publications, Paris, pp 1

Cousins MJ, Cherry DA, Gourlay GK (1988) Acute and chronic pain: use of spinal opioids. In: Cousins MJ, Bridenbaugh PO (eds) Neural blockade in clinical anesthesia and management of pain. Lippincott, Philadelphia, pp 955–1029

Cousins MJ, Mather LE (1984) Intrathecal and epidural administration of opioids. Anesthesiology 61: 276–310

Coyle JT, Pert CB (1976) Ontogenetic development of (3H)-naloxone binding in rat brain. Neuropharmacology 15: 555–560

Coyle N, Mauskopf A, Maggard J, Foley KM (1986) Continuous subcutaneous infusion of opiates in cancer pain patients. ONF 13/4: 53–57

Craig DB (1981) Postoperative recovery of pulmonary function. Anesth Analg 60: 46–52

Curtis MT, Lefer AM (1982) Beneficial action of a new opiate antagonist (Win 44,441–3) in hemorrhagic shock. Eur J Pharmacol 78: 307–313

Czlonkowski A, Costa T et al. (1983) Opioid receptor binding in human spinal cord. Brain Res 267: 392–396

D'Amato RJ, Holaday JW (1984) Multiple opiate receptors in endotoxic shock: Evidenc for delta involvement and my-delta interactions in vivo. Proc Natl Acad Sci USA 81: 2898–2901

Dafny N (1984) Interferon: a candidate as the endogenous substance preventing tolerance and dependence to brain opioids. Prog Neuro-psychopharmacol Biol Psychiatry 8: 351–357

Dafny N, Reyes-Vazquez C (1985) Three different types of α-interferon alter naloxone-abstinence in morphine-addicted rats. Immunpharmacology 107: 1–5

Daniel EE, Sutherland WH, Bogoch A (1959) Effects of morphine and other drugs on motility of the terminal ileum. Gastroenterology 36: 510–523

Danny WE (1929) Operative relief from pain in lesions of the mouth. Arch Surg 19: 143–148

Davies GK, Tolhurst-Cleaver CL, James TL (1980) Respiratory depression after intrathecal opiates. Anaesthesia 35: 1080

Davies SN, Lodge D (1987) Evidence for involvement of N-methylaspertate receptors in "wind-up" of class 2 neurones in the dorsal horn of the rat. Brain Res 424: 402–406

Davis PJ, Stiller RL, Cook DR, Brandom BW, Davin-Robinson KA (1988) Pharmacokinetics of sufentanil in adolescent patients with chronic renal failure. Anesth Analg 67: 268

De Castro J (1970) Neuroleptanalgesie et système adrénergique. Ars Med 1: 69

De Castro J (1971) Association des analgésiques centraux et des neuroleptiques en cours d'intervention. In: Vourch G, De Castro J, Gauthier-Lafaye P, Guidicelli JF, Viars P (eds) Les analgésiques et la douleur. Influences pharmacologiques diverses exercées sur morphiniques. Masson, Paris, pp 185–194

De Castro J (1975) Nouveaux morphiniques, morphinoides, potentialisateurs et antidotes des morphiniques. Edition Academica, Brüssel

De Castro J, Andrieu S, Boogaerts J (1982) Buprenorphine. A review of its pharmacological properties and therapeutical uses. Kluwer, Antwerpen

De Castro J, Lecron L (1981) Peridurale Opiatanalgesie. Verschiedene Opiate – Komplikationen und Nebenwirkungen. In: Zenz M (Hrsg) Peridurale Opiatanalgesie. Fischer, Stuttgart, New York, S 103

De Castro J, Van de Water A,Wouters L, Xhonneux R, Reneman R, Kay B (1979) Comparative study of cardiovascular, neurological, and metabolic side effects of eight narcotics in dogs. Acta Anaesth Belg 30: 5–99

De Castro J, Viars P (1968 a) Utilisation pratique des analgésiques centraux en anesthésie et réanimation. Ars Med 23: 1–228

De Castro J, Viars P (1968 b) Utilisation pratique des analgésiques centraux en anesthésie et réanimation. Ars Med 23: 74–74

De Castro J, Viars P, Leleu JCL (1969) Utilisation de la pentazocine comme analgésique pour le traitement des douleurs post-opératoires. Etude comparative entre le pethidine, la piritramide et la pentazocine. In: De Castro J (ed) Utilisation de la pentazocine en anesthesie et réanimation. Ars Medici, Brüssel, pp 99–109

De Lange S, Boscoe MJ, Stanley TH, De Bruijn N, Philbin DM, Coggins CH (1982 a) Antidiuretic and growth hormone responses during coronary artery surgery with sufentanil-oxygen and alfentanil-oxygen anesthesia in man. Anesth Analg 61: 434

De Lange S, Boscoe MJ, Stanley TH, Pace N (1982 b) Comparison of sufentanil-O_2 and fentanyl-O_2 for coronary artery surgery. Anesthesiology, 56: 112–118

De Lange S, Stanley TH, Boscoe MJ, De Bruijn N, Bergman L, Green O, Robertson D (1983) Catecholamine and cortisol responses to sufentanil-O_2 and alfentanil-O_2 anaesthesia during coronary artery surgery. Can Anaesth Soc J 30: 248

Dennis GC, DeWitty RL (1990) Long-term intraventricular infusion of morphine for intractable pain in cancer of the head and neck. Neurosurgery 26 (3): 404–407

De Wald D., Lewis RV (1983) Enkephalin-containing polypeptide levels in normal tensive and SH rat adrenal glands. Peptides 4: 121–123

De Zwaan M, Mitchell JE (1992) Opiate antagonists and eating behavior: a review. J Clin Pharmacol 32/12: 1060–1072

Della Bella D, Casacci F, Sassi A (1978) Opiate receptors: Different ligand affinity in various brain regions. Adv Biochem Psychopharmacol 18: 271–277

Dennhardt R (1986) Fentanyl/Droperidol zur Analgesie und Sedierung bei beatmeten Intensivpatienten Anästh Akt 11: 1–5

DeSilva RA, Verrier RL, Lown B (1978) Protective effect of the vagotonic action of morphine sulfate on ventricular vulnerability. Cardiovasc Res 12: 167–181

DesMarteau JK, Cassot AL (1986) Acute pulmonary edema resulting from nalbuphine reversal of fentanyl-induced respiratory depression. Anesthesiology 65/2: 237

Diamond S, Freitag FG, Diamond ML, Urban G (1992) Transnasal butorphanol in the treatment of migraine headache pain. Headache Quat Curr Treat Res 3/2: 164–171

DiChiara G, Imperato A (1988) Opposite effects of my and kappa opiate agonists on dopamine release in the nucleus accumbens and in the dorsal caudate of freely moving rats. J Pharmacol Exp Ther 244/3: 1067–1080

Dick W (1978) Schmerzbehandlung im Notfall und der Notsituation. Notfallmed 4: 52

Dick W (1981) Möglichkeiten und Probleme der postoperativen Schmerzbekämpfung. Anästhesiol Intensivmed 2: 38–44

Dickson R, Russell P (1982) Continuous subcutaneous analgesia for terminal care at home. Lancet I: 165

Dingledine R, Valentino RJ, Bostock E, King ME, Chang KJ (1983) Down-regulation of the δ- but not µ-opioid receptors in the hippocampal slice associated with loss of physiological response. Life Sci 33: 333–336

Dixon R, Howes J, Gentile J (1986) Nalmefene: Intravenous safety and kinetics of a new opioid antagonist. Clin Pharmacol Ther 39: 49–53

Dole VP, Nyswander M (1967) Heroin addiction – a metabolic disease. Arch Intern Med 120: 19

Dole VP, Nyswander ME (1965) A medical treatment for diacethylmorphine (heroin-)addiction. JAMA 193: 646–650

Domino EF, Chodoff P, Corssen G (1965) Pharmacologic effects of CI-581, a new diossociative anesthetic in man. Clin Pharmacol Exp Ther 6: 279–291

Donald I (1977) Pain – a patients view. In: Harcus AW, Smith AWR, Whittle B (eds) Pain. New perspectives in measurement and management. Churchill Livingstone, Edinburgh London New York, pp 1–4

Dumas PA (1984) MAC reduction of enflurane and isoflurane and postoperative findings with nalbuphine HCl and fentanyl: A retrospective study. In: Gomez QJ (ed) VII World Congress of Anaesthesiologists, Manila/Philippinen. Exerpta Medica, Amsterdam, pp 43–53

Dundee J.W (1977) Problems associated with strong analgesics. In: Harcus AW, Smith R, Whittle B (eds) Pain. New perspectives in measurement and management. Churchill Livingstone, Edinburgh London New York, pp 57–62

Dupont A, Cusan L, Garon L, Labrie F, Li H (1977) β-Endorphin. Stimulation of growth hormone release in vivo. Proc Nat Acad Sci USA 74: 358

Duthie DJR, Nimmo WS (1987) Adverse effects of opioid analgesic drugs. Br J Anaesth 60: 61–77

Duthie DJR, Rowbotham DJ, Wyld R, Henderson PD, Nimmo WS (1988) Plasma fentanyl concentrations during transdermal delivery of fentanyl to surgical patients. Br J Anaesth 60: 614–618

Eberlein HJ (1982) Narkose nach Heroinentzug. Dtsch Med Wochenschr 107: 1819

Egan T D, Lemmens HJM, Fiset P, Muir KT, Hermann DJ, Stanski DR, Shafer SL (1992) The pharmacokinetics and pharmacodynamics of GI87084B. Anesthesiology 77 [3A]: A369

Egarter C (1987) Plasma-Beta-Endorphinspiegel und Naloxontest bei Hyperlaktinämie. Gynäkol Rundsch 27: 38–46

Eisenach JC (1992) Epidural and spinal narcotics. In: Barash PG (ed) ASA Refresher courses in anesthesiology. Lippincott, Philapdelphia, pp 1–4

Eisenach JC, Lysak SZ, Viscomi CM (1989 a) Epidural clonidine analgesia following sugery. Phase I. Anesthesiology 71: 640–646

Eisenach JC, Rauck RL, Buzzanell C,Lysak SZ (1989 b) Epidural clonidine analgesia for intractable cancer pain. Phase I. Anesthesiology 71: 647–652

Eismann B, Lam RC, Rush B (1964) Surgery in the narcotic addict. Ann Surg 159: 748–759

Elliott TE, Elliott BA (1992) Physicians attitudes and beliefs about use of morphine for cancer pain. J Pain Sympt Manag 3(7): 141–148

Elstrom J (1977) Plasma protein binding of phenytoin after cholecystectomy and neurosurgical operations. Acta Neurol Scand 55: 455

Engelman E, Lipzyc M, Gilbert E. Van der Linden P, Bellens B, Van Romphey A, deRood M (1989) Effects of clonidine on anesthetic requirements and hemodynamic response during aortic surgery. Anesthesiology 71: 178–187

Estafanous FG, Williams G, Sethna D, Starr N (1986) Effects of preoperative calcium channel blockers, beta blockers and pancuronium or vecuronium on hemodynamics of induction of anesthesia in patients with coronary disease receiving sufentanil. Anesthesiology 65: 3–10

Faden AI (1983) Opiate antagonist in the treatment of stroke. Current concepts in cerebrovascular disease. Stroke 18: 27–3.

Faden AI, Jacobs TP, Holaday JW (1981) Opiate antagonist improves neurologic recovery after spinal injury. Science 211: 493

Faden AI, Jacobs TP, Zivin JA (1983) Comparison of naloxone and a delta-selective Antagonist in experimental spinal „stroke". Life Sci 33: 707–710

Farina ML, Levati A, Tognoni GA (1981) A multicentre study of ICU drug utilization. Intens Care Med 7: 125–131

Ferrari HA, Fuson RL, Dent SJ (1969) The relationship of the anaesthetic agent to postoperative analgesic requirements. South Med J 62: 1201–1203

Ferreira SH (1981) Prostaglandins, aspirin-like drugs and analgesics. Nature New Biol 240: 200–203

Feurle GE, Helmstaetter V et al. (1982) Met- and Leu-Enkephalin immuno- and bio-reactivity in human stomach and pancreas. Life Sci 31: 2961–2969

Feuerstein G, Faden AI, Krumins SA (1984) Alteration in opiate receptors binding after hemorrhagic shock. Eur J Pharmacol 100: 245–246

Feuerstein G, Molineaux CJ et al. (1983) Dynorphin and Leu-Enkephalin in brain nuclei and pituitary of WKY and SHR rats. Peptides 4: 225–229

Fiatarone MA, Morley JE, Bloom EE, Benton D, Makinodan T, Salomon G F (1988) Endogenous opioids and the exercise-induced augmentation of natural killer cell activity. Lab Clin Med 112: 552–554

Fields KL, Anderson SD (1978) Evidence that raphe-spinal neurons mediate opiate and midbrain stimulation produced analgesia. Pain 5: 333–349

Finck AD, Nagai SH (1981 a) Ketamine effects in opiate receptor bioassay. Anesthesiology 55: A242.

Finck AD, Nagai SH (1981 b) Ketamine interacts with opiate receptors in vivo. Anesthesiology 55: A241.

Finck AD, Ngai SH (1982) Opiate receptor mediation of ketamine analgesia. Anesthesiology 56: 291–297

Flacke JW, Flacke WE, Williams GD (1977) Acute pulmonary edema following naloxone reversal of high dose morphine anesthesia. Anesthesiology 47: 376–378

Flacke JW, Bloor BC, Flacke, WE, Wong D, Dazza, S., Stead, S. W., & Laks, H. (1987) Reduced narcotic requirement by clonidine with improved hemodynamic and adrenergic stability in patients undergoing coronary bypass surgery. Anesthesiology 67: 11–19

Flacke JW, Bloor BC, Kripke BJ, Flacke WE, Warneck CM (1985) Comparison of meperidine, fentanyl and sufentanil in balanced anesthesia. Anesth Analg 64: 897–910

Flacke JW, Flacke WE, Bloor BC, van Elten AP, Kripke BJ (1987) Histamine release by four narcotics: a double blind study in humans. Anesth Analg 66: 723

Florez J, Mediavilla A (1978) Respiratory and cardiovascular effects of met-enkephalin applied to the ventral surface of the brain stem. Brain Res 138: 585–590

Foley KM (1985) The treatment of cancer pain. NEJM 313/2: 84–95

Foley KM (1986) Current controversies in opioid therapy. In: Foley FM, Inturisse CE (eds) Advances in pain research and therapy. Raven Press, New York, pp 3–11

Foote RW, Maurer R (1982) Autoradiographic localization of opiate κ-receptors in the guinea pig brain. Eur J Pharmacol 85: 99–103

Frahm M (1973) Pharmakologische Untersuchungen über gamma-Hydroxybuttersäure-Derivate. Experimentelle und klinische Erfahrungen mit gamma-Hydroxybuttersäure. Springer, Berlin Heidelberg New York Tokyo

Frand UI, Shims CS, Williams MH (1972) Methadone-induced pulmonary edema. Ann Int Med 76: 975–979

Franke M (1985) Übergeordnete Gesichtspunkte zur Bewertung von Methadonprogrammen. Suchtgefahren 31: 95–100

Frederickson RCA, Geary LE (1982) Endogenous opioid peptides: Review of physiological, pharmacological and clinical aspects. Prog Neurobiol 19: 16–69

Freund FG, Martin WE, Wong KC, Hornbein TF (1973) Abdominal muscular rigidity induced by morphine and nitrous oxide. Anesthesiology 38: 358

Freye E. (1974) Cardiovascular effects of high doses of fentanyl, meperidine and naloxone in dogs. Anesth Analg 53: 40–47

Freye E. (1975 a) Die Anwendung hoher Dosen von Fentanyl und Naloxon in der Anästhesie. Anästhesist 24: 145–150

Freye E (1975 b) Effects of high doses of fentanyl on myocardial infarction and cardiogenic shock in the dog. Resuscitation 3: 105–113

Freye E (1976) Tyrosine hydroxylation in the rat striatum after fentanyl and droperidol in vivo. Exp Brain Res 26: 541–545

Freye E.(1985) Somatosensorisch evozierte Potentiale (SEP) zur Algesiemetrie. In: Zindler M, Hartung H (Hrsg) Alfentanil – Ein neues, ultrakurzwirkendes Opioid. Urban & Schwarzenberg, München Wien Baltimore, S 17–23

Freye E (1986 a) Die Wirkeffekte von Opioiden werden durch Subpopulationen von Rezeptoren vermittelt – Theoretische Grundlagen und praktische Folgerungen. Schmerz-Pain-Douleur 1: 3–9

Freye E (1986 b) Klinische Indikationsbereiche der Opioid-Agonisten, Agonisten-Antagonisten und der reinen Antagonisten. Schmerz-Pain-Douleur 2: 44–54

Freye E (1987 a) Neue Aspekte in der Schmerztherapie mit Opioiden. Anaesthesiol Reanimat 12: 3–17

Freye, E. (1987 b) Opiate und ihre Antagonisten – Bedeutung der Rezeptorspezifität für die klinische Wirkung. In: Kaufmann B (Hrsg) Analgesie und Sedierung in der Intensivmedizin. Informed, Institut für Medizinische Kommunikation, München, S 19–21

Freye E (1987 c) Opioid agonists, antagonists and mixed narcotic analgesics. Theoretical background and considerations for practical use. Springer, Berlin Heidelberg New York Tokyo

Freye E (1987 d) Opioide in der Anästhesiologie. Wirkeffekte und klinische Anwendung. Urban & Schwarzenberg, München Wien Baltimore

Freye E (1989) Opioid agonists, antagonists and mixed narcotic analgesics: Their use in postoperative and chronic pain management. Drugs of Today 25: 741–754

Freye E (1990) Akute Lebensbedrohliche Zustände – Symptome und erste therapeutische Maßnahmen. Zuckschwerdt, München

Freye E (1991 a) Opiate und Opiatantagonisten. II. Der praktische Einsatz der Opioide. DAZ 49: 2605–2615

Freye, E. (1991 b) Opioide – Zentrale Analgetika. Ihre Wirkweise beim Menschen. DIA-GM 12: 1105–1118

Freye, E. (1991 c) Opioide in der Medizin. Wirkung und Einsatzgebiete zentraler Analgetika, 2. Aufl. Springer, Berlin Heidelberg New York Tokyo

Freye E. (1992) Die perioperative Behandlung des Arzneimittelabhängigen. Anästh Intensivmed 3: 59–67

Freye E, Avril G, Hartung E (1981) Les effets anti-arythmiques des opiaces. Comparaison avec un béta-bloqueur chez le chien. Cah Anesthesiol 29: 591–598

Freye E, Azevedo L, Hartung E (1985) Reversal of fentanyl-related respiratory depression with nalbuphine; effects on the CO_2-response curve of man. Acta Anaesthesiol Belg 36: 365–374

Freye E., Dhoré R (1990) Der Einfluß von Ketamin/Midazolam bzw. Fentanyl/Midazolam auf die gastrozökale Transitzeit. In: Kreuscher H, Kettler D (Hrsg) Ketamin in der Anaesthesie, Intensiv- und Notfallmedizin. Springer, Berlin Heidelberg New York Tokyo, S 75–81

Freye E, Hartung E (1982) Naloxone induces excitation of the cardiovascular system and a rise in myocardial oxygen consumption in fentanyl and meperidine-anesthetized dogs. Acta Anaesth Belg 33: 89–97

Freye E, Hartung E (1988) Der spezifische Antagonist „Flumazenil" bei Benzodiazepin-Intoxikationen. Dtsch Ärztebl 42: 2909–2914

Freye E, Hartung E (1993) Kardiovaskuläre und zentralnervöse Effekte unter Fentanyl versus Sufentanil bei der Intubation herzchirurgischer Patienten. Anästhesie Aktuell 9: 3–14

Freye E, Hartung E, Buhl R (1986 a) Alfentanil als letzte Dosis (on-top) in der Neuroleptanalgesie mit Fentanyl. Anaesthesist 35: 231–237

Freye E, Hartung E, Buhl R (1986 b) Die Lungencompliance wird durch die rasche Injektion von Alfentanil beeinträchtigt. Anaesthesist 35: 543–546

Freye E, Hartung E, Kalibe S (1983 a) Prevention of late fentanyl-induced respiratory depression after the injection of the opiate antagonists naltrexone and S-20682 as compared to naloxone. Br J Anaesth 55: 71–77

Freye E, Hartung E, Schenk GK (1983 b) Effects of the three narcotic antagonists (naltrexone, diprenorphine, S-20682) on blood pressure, heart rate and electrical cortical activity. Pharmacology 26: 110–116

Freye E, Hartung E,Schenk GK (1989) Somatosensory-evoked potentials during block of surgical stimulation with propofol. Br J Anaesth 63: 357–359

Freye E, Hartung E, Segeth M (1984) Nalbuphine reverses fentanyl-related EEG changes in man. Acta Anaesthesiol Belg 35: 25–36

Freye E, Helle G (1988) Der Agonist-Antagonist Nalbuphin verlängert die gastrozökale Transitzeit und induziert kurzfristig Schmerzen nach Neurolepanästhesie mit Fentanyl. Anästhesist 37: 440–445

Freye E, Kuschinsky K (1976) The effect of fentanyl and droperidol on the dopamine metabolism of the rat striatum. Pharmacology 14: 1–7

Freye E, Latasch L (1992) The opioid δ-receptor is involved in respiratory depression. In: International Narcotics Research Conference, Keystone/CO, p 147

Freye E, Neruda B, Falke K (1989) Flumazenil (Anexate®) for the reversal of residual benzodiazepine activity. Drugs Today 25: 119–124

Freye E, Schnitzler M, Schenk G (1991) Opioid-induced respiratory depression and analgesia may be mediated by different subreceptors. Pharm Res 8: 196–199

Fudala PJ, Johnson RE, Bunker E (1989) Abrupt withdrawal of buprenorphine following chronic administration. Clin Pharmacol Ther, 186(2): IVB-1

Fyman PN, Reynolds JR, Moser F, Avitable M, Casthley PA, Butt K (1988) Pharmacokinetics of sufentanil in patients undergoing renal transplantation. Can J Anaesth 35: 312

Gal TJ, DiFazio CA (1986) Prolonged antagonism of opioid action with intravenous nalmefene in man. Anesthesiology 64: 175–180

Gast PH, Fischer A, Sear JW (1981) Intensive care sedation now. Lancet II: 863–864

Geber WF, Schramm LC (1975) Congenital malformations of the central nervous system produced by narcotic analgesics in the hamster. Am J Obstet Gynecol 12: 705–713

Gelfand M L, Hammer H, Hevizy J (1967) Asymptomatic pulmonary atelactasis in drug addicts. Dis Chest 53: 782–786

Genazzini AR, Nappi G, Facchinetti F, Micieli G, Petraglia F, Bono G, Monittola C, Savoldi F (1984) Progressive impairment of CSF β-EP levels in migraine sufferers. Pain 18: 127–133

Gerwig WH, Thompson CW, Blades P (1951) Pain control following upper abdominal operations. Arch Surg 62: 678–682

Ghoneim M.M, Dhanarrj J, Choi WW (1984) Comparison of four opioid analgesics as supplements to nitrous oxide analgesia. Anesth Analg 63: 405–412

Gibaldi M, Perrier D (1975) Pharmacokinetics. Dekker, New York Basel

Gilman SC, Schwartz JM, Milner RJ, Bloom FE, Feldman JD (1982) β-endorphin enhances lymphozyte proliferative responses. Proc Natl Acad Sci USA 79: 4226–4230

Giuffrida J.G, Bizzari DV, Saure AC, Sharoff RL (1970) Anesthetic management of drug abusers. Anesth Analg 49: 272–278

Gjessing J, Tomlin PJ (1981) Postoperative pain control with intrathecal morphine. Anaesthesia 36: 268

Glen JB (1980) Animal studies on the anaesthetic ativity of ICI 35,868. Br J Anaesth 52: 731–746

Glen JB, Hunter SC (1984) Pharmaclogy of an emulsion formulation of ICI 35,868. Br J Anaesth 56: 617–626

Glynn CI, Mather LE, Cousins ME (1979) Spinal narcotics and respiratory depression. Lancet II: 356

Goeke H, Herbst M, Frucht U (1992) Schmerztherapeutische Tumornachsorge. Klinikarzt 1: 1–4

Gold MS, Pottash AC, Sweeney DR, Kleber HD (1980) Opiate withdrawal using clonidin. A safe, effective, and rapid nonopiate treatment. JAMA 243: 343–345

Goldfrank L, Flamenbaum N, Weismann RS (1981) General management of the poisoned overdosed patient. Part 1. Patients in coma with altered mental status. Hosp Physician 17: 24–62

Goldmann A,Lloyd-Thomas AR (1991) Pain management in children. Br Med Bull 47: 676–689

Goldstein DB, Goldstein A (1961) Possible role of enzyme inhibition and repression in drug tolerance and addiction. Biochem Pharmacol 8: 48–53

Goodman RR, Snyder SH (1982) Autoradiographic localization of kappa opiate receptors to deep layers of the cerebral cortex may explain unique sedative and analgesic effects. Life Sci 31: 1291–1294

Gossop M (1988) Clonidine and the treatment of the opiate withdrawal syndrome. Drug Alcohol Depend 21/3: 253–259

Gourlay GK, Murphy TM, Plummer JL, Kowalski SR, Cherry DA, Cousins MJ (1989) Pharmacokinetics of fentanyl in lumbar and cervical CSF following lumbar epidural and intravenous administration. Pain 38: 253–259

Gourlay GK, Wilson PR, Glynn GJ (1982) Pharmacodynamics and pharmacokinetics of methadone during the operative period. Anesthesiology 57: 458–467

Grabinski PY, Kaiko RF, Rogers AG, Houde RW (1983) Plasma levels and anlgesia following deltoid and gluteal injections of methadone and morphine. J Clin Pharmacol 23: 48–55

Grant I S, MacKenzie N (1985) Recovery following propofol (Diprivan) anaesthesia – a review of three different anaesthetic techniques. Postgrad Med J 61: 133–137

Gravlee GP, Ramsey FM, Roy RC (1988) Rapid administrationof a narcotic and a neuromuscular blocker: A hemodynamic comparison of fentanyl, sufentanil, pancuronium, and vecuronium. Anesth Analg 67: 39–47

Greeley WJ, de Bruijn NP, Davis DP (1986) Pharmacokinetics of sufentanil in pediatric patients. Anesthesiology 65: A 422

Greene MJ (1972) Some aspects of the pharmacology of droperidol. Br J Anaesth 44: 1272–1279

Greenstein RA, Evans BD, McLellan AT, O'Brien C (1983) Predictors of fevarable outcome following naltrexoen treatment. Drug Alcohol Depend 12: 173–180

Gunne LM, Lindström L, Terenius L (1977) Naloxone-induced reversal of schizophrenic halluzinations. J Neural Transm 40: 15

Guthrie SK (1990) Pharmacologic interventions for the treatment of opioid dependence and withdrawal. Ann Pharmacother 24/7–8: 721–734

Haber H, Melzig M (1992) Tetrahydroisoqinoline – endogene Produkte nach chronischem Alkoholabusus. Pharmazie 47: 3–7

Hall RI, Murphy MR, Hug CC (1987) The enflurane sparing effect of sufentanil in dogs. Anesthesiology 67: 518–525

Hamel U, Kielwein G, Teschemacher H (1985) Beta-casomorphin immunoreactive material in cows milk incubated with various bacterial species. J Dairy Res 52: 139–148

Hamilton AJ, Carr DB, La Rovere JM, Black PM (1986) Endotoxic shock elicits greater endorphin secretion than hemorrhage. Circ Shock 19: 47–54

Harper MH, Hickey RF, Cromwell TH, Linword S (1976) The magnitude and the duration of respiratory depression produced by fentanyl and fentanyl plus droperidol in man. J Pharmacol Exp Ther 199: 464

Hartmann H, Uchtenhagen A, Furchs W, Pasi A (1984) Hausärztliche Methadonbehandlung bei Heroinabhängigen. Schweiz Rundschau Med 73: 299–304

Hartung E, Freye E (1988) An open comparison of propofol and enflurane for prolonged abdominal operations. Anaesthesia 43: 105–107

Hartung HJ (1988) Klinische Erfahrungen mit Alfentanil zur „balanced anesthesia" bei Oberbauch-Eingriffen. Anaesthesist 37: 620–624

Hassler R (1976 a) Über die antagonistischen Systeme der Schmerzempfindung und des Schmerzgefühls im peripheren und zentralen Nervensystem. In: Kubicki S, Neuhaus GA (Hrsg) Pentazocin im Spiegel der Entwöhnung. Springer, Berlin Heidelberg New York Tokyo, S 1–17

Hassler R (1976 b) Wechselwirkungen zwischen dem System der schnellen Schmerzempfindung und dem des langsamen, nachhaltigen Schmerzgefühl. Arch Klin Chir 342: 47

Hecht U, Lehmkuhl P, Pichlmayr I (1989) Sedierung zur postoperativen Beatmung: Midazolam vs. Propofol-Erste Ergebnisse. In: Link J, Eyrich K (Hrsg) Analgesie und Sedierung in der Intensivmedizion. Springer, Berlin Heidelberg New York Tokyo, S 99–104

Hecker BR, Lake CL, DiFazio CA, Moscicki JC, Engle JS (1983) The decrease of the minimum alveolar anesthetic concentration produced by sufentanil in rats. Anesth Analg 62: 987–990

Heel RC, Brodgen RN, Speight TM, Avery GS (1979) Buprenorphine: A review of of its pharmacological properties and therapeutic efficacy. Drugs 17: 81–100

Helmers JHJH, Van Leuwen L, Zuurmond W (1989) Sufentanil-Dosierungsstudie bei allgemeinen chirurgischen Eingriffen. Anaesthesist 38: 397–400

Helmers JHJH, van Peer A , Noorduin H, Woestenborghs R, vanden Bussche G, Heykants J (1986) Sufentanil kinetics in the elderly. Anästhesiol Intensivmed 16: 188

Henderson G (1988) Designer drugs: The new synthetic drug of abuse. Du Pont Pharmaceuticals, Delaware/WI

Hermann DJ, Marton JP et al. (1991) Pharmacokinetic comparison of GI87084B, a novel ultra-short acting opioid, and alfentanil. Anesthesiology 75: A 379

Hermans B, Gommeren W, De Potter WP, Leysen JE (1983) Interaction of peptides and morphine-like narcotic analgesics with specifically labeled µ-and delta-opiate receptor binding. Arch Int Pharmacodyn Ther 263: 317–319

Herz A (1980) Pharmacological modulation of opiate-like peptide systems. Pharmacol Biochem Behav 1[Suppl]: 165–268

Herz A (1981) Opiat-Partialantagonisten. In: Kubicki S, Neuhaus GA (Hrsg) Pentazocin im Spiegel der Erfahrungen. Springer, Berlin Heidelberg New York Tokyo, S 19–21

Hess L, Vrana M, Vranova Z, Fejfar Z (1989) The antifibrillatory effect of fentanyl, sufentanil, and carfentanil in the acute phase of local myocardial ischemia in the dog. Acta Cardiol 150: 303–311

Hickey PR, Hansen DD, Wessel DT, Lang P, Jonas RA (1985) Pulmonary and systemic hemodynamic responses to fentanyl in infants. Anesth Analg 64: 483–486

Hill HF (1990) Clinical pharmacology of transdermal fentanyl. Eur J Pain 11: 81–91

Höckfelt T, Ljungdahl A, Terenius I, Elde R, Nilsson G (1977) Immunohistochemical analysis of peptide pathways possibly related to pain and analgesia: enkephalin and substance P. Proc Nat Acad Sci USA 74: 3081

Hoffman PL, Urwyler S, Tabakoff B (1982) Alterations in opiate receptor function after chronic ethanol exposure. J Pharmacol Exp Ther 222: 182–189

Hoffmann P (1987 a) Kombination von Benzodiazepinen und Opioiden. In: Schulte am Esch J, Benzer H (Hrsg) Analgosedierung bei Intensivpatienten. Springer, Berlin Heidelberg New York Tokyo, S 50–61

Hoffmann P (1987 b) Möglichkeiten individueller Analgosedierung in der Intensivmedizin. In: Henschel WF (Hrsg) Anästhesiologie-Klinisches Fach auf drei Säulen. Zuckschwerdt, München, S 351–356

Hoffmann WE, Kochs E, Werner C, Thomas C, Albrecht RF (1991) Dexmedetomidine improves neurologic outcome from incomplete ischemia in the rat: reversal by the alpha$_2$ antagonist atipamezole. Anesthesiology 75: 328–332

Hoiley PO, Steenis C van (1988) Postoperartive analgesia with fentanyl: pharmacokinetics and pharmakodynamics of constant rate iv and transdermal delivery. Br J Anaesth 60: 608–613

Holaday JW, D'Amato RJ, Ruvio BA, Feuertein G, Faden AI (1983) Adrenalectomy blocks pressure responses to naloxone in endotoxic shock. Circ Shock 11: 201–210

Holaday JW, Faden AI (1980) Naloxone acts at central opiate receptors to reverses hypotension, hypothermia, and hypoventilation in spinal shock. Brain Res 75: 295–300

Holaday JW, Tortella FC (1984) Multiple opioid receptors: Possible physiological functions of μ and delta binding sites in vivo. In: Genazzini AR, Müller EE (ed) Central and peripheral endorphins: basis and clinical aspects. Raven Press, New York, pp 237–250

Höllt V, Przewlocki R, Herz A (1978) β-endorphin-like immunoreactivity in plasma, pituitaries and hypothalamus of rats following treatment with opiates. Life Sci 23: 1057

Hong JS, Yang HY, Fratta W, Costa E (1977) Determination of methionine enkephalin in discrete regions of rat brain. Brain Res 134: 383

Hosobuchi Y, Adams JE, Lichnitz R (1977) Pain relief by electrical stimulation of the central gray matter in humans and its reversal by naloxone. Science 197: 183

Houde RW (1979) Analgesic effectiveness of the narcotic agonist-antagonists. Brit J Clin Pharmacol 7: 297S–308S

Houde RW, Wallenstein SL (eds) (1955) Report of analgesic studies at Memorial Center: Chlorpromazine potentiation, nalorphine-morphine combinations, dihydro-hydroxymorphine. National Academy of Sciences, Washington/DC

Hug CCJ (1984) Pharmacokinetics of new synthetic narcotic analgesics. In: Estafanous F (ed) Opioids in Anesthesia. Butterworth, Boston, pp 55–60

Hughes JR, Bickel WK, Hggins ST (1991) Buprenorphine for pain relief in a patient with drug abuse. Am J Drug Alcohol Abuse 17/4: 451–455

Hughes MA, Glass PSA, Jacobs JR (1992) Context-sensitive half-time in multicompartment pharmacokinetic models for intravenous anesthetic drugs. Anesthesiology 76: 334–341

Hynynen M, Lethinen AM, Salmenperä M, Fyhrquist F, Takkunen O, Heinonmen J (1986) Continuous infusion of fentanyl or alfentanil for coronary artery surgery – Effects on plasma cortisol concentration, β-endorphin immunoreactivity and arginine vasopressin. Br J Anaesth 58: 1260–1266

Inturrisi CE (1973) Disposition of methadone in man after single oral dose. Clin Pharmacol Ther 13: 923–930

Ismaily AJ, Motsch J, Altmayer P, Bleser W, Hutschenreuter, K (1987) Die Auswirkungen einer Kombinationsanästhesie mit Fentanyl und Enfluran auf den Kreislauf und die unmittelbare postoperative Phase. Anäst Intensivmed 28: 216–220

Jäättela A, Alha A, Avkainen V et al. (1975) Plasma catecholamines in severely injured patients: a prospective study on 45 patients with multiple injuries. Br J Surg 62: 177

Jacobsen M (1970) Developmental neurobiology. Holt, Rinehard & Winston, New York

Jaffe JH, Martin WR (1985) Opioid analgesics and antagonists. In: Gilman AG, Goodman LS, Rall TW, Murad F (eds) Goodman and Gilman's the pharmacological basis of therapeutics. MacMillan, New York, pp 491–531

Jaffe TB, Ramsey FM (1983) Attenuation of fentanyl-induced truncal rigidity. Anesthesiology 58: 562

Janssen PAJ (1984) The development of new synthetic narcotics. In: Estafanous FG (ed) Opioids in Anesthesia. Butterworth, Boston, pp 37–44

Janssen PAJ, Niemegeers CJE, Schellekens KHL, Lenarts FM (1971) Etomidate (R 16659) a potent short acting and relatively atoxic intravenous hypnotic agent in rats. Drug Res 21: 1234

Jasinski DR (1977) Assessment of the abuse potentiality of morphine-like drugs. In: Martin WR (ed) Drug Addiction. Springer, Berlin Heidelberg New York Tokyo, pp 197–258

Jasinski DR, Pevnik JS, Griffith JD (1978) Human pharmacology and the abuse potential of the analgesic buprenorphine. Arch Gen Psychiatry 35: 501–516

Johnson A, Bengtsson M, Söderlind K, Löfström JB (1992) Influence of intrathecal morphine and naloxone intervention on postoperative ventilatory regulation in elderly patients. Acta Anaethesiol Scand 36[5]: 436–444

Jordan C (1979) A comparison of the respiratory effects of meptazinol, pentazocine and morphine. Br J Anaesth 51: 497–501

Joyce III TH, Kubicek MF, Skjonsky BS, Jones MM (1993) Efficacy of transnasal butorphanol tartrate in postepisiotomy pain: a model to assess analgesia. Clin Ther 15/1: 160–167

Jungck D (1993) Die Novelle der Betäubungsmittelverschreibungsverordnung – tatsächlicher oder Pseudo-Fortschritt für Schmerzpatienten? Schmerztherap Koll 3 (Sonderbeilage): 1–4

Jurna I (1992) Zentrale Schmerzdämpfung durch peripher wirkende Analgetika. Schmerz 6: 61–66

Kabayashi ST, Ushida T et al. (1983) Met-enekephalin-Arg-Gly-Leu-like immunoreactivity in adrenal chromaffin cells and carotid body chief cells of the dog and monkey. Biomed Res 4: 201–210

Kaiser C, Pontecorvo MJ et al. (1991) Sigma receptor ligands: function and activity. Neurotransmissions 7(1): 1–5

Kalia PK, Madan S, Saksena R, Batra RK, Gode GR (1983) Epidural pentazocine for postoperative pain relief. Anesth Analg 62: 949

Kamp HD (1988) Langzeitsedierung mit Benzodiazepinen. In: Schulte am Esch J, Benzer H (Hrsg) Analgosedierung des Intensivpatienten. Springer, Berlin Heidelberg New York Tokyo, S 35–49

Kanner RM, Foley KM (1981) Pattern of narcotic drug use in cancer pain clinic. Ann NY Acad Sci 362: 162–172

Kanwal JS, Anand MB (1986) The stress response to surgical trauma: From physiological basis to therapeutic implications. Prog Food Nutr Sci 10: 67–123

Kapp W (1981) Pharmakolgische und toxikologische Aspekte zu Benzodiazepinen. Anästh Intensivther Notfallmed 16: 125–127

Katz J, Kavanagh BP, Sandler AN, Nierenberg H, Boylan JF, Friedlander M, Shaw MF (1992) Preemptive analgesia – clinical evidence of neuroplasticity contributing to postoperative pain. Anesthesioloy 77: 439–446

Katz RI, Eide TR, Hartman A, Poppers PJ (1988) Two instances of seizure-like activity in the same parient associated with two different narcotics. Anesth Analg 67: 289

Keeri-Szanto M (1979) Drugs or drums: what relives postoperative pain? Pain 6: 217–230

Kehlet H (1989) Surgical stress: the role of pain and analgesia. Br J Anaesth 63: 189–195

Kennedy SH, Goldbloom DS (1991) Current perspectives on drug therapies for anorexia nervosa and bulimia nervosa. Drugs 41/3: 367–377

Keup W (1978) Methadon-Erhaltungsprogramme. Dtsch Ärztebl 18: 1179–1182

Keup W (1983) Clonidin – seine Möglichkeiten in der Pharmakotherapie der Heroinabhängigkeit. Dtsch Ärztebl 80/3: 25–32

Keykhah MM, Smith DS, Carlson C (1985) Influence of sufentanil on cerebral metabolism and circulation in the rat. Anesthesiology 63: 274–277

Kitahata LM, Collins JG (1981) Spinal action of narcotic analgesics. Anesthesiology 54: 153

Kleber HD, Topazian M, Gaspari J, Riordan C, E, Kosten T (1987) Clonidine and naltrexone in the outpatient treatment of heroin withdrawal. Am J Drug Alcohol Abuse 13/1–2: 1–17

Kleckner NW, Dingledine R (1988) Requirement of glycine in ativation of NMDA receptors expressed in Xenopus oocytes. Science 241: 835–837

Klepstad P, Maurset A, Moberg ER, Oye I (1990) Evidence of a role for NMDA receptors in pain perception. Eur J Pharmacol 187: 513–518

Kline NS, Li CH, Lehmann E, Lajtha A, Laski E, Copper T (1977) β-endorphin induced changes in schizophrenic and depressed patients. Arch Gen Psychiatry 34: 1111

Kochs E, Bischoff P, Rust U, Schulte am Esch J (1988) Beeinflussung des Hypophysen-Nebennierenrinden-Systems durch Langzeitanalgosedierung. In: Schulte am Esch J, Benzer H (Hrsg) Analgosedierung des Intensivpatienten. Springer, Berlin Heidelberg New York Tokyo, S 62–68

Kochs E, Schulte am Esch J (1987) Hormone des Hypophysen-Nebennierenrindensystems bei Patienten unter Langzeitsedierung mit Etomidat und Fentanyl. Anaesthesist 33: 402–407

Kochs E, Treede RD, Schulte am Esch J, Bromm B (1990) Modulation of pain-related somatosensory evoked potentials by general anesthesia. Anesth Analg 71: 225–2230

Kolesnikov YA, Pick CG, Ciszewska G, Pasternack W (1993) Blockade of tolerance to morphine but not to ϰ opioids by a nitric oxide synthese inhibitor. Proc Natl Acad Sci USA 90: 5162–5166

Kosten TR (1990) Current pharmacotherapies for opioid dependence. Psychopharmacol Bull 26/1: 69–74

Kosten TR, Morgan C, Kleber HD (1991) Treatment of heroin addicts using buprenorphine. Am J Drug Alcohol Abuse 17/2: 119–128

Kosten TR, Morgan C, Kleber HD (1992) Phase II clinical trials of buprenorphine: Detoxyfication and induction into naltrexone. NIDA Res Monogr 121: 101–119

Kosten TR, Schottenfeld R, Ziedonis D, Falcioni J (1993) Buprenoprhine versus methadone maintenance for opioid dependence. J Nev Ment Dis 181/6: 358–364

Krach C (1978) Ambulantes Therapieprogramm mit Methadon. Niedersächsisches Ärztebl 51: 289–292

Kreek MJ (1973) Medical safety and side effects of methadone in tolerant individuals. JAMA 233: 665–668

Kreek MJ, Gutjahr CL, Garfield J., Bowen DV, Field FH (1976) Drug interactions with methadone. Ann New York Acad Sci 281: 350–370

Kreek MJ, Khuri E, Flomenberg N, Albeck H, Ochshorn M (1989) Immune status of unselected methadone maintained former heroin addicts. In: Quiron R, Jhamandas K, Gianoulakis C (eds) International Narcotics Research Conference (INRC). Liss, New York, pp 445–448

Krimmer H, Pfeiffer H, Arbogast R, Sprotte G (1986) Die kombinierte infusionsanalgesie – Ein alternatives Konzept zur postoperativen Schmerztherapie. Chirurg 57: 327–329

Kroesen G, Bodner E, Russe W, Troyer E (1978) Beeinflussung der intraoperativen Cholangiometrie durch Anästhesiemethoden. Anaesthesist 27: 21–24

Kröll W, List WF (1989) Sufentanil, ein neues Opioid in der Analgosedierung des kritisch Kranken. Beitr Anaest Intensivmed 30: 330–334

Kröll W, List WF (1990) Erfahrungen mit Sufentanil in der Langzeitsedierung des Intensivpatienten. In: List WF, Kröll W (Hrsg) Langzeitsedierung in der Aufwach- und Intensivstation. Maudrich, Wien München Bern, S 125–132

Kröll W, List WF (1992) Eignet sich Sufentanil für die Langzeitanalgosedierung kritischer Kranker? Anaesthesist 41[5]: 271–275

Krösen G, Bodner E, Russe W, Troyer E, Geir W (1978) Beeinflussung der intraoperativen Cholangiometrie durch Anästhesiemethoden. Anaesthesist 27: 21

Kugler J, Grote B, Laub M, Doenicke A, Dick E (1977) Die hypnotische Wirkung von Fentanyl und Sufentanil. Anaesthesist 26: 343–348

Kuhar MJ, Pert CB, Snyder SH (1973) Regional distribution of opiate receptor binding in monkey and human brain. Nature 245: 447–450

Kurth M (1983) Anästhesie und Analgosedierung mit Ketamin bei Patienten einer Intensivstation. Anästh Intensivmed 24: 270–272

Kuschinsky K, Hornykiewicz O (1972) Morphine katalepsy in the rat: relation to striatal dopamine metabolism. Eur J Pharmacol 19: 119

Lagler F, Helm F, Etzel V, Kiel H (1978) Toxikologische Untersuchungen mit Tramadol, einem neuen Analgetikum. Drug Res 28[I]: 164–172

Langston JW, Ballard P, Tetrud JW, Irwin I (1983) Chronic parkinsonism in humans due to a product of meperidine-analog synthesis. Science 219: 979–980

Langston JW, Irwin J, Langston EB, Forno LSC (1984) Pargyline prevents MPTP-induced parkinsonism in primates. Science 225: 1480–1482

Laorden ML, Miralles F, Fuentes T, Lopez F, Cantera M (1984) Effects of stress-therapy on plasma beta-endorphin-like immunorectivity. Meth and Find Exp Clin Pharmacol 6: 671–674

Lappas DG, Geha D, Fischer JE, Laver MB, Lowenstein E (1975) Filling pressures of the heart and pulmonary circulation of the patient with coronary artery disease after large doses of morphine. Anesthesiology 42: 153

Larijani GE, Brell SD, Goldberg ME, Lessin JB (1988) Pharmacokinetics of fentanyl following transdermal application. Anesthesiology 69: A 363

Latasch L, Schneider M, Steinau U (1986) Morphologische Befunde an Skelettmuskelbiopsien bei Heroinabhängigen. Klinikarzt 15: 252

Laubie M, Schmitt H, Vincent M, Remond G (1977) Central cardiovascular effects of morphinominetic peptides in dogs. Eur J Pharmacol 46: 76–71

Lebovics E, Heier SK, Rosenthal WS (1986) Sphincter of Oddi mobility: developments in physiology and clinical application. Am J Gastroenterol 81: 736

Lee PHK, McNutt R, Chang KJ (1992) A nonpeptide delta-opioid receptor antagonist BW373U96, suppresses naloxone-precipitated morphine abstinence. In: International Narcotic Research Conference, Keystone/CO, p 37

Lehmann KA (1984) Neue Möglichkeiten zur Behandlung akuter Schmerzen. Arzneimitteltelforschung 34: 1108–1114

Lehmann KA (1988) Analgosedierung mit Opioiden. In: Schulte am Esch J, Benzer H (Hrsg) Analgosedierung des Intensivpatienten. Springer, Berlin Heidelberg New York Tokyo, S 14–34

Lehmann KA, Freier J, Daub D (1982 a) Fentanyl-Pharmakokinetik und postoperative Atemdepression. Anaesthesist 31: 111

Lehmann KA, Weski C, Hunger L, Heinrich C, Daub D (1982 b) Biotransformation von Fentanyl. II. Akute Arzneimittelinteraktion – Untersuchungen bei Ratte und Mensch. Anaesthesist 31: 221

Lehmann KA, Zech D (1992) Transdermal Fentanyl: Clinical Pharmacology. J Pain Symptom Manage 7/3: S 8-S 16

Leicht CH, Rosen MA, Dailey PA, Hughes SC, Shnider SM, Baker BW, Cheek DB (1986) Evaluation and comparison of epidural sufentanil citrate and morphine sulfate for analgesia after cesarean section. Anesthesiology 65: A 365

Lemmens HJM, Dyck JB, Shafer SL, Stanski DR (1992) The application of pharmacokinetics dynamics and computer simulations to drug development: A-3665 versus fentanyl and alfentanil. Anesthesiology 77/3 A: A 456

Lenhart FP, Frey L, Wilm V, Taeger K (1989) Sedierung langzeitbeatmeter Patienten mit Methohexital und Opioiden. In: Link J, Eyrich K (Hrsg) Analgesie und Sedierung in der Intensivmedizin. Springer, Berlin Heidelberg New York Tokyo, S 74–84

Leslie FM, Tso S, Harlbutt DE (1982) Differential appearance of opiate receptor subtypes in neonatal rat brain. Life Sci 31: 1393–1396

Levron L, Flaisler B, Perichon P, Legraet N, Duvaldestin P (1987) Pharmacokinetic study of sufentanil in cirrhotics. Clin Res Rep, Janssen Pharmaceutica, Beerse/Belgium

Lewis JW (1985) Buprenorphine. Drug Alcohol Depend 14: 363–372

Lewis JW, Rance MJ, Sanger DJ (1983) The pharmacology and the abuse potential of buprenorphine. Adv Subst Abuse 3: 103–154

Lewis JW, Walter D (1992) Buprenorphine – background to its development as a treatment for opioid dependence. NIDA Res Monogr 121: 5–11

Leysen JE, Gommeren W, Niemegeers CJE (1983) 3H-sufentanil, a superior ligand for the mu-opiate receptor: Binding properties and regional distribution in rat brain and spinal cord. Eur J Pharmacol 87: 209–225

Liebson I, Bigelow G, Flamer R (1971) Alcoholism among methadone patients; a specific treatment method. Am J Psychiatr 130: 483–485

Lindström LH, Lyrenäs S, Nyberg F, Terenius L (1990) Beta-casomorphins in postpartum psychosis. In: Nyberg F, Brantl V(eds) β-Casomorphins and Related Peptides. Fyris-Tryck AB, Uppsala, pp 157–162

Ling GSF, Spiegel K et al. (1985) Separation of opioid analgesia from respiratory depression: Evidence of different receptor mechanism. J Pharmacol Exp Ther 232: 149–155

Lobato RD, Madrid JL et al. (1983) Intraventricular morphine for control of pain in terminal cancer patients. J Neurosurg 59: 627–633

Loimer N, Lenz K, Schmid R, Presslich O (1991) Technique for greatly shortening the transition from methadone to naltrexone maintenance of patients addicted to opiates. Am J Psychia 148/7: 933–935

Lombard MC, Besson JM (1989) Attempts to gauge the relative importance of pre- and postoperative effects of morphine on the transmission of noxious messages in the dorsal horn of the rat spinal cord. Pain 37: 335–345.

Long JB, Ruvio BA, Holaday JW (1984) ICI 174,864, a novel delta antagonist, reverses endotoxic shock: Pretreatment with dynorphin (1–13) a kappa agonist, blocks this therapeutic effect. Neuropeptides 5: 292–294

Luger TJ, Hill HF, Hayashi T, Zech C, Yaksh TL (1993) Spinal potentiating and supraspinal inhibitory effect of midazolam on morphine analgesia in rats. In: I. A. F. T. S. o. Pain (ed) 7th World Congress on Pain. IASP Publication, Paris, pp 201–202

Luger TJ, Khünl-Brady KS, Morawetz RF, Neumann M, Schreithofer D (1990) Die kontinuierliche Sedierung mit Sufentanil: Erste Erfahrungen. In: List WF, Kröll W (Hrsg) Langzeitsedierung in der Aufwach- und Intensivstation. Maudrich, Wien, München, Bern, S 146–151

MacClain DA, Hug CCJ (1980) Intravenous fentanyl kinetics. Clin Pharmacol Ther 28: 106

Magnan J, Paterson SJ et al. (1982) The binding spectrum of narcotic analgesic drugs with different agonist and antagonist properties. Naunyn-Schmiedebergs Arch Pharmacol 319: 197–205

Magruder MR, DeLaney RD, DiFazio CA (1982) Reversal of narcotic-induced respiratory depression with nalbuphine hydrochloride. Anesthesiol Rev 9: 34–37

Maier C, Hildebrandt J (1991) Leserbrief zu dem Editorial von M. Zimmermann: Opioide für nicht tumorbedingte chronische Schmerzen. Schmerz 5: 90–91

Malcolm DS, Zaloga GP, Willey SC, Amir S, Holaday JW (1988) Naloxone potentiates epinephrine's pressor action in endotoxemic shock. Circ Shock 25: 259–265

Malinovsky JM, Cozian A, Lepage JY, Mussini JM, Pinaud M, Souron R (1991) Ketamine and midazolam neurotoxicity in the rabbit. Anesthesiology 75: 91–97

Mark LC (1966) Hypotension during anesthesia in narcotic addicts. N Y State J Med 66: 2685–2695

Marks RM, Sachar EJ (1973) Undertreatment of medical inpatients with narcotic analgesics. Ann Intern Med 78: 173–181

Martin WR (1979) History and development of mixed opioid agonists, partial agonists and antagonists. Br J Clin Pharmacol 7: 732

Martin WR (1981) Mini-Symposium II. Multiple opioid receptors. Life Sci 28: 1547–1554

Martin WR, Eades GG, Thompson JA, Huppler RE, Gilbert PE (1976) The effects of morphine and nalorphine-like drugs in the non-dependant and morphine-dependant chronic spinal dog. J Pharmacol Exp Ther 197: 517–532

Martin WR, Jasinski DR (1977) Assessment of the abuse potential of narcotic analgesics in animal. In: Martin WR (ed) Drug Addiction. I. Morphine, sedative/hypnotic and alcohol dependence. Springer, Berlin Heidelberg New York Tokyo, p 159

Martin WR, Jasinski DR, Haertzen CA, Kay DC, Jones BE, Mansky P, Carpenter RW (1973 a) Methadone – A reevaluation. Arch Gen Psychiatry 28: 286–295

Martin WR, Jasinski DR, Mansky PA (1973 b) Naltrexone, an antagonist for the treatment of heroin dependence. Arch Gen Psychiatry 28: 784–791

Maruto T, Swanson DW, Finlayson RE (1979) Drug abuse and dependency in patients with chronic pain. Mayo Clin Proc 54: 241–244

Mathews HML, Furness G, Carson IW (1988) Comparison of sufentanil-oxygen and fentanyl-oxygen anaestheia for coronary artery bypass grafting. Br J Anaesth 60: 530–535

Mathews PM, Froelich CJ, Sibbitt JWL, Brankhurst AD (1983) Enhancement of natural cytotoxicity by β-endorphin. J Immunol 130: 1658–1662

Matteo RS, Ornstein E, Young WL, Schwartz AE, Port M, Chang WJ (1986) Pharmacokinetics of sufentanil in the elderly. Anesth Analg 65: 94

Mauritz W (1993) Stellungnahme und Empfehlungen zur Langzeit-Analgosedierung von Intensivpatienten mit Sufentanil. Clin Res Rep, Janssen Pharmaceutica, Wien/Österreich

Maurset A, Moberg ER, Oye I (1990) The analgesic effect of ketamine: Evidence for a non-opioid, PCP receptor mediated mechanism. In: Domino EF (ed) Status of ketamine in anesthesiology. NPP Books, Ann Arbor, pp 239–246

Maysinger D, Höllt V et al. (1982) Parallel distribution of immunoreactive alpha-neoendorphin and dynorphin in rat and human tissue. Neuropeptides 2: 211–225

Maze M, Tranquilli W (1991) Alpha-2 adrenoreceptor agonists: Defining the role in clinical anesthesisa. Anesthesiology 74: 581–605

McCammon RL (1986) Anesthesia for the chemically dependent patient. In: IARS Review course lectures 1986. International Anesthesia Research Society, Cleveland, pp 47–55

McCaughey W, Graham IL (1982) The respiratory depression of epidural morphine: time course and effect of posture. Anaesthesia 37: 990–994

McDonnell TE, Bartowski RR, Williams JJ (1982) ED50 of alfentanil for induction of anesthesia in unpremedicated young adults. Anesthesiology 57: A 362

McKenzie, R., Kovac, A., O'Connor, T et al. (1993) Comparison of ondansetron versus placebo to prevent postoperative nause and vomiting in women undergoing ambulatory gynecologic surgery. Anesthesiology 78/1: 21–28

McGrath PJ, Johnson G et al (1985) CHEOPS: A behavioral scale for rating postoperative pain in children. Adv Pain Res Ther 41: 395

McKnight AT, Rees DC (1991) Opioid receptors and their ligands. Neurotransmissions 7(2): 1–6

McLesky CH (1984) Comparison of three infusion rates of alfentanil and incremental fentanyl as adjunct to nitrous oxide anesthesia for general surgery. Clin Res Rep, Janssen Pharmaceutika, Beerse/Belgium

McLesky CH (1990) Fentanyl TTS for postoperative analgesia. Eur J Pain 11: 92–97

McQuay HJ (1992) Pe-emptive analgesia. Br J Anaesth 666: 1–2

Meert TF (1989) Pharmacological effects of epidural opioids. In: Therapeutics today series 8. Epidural use of a new opioid: sufentanil. Adis Press, Hong Kong, pp 1–9

Meistelman C, Benhamou D, Mahe V, Levron JC, Mazoit X, Ecoffey C, Truffa-Bachi J (1987) Effects of age on plasma binding of sufentanil. Anesthesiology 67: 3

Melchior CL, Collins MA (1982) The route and significance of endogenous synthesis of alkaloids in animals. CRC, Crit Rev Tox 9: 313–356

Meller ST, Gebhart GF (1993) Nitric oxide (NO) and nociceptive processing in the spinal cord. Pain 52: 127–136

Mello NK Mendelson, JH (1980) Buprenorphine suppresses heroin use by heroin addicts. Science 207: 657–659

Melzack R, Wall PC (1965) Pain mechanisms: A new theory. Science 150: 971

Mendelson JH, Mello NK (1992) Human laboratory studies of buprenorphine. NIDA Res Monogr 121: 38–60

Mendelson JH, Mello NK, Teoh SK, Kuehnle J, Sintavanarong P (1991) Buprenorphine treatment for concurrent heroin and cocaine dependence: phase I study. NIDA Res Monogr 105: 196–202

Meuldermans W, Hendrick J, Lauwers W et al. (1987) Excretion and biotransformation of alfentanil and sufentanil in rats and dogs. Drug Metab Dispos 6: 905

Meuldermans W, Wostenborghs R, Noorduin H, Camu F, Van Steenberge A, Heykants J (1986) Protein binding of the analgesics alfentanil and sufentanil in meternal and neonatal plasma. Eur J Clin Pharmacol 30: 217

Meynadier J, Dalmas S et al. (1989) Potent analgesic effect of inhibitors of enkephalin matabolism administered intrathecally to cancer patients. Pain Clin 4(2): 201–205

Michaels I, Barash PC (1983) Does nitrous oxide or a reduced F_1O_2 alter the hemodynamic function during high dose sufentanil anesthesia? Anesth Analg 62: 275

Michaels I, Trout JR, Barash PG (1984) Nitrous oxide as an adjunct to narcotic anesthesia. In: Estafanous FG (ed) Opioids in Anesthesa. Butterworth, Boston London Toronto, pp 256–260

Milde LN, Milde JH, Gallagiter WJ (1990) Effects of sufentanil on cerebral circulation and metabolism in dogs. Anesth Analg 70/2: 138–146

Miralles FS, Olaso MJ, Fuentes T, Lopez T, Laorden ML, Puig MM (1983) Presurgical stress and plasma endorphin levels. Anesthesiology 59: 366–367

Miser AW, Narang PK, Dothage JA, Young RC, Sindelar W, Miser JS (1989) Transdermal fentanyl for pain control in outpatients with cancer pain. Pain 37: 15–21

Modig J (1982) Thromembolism and blood loss: Continuous epidural vs. general anesthesia with vcontrolled ventilation. Reg Anesth 7: S 84-S 88

Mok MS, Lippmann M, Wang JJ, Chan KH, Lee TY (1981) Efficacy of epidural nalbuphine in postoperative pain control. Anesthesiology 61: A 187

Mok MS, Tsai K, Chan KH, Lee TY, Lippman M (1984) Analgesic effect of intrathecal stadol, nubain, meperidine, morphine and fentanyl, a comparative study. In: VIII. World Congress of Anaesthesiologists. Manila/Philippinen, p A 213

Monk JP, Beresford R, Ward A (1988) Sufentanil. A review of its pharmacological properties and therapeutic use. Drugs 36: 286–313

Moore LR, Bikhazi GB, Tuttle RR, Weidler DJ (1990) Antagonism of fentanyl-induced respiratory depression with nalmefene. Meth Find Exp Clin Pharmacol 12/1: 29–35

Moore RA, Bullingham RES, McQuay H, Hand CW, Aspel JB, Allen MC (1982) Dural permeability to narcotics: in vitro determination and application to extradural administration. Br J Anaesth 54: 1117–1127

Moore RA, Rumack TR, Ziegler JA (1977) Underdosage after narcotic poisoning. Am J Dis Child 134: 116–158

Morris T, Tracey J.(1977) Lignocaine: its effect on wound healing. Br J Surg 64: 902–903

Morton J, Hardman HD, Kamiyama Y, Donn KH, Glass PSA (1991) Analgesic efficacy of single escalating doses of GI 87084B administered intravenously to healthy adult male volunteers. Anesthesiology 75/3 A: A 378

Motsch J, Gräber E, Ludwig K (1990) Addition of clonidine enhances postoperative analgesia from epidural morphine; a double blind study. Anesthesiology 73: 1067–1073

Moulin DE, Johnson NG et al. (1992) Subcutaneous narcotic infusions for cancer pain: treatment outcome and guidelines for use. Can Med Assoc J 146(6): 891–897

Murphy MR, Hug CC (1982 a) The anesthetic potency of fentanyl in terms of its reduction of enflurane MAC. Anesthesiology 57: 485–488

Murphy MR, Hug CC (1982 b) The enflurane sparing effect of morphine, butorphanol, and nalbuphine. Anesthesiology 57: 489–492

Nagrajan R, Jeyashree S, Shanmugam M, Subramanian VB, Tuttle RR, Caldwell RW (1992) Reversal effects of morphine by nalmefene. J Clin Res Drug Dev 7: 25–29

Nauta J, de Lang, S, Koopman D, Speidijk J, van Kleef J, Stanley T (1982) Anesthetic induction with alfentanil: A new short-acting narcotic analgesic. Anesth Analg 61: 267–272

Ngai SH (1961) The effects of morphine and meperidine on the central respiratory mechanisms in the cat: The action of levallorphan in antagonizing these effects. J Pharmacol Exp Ther 131: 91–102

Nickel B, Schmickaly R, Kursawe HK et al. (1986) Beitrag zur Therapie der Delirium tremens. Z Klin Med 41: 1643–1646

Nielsson MI (1982) Clinical pharmacokinetics of methadone. University Press, Uppsala (Thesis)

Nielsson MI, Groenbladh L, Widerlœv E, Ånggard E (1983) Pharmacokinetic of methadone maintenance treatment: Characterization of therapeutic failures. Eur J Clin Pharmacol 25: 497–501

Nielsson MJ, Widerlœv E, Meresaar U, Ånggard E (1982) Effect of urinary ph on the disposition of methadone in man. Eur J Clin Pharmacol 22: 331–342

Niemegeers CJE, Janssen PAJ (1981) Alfentanil (R 39 209) – a particularly short-acting narcotic analgesic in rats. Drug Dev Res 1: 83–88

Niemegeers CJE, Schellenkens KHL, van Bever WFM, Janssen PAJ (1976) Sufentanil, a very potent and extremely safe intravenous morphine-like compound in mice, rats and dogs. Arzneimittelforschung 216: 1551–1556

Niethammer D (1982) Results of clinical trials with human fibroblast interferon (HulFN-β) In: Kono, Vilcek J (eds) The clinical potential of interferons. University of Tokyo Press, Tokyo, pp 167–168

Nimmo WS (1990) Clinical summary: Transdermal fentanyl. Eur J Pain 11: 102–103

Novick DM, Kreek MJ, Fanizza AH, Yancovitz SR, Gelb AM, Stenger RM (1981) Methadone disposition in patients with chronic liver disease. Clin Pharmacol Ther 30: 353–362

Obbens EAMT, Hill CS et al. (1987) Intraventricular morphine administration for control of chronic cancer pain. Pain 28: 61–68

Ohlendorf H, Jong MD, Steenhoek A, Janknegt R (1988) Clinical pharmacokinetics of midazolam in intensive care patients, a wide interpatient variability? Clin Pharmacol Ther 43: 263–269

Okum G, Hauser A, Horrow J, Keykhah M, Begen S (1993) Sufentanil pharmacokinetics during tourniquet use. Anesth Analg 76: S309

Olsen GD, Livermore JD, Wendel HA, Metcalfe J, Lynn RK, Leger RM, Gerber N (1976 a) Methadone induced respiratory depression in female methadone maintenance subjects. Clin Res 24: 388A

Olsen GD, Wendel HA, Livermore JD, Leger RM, Lynn RK, Gerber N (1976 b) Clinical effects and pharmacokinetics of racemic methadone and its optical isomers. Clin Pharmacol Ther 21: 147–157

Olson GD, Bennett WM, Porter GA (1975) Morphine and phenytoin binding to human plasma protein in renal and hepatic failure. Clin Pharmacol Ther 17: 677

Orwin JM (1977) The effect of Doxapram on buprenorphine induced respiratory depression. Acta Anaesth Belg 2: 93–106

Ossipov MH, Suarez LJ, Spaulding TC (1989) Antinociceptive interactions beween alpha2-adrenergic and opiate agonists at the spinal level of rodents. Anesth Analg 68: 194–200

Oyama T, Jin T, Yamaha R (1980) Profound analgesic effects of β-endorphin in man. Lancet I: 122–124

Oye B (1985) Medikamentöse Schmerztherapie. Weiler/Bingen, Wissenschaftlicher Buchverlag Dr. Peter Nietsch

O'Malley SS, Jaffe AJ, Chang G, Schottenfeld RS, Meyer RE, Rounsaville B (1992) Naltrexone and coping skills therapy for alcohol dependence. Arch Gen Psychiatry 49: 881–887

Paciorek PM, Todd MH (1982) Comparison of the cardiovasculatr effects of meptazinol and naloxone following anaphylactic shock in anaesthetized rates. Br J Pharmacol 76: 245P

Parker RK, Holtmann B, White PF (1991) Patient-controlled analgesia. Does a concurrent opioid infusion improve pain mangement after surgery? JAMA, 266(14): 1947–1952

Pasternak GW (1988) Multiple morphine and enkephalin receptors and the relief of pain. JAMA 259: 1362–1367

Pasternak GW, Wood PJ (1986) Minireview: Multiple mu opiate receptors. Life Sci 38: 1889–1898

Pasternak GW, Zhang A,Tecott L (1980) Developmential differences between high and low affinity opiate binding sites: their relationship to analgesia and respiratory depression. Life Sci 27: 1185–1190

Paton WD (1957) The action of morphine and related substances on the acetylcholine output of coaxially stimulated guinea pig ileum. Br J Pharmacol 11: 119

Payne R (1990) Experience with transdermal fentanyl in advanced cancer pain. Eur J Pain 11: 98–101

Pert CB, Snyder SH (1973) Opiate receptor: Demonstration in nervous tissue. Science 179: 1011–1014

Pfenninger E (1992) Möglichkeiten der Schmerzbehandlung am Unfallort. Klinikmagazin 3: 20–23

Piepenbrock S (1987) Prinzipien der Schmerzbehandlung bei Kindern in der perioperativen Phase. In: Meier H (Hrsg) Analgesie bei Kindern. Perimed, Erlangen, S 59–66

Piepenbrock S, Hempelmann G, Peters H (1977) Veränderungen der Hämodynamik der Herzinotropie und des myocardialen Sauerstoffverbrauchs nach Antagonisierung von hohen Dosen von Fentanyl mit Naloxon. Prakt Anästh 12: 275

Pircio AW, Gylys JA, Cavanagh RL (1976) The pharmacology of butorphanol, a 3,14-dihydroxymorphinan narcotic antagonist analgesic. Arch Int Pharmacodyn Ther 220: 231–257

Plezia PM, Kramer TH, Linford J, Hameroff SR (1989) Transdermal fentanyl pharmacokinetics and preliminary clinical evaluation. Pharmacotherapy 9: 2–9

Podlesch I (1988) Disoprivan® (Propofol) – ein neues intravenöses Hypnotikum. Fortschr Anaesth 2: 1–31

Portenoy RK, Foley KM (1986) Chronic use of opioid analgesics in non-malignant pain. Report of 38 cases. Pain 25: 171–186

Portenoy RK, Hagen NA (1990) Breakthrough pain: Definition, prevelance and characteristics. Pain 41: 273–281

Porter J, Hick H (1980) Addiction rate in patients treated with narcotics. N Engl J Med 302: 123–126

Portoghese PS, Sultana M et al. (1988) Naltrindole, a highly selective and potent non-peptide delta opioid receptor antagonist. Eur J Pharmacol 146: 185–186

Przewlocki R, Machelska H, Przewlocka B (1993) Inhibition of nitric oxide synthase enhances morphine antinociception in the rat spinal cord. Life Sci 53: 1–5

Purcell-Jones G, Dormon F, Sumner E (1987) The use of opioids in neonates. A retrospective study of 933 cases. Anaesthesia 42: 1320–1323

Quock RM, Mueller J (1991) Protection by U-50,488H against β-chlornaltrexamine antagonism of nitrous oxide antinociception in mice. Brain Res 549: 162–164

Raffa RB, Friedrichs E, Reimann W, Shank RP, Codd EE, Vaught JL (1992) Opioid and nonopioid components independently contribute to the mechanism of action of tramadol, an „atypical" opioid analgesic. J Pharmacol Exp Ther 260/1: 275–285

Ramabadran K (1988) Sudden infant death syndrome and opioid peptides. Am J Dis Child 142: 12–13

Ramsey NF, va Ree JM (1992) Reward and abuse of opiates. Pharmacol Toxicol 71(2): 81–94

Randall LO, Heise GA, Schallek W et al. (1961) Pharmacological and clinical studies on valium™ a new psychotherapeutic agent of the benzodiazepine class. Curr Ther Res 3: 405–425

Rawal N, Möllefors K, Axelsson K (1981) Naloxone reversal of urinary retention after epidural morphine. Lancet II: 1411

Rawal N, Nuutinen L, Prithvi Raj P et al. (1991) Behavioral and histopathologic effects following intrathecal administration of butorphanol, sufentanil, and nalbuphine in sheep. Anesthesiology 75: 1025–1034

Rawal N, Wattwil M (1982) Respiratory depression after epidural morphine – an experimental and clinical study. Anesth Analg 63: 8

Resnick RB, Galanter M, Pycha C, Cohen A, Grandison P, Flood N (1992) Buprenorphine: an alternative to methadone for heroin dependence treatment. Psychopharmacol Bull 28/1: 109–113

Rexed B (1964) Some aspects of the cytoarchitectonics and synaptology of the spinal cord. Brain Res 11: 58–92

Robbins LN, Davis DH, Nurco DM (1974) How permament was Vietnam drug addiction. Am J Public Health 64: 38–43

Romach MK, Piafsky KM, Abel JG, Khouw V, Sellers EM (1981) Methadone binding to orosomucoid (alpha1-acid-glucoprotein). Determinant of free fraction in plasma. Clin Pharmacol Ther 21: 307–321

Romagnoli A, Keats AS.(1980) Ceiling effect for respiratory depression by nalbuphine. Clin Pharmacol Ther 27: 478–485

Römer D, Büscher H, Hill RC et al. (1980) Bremazocine: A potent, long-acting opiate kappa-agonist. Life Sci 27: 971–978

Rommelspacher H (1981) Zur Frage des Abhängigkeitspotentials und des Mißbrauchs von Pentazocin. In: Kubicki S, Neuhaus GA (Hrsg) Pentazocin im Spiegel der Erfahrungen. Springer, Berlin Heidelberg New York Tokyo, S 58–63

Rösinger C, Gastpar M (1991) Methadon-Substitution in der Behandlung schwerkranker Opiatabhängiger. Dtsch Ärztebl 44: C 2079-C 2088

Rosland JH, Hunskaar S, Hole K (1990) Diazepam attenuates morphine antinociception test-dependently in mice. Pharmacol Toxicol 66: 382–386

Rosland JH, Kole K (1990) 1,4-Benzodiazepines antagonize opiate-induced antinociception in mice. Anesth Analg 71: 242–248

Rosow CE (1984) Sufentanil citrate: A new opioid analgesic for use in anesthesia. Pharmacotherapy 4: 111–119

Rosow CE, Moss J, Philbin DM, Savarese JJ (1982) Histamine release during morphine and fentanyl anesthesia. Anesthesiology 56: 93–96

Rosow CE, Philbin DM, Keegan CR, Moss J (1984) Hemodynamics and histamine release during induction with sufentanil or fentanyl. Anesthesiology 60: 489–491

Rossier JT, Vargo M et al. (1977) Regional dissociation of β-endorphin and enkephalin contents in rat brain and pituitary. Proc Natl Acad Sci USA 74: 5262–5265

Roth B, Houben F, Hartwig S, Theisohn M, Schlünder C (1991) Erfahrungen zur Analgesie und Sedierung in der pädiatrischen Intensivmedizin. In: Henschel WF (Hrsg) I. Europäisches Analgesieforum – Die Analgesie im Mittelpunkt der Anästhesie. Urban & Schwarzenberg, München Wien Baltimore, S 253–247

Rothstein P, Gould JB (1974) Born with a habit – Infants of drug addicted mothers. Pediatr Clin North Am 21: 307–321

Rowbotham DJ, Wyld R, Peacock JE, Duthie DJR, Nimmo WS (1989) Transdermal fentanyl for the relief of pain after upper abdominal surgery. Br J Anaesth 63: 56–59

Rutter DV, Skewes DG, Morgan M (1981) Extradural opioids for postoperative analgesia. A double blind comparison of pethidine, fentanyl and morphine. Br J Anaesth 53: 915

Rutter P, Muprphy F, Dudley H (1980) Controlled trial of different methods of administration of postoperative pain relief. Br Med J 1: 3–12

Saarne A (1969) Clinical evaluation of a new analgesic piritramide. Acta Anaesthesiol Scand 13: 11–19

Sadee W, Wang Z (1993) Constitutive mu opioid receptor activation can account for narcotic tolerance and dependence. In: International Narcotics Research Conference (INRC). Uppsala Universitet Reprocentralen HSC, Skövde/Schweden, p 102

Sagy M, Shavit G, Oron Y, Vidnre BA, Gitter S, Sarne Y (1987) Nonopiate effects of naloxone on cardiac muscle contractility. J Cardiovasc Pharmacol 9: 682–685

Sahihi A (1989) Designer-Drogen. Die neue Gefahr (Psychologie heute, Hrsg). Belz, Weinheim Basel

Saini V, Carr DB, Hagestad EL, Lown B, Verreir L (1988) Antifibrillatory action of the narcotic agent fentanyl. Am Heart J 115: 508–514

Sandman CA (1988) β-Endorphin dysregulation in autistic and self-injurious behavior. A neurodevelopmental hypothesis. Synapse 2/3: 93–199

Sandouk P, Serrie A et al. (1991) Morphine pharmacokinetics and pain assessment after intracerebroventricular administration in patients with terminal cancer. Clin Pharmacol Ther 49: 442–448

Sandyk R (1988) Naltrexone suppresses abormal sexual behaviour in tourette's syndrome. Int J Neurosci 43/1–2: 107–110

Sanford TJ, Smith NT, Dec-Silver H, Harrion WK (1986) A comparison of morphine, fentanyl, and sufentanil anesthesia for cardiac surgery: Intubation emergence, and extubation. Anesth Analg 65: 259–266

Sanky R (1985) Naloxone abolishes self injuring in a mentally retarded child. Ann Neurol 17: 520

Schaal M, Freye E, Windelschmidt R (1986) Tifluadom, ein Benzodiazepin mit opioidartigem Wirkcharakter: Eine Untersuchung zum zentralen Wirkmechanismus an wachen Hunden. Z EEG-EMG 17: 27–31

Schaer H, Baasch K, Reist F (1978) Die Atemdepression mit Fentanyl und ihre Antagonisierung mit Naloxon. Anaesthesist 27: 259

Schenk GK, Enderes P, Engelmeier MP et al. (1978) Application of morphine antagonist naloxone in psychic disorders. Drug Res 28: 1274–1277

Schenk HD, Ensink FBM, Rhönisch M (1987) Alfentanil – Porträt eines Pharmakons. Urban & Schwarzenberg, München Wien Baltimore

Schenk HD, Ensink FBM, Rhönisch M (1993) Alfentanil – Porträt eines Opioids zur Anästhesie. Urban & Schwarzenberg, München Wien Baltimore

Schmidt WK, Tam SW, Shotzberger GS, Smith DH, Clark R, Vernier VG (1985) Nalbuphine. Drug Alcohol Depend 14: 339–362

Schulte RM (1986) Medikamentenabhängigkeit und Polytoxikomanie. Ergebnisse einer empirischen Untersuchung bei Drogenabhängigen und Alkoholikern. Dtsch Ärztebl 83: 3451

Schultheiss R, Schramm J et al. (1992) Dose changes in long- and medium-term intrathecal morphine therapy of cancer pain. Neurosurgery 31(4): 664–670

Schulz R, Wüster M, Duka T, Herz A (1980) Acute and chronic ethanol treatment changes endorphin levels in brain and pituitary. Psychopharmacology 68: 221–227

Schusdziarra V, Schick A, de la Fuente A, Specht J, Klier M, Brantl V, Pfeiffer EF (1983) Effect of β-casomorphins and analogs on insulin release in dogs. Endocrinology 112: 885–889

Schuster SV, Bilotta JM, Lutz MW, James MK.(1991) Analgesic activity of the ultrashort acting opioid, GI 87804B. FASEB Journal 5/4: 2846

Schwartz AE, Matteo RS, Ornstein E, Thornhill M (1987) Pharmacokinetics of sufentanil in hyperventilated patients. Anesth Analg 66: 151.

Schwartz AE, Matteo RS, Ornstein E, Young WL, Robinson ST (1986) Pharmacokinetics of sufentanil in the obese. Anesthesiology 65: 3

Scott NB, Kehlet H (1988) Regional anaesthesia and surgical morbidity. Br J Surg 75: 299–304

Scott JC, Ponganis KV, Stanski DR (1985) EEG quantifiation of narcotic effect: The comparative pharmacodynamics of fentanyl and alfentanil. Anesthesiology 62: 234–241

Scott JC, Cooke JE, Stanski DR (1991) Electroencephalographic quantitation of opioid effects: Comparative pharmacodnamics of fentanyl and sufentanil. Anesthesiology 74: 34–42

Scuderi P, Wetchler B, Sung YF et al. (1993) Treatment of postoperative nausea and vomiting after outpatient surgery with the 5-HT3 antagonist ondansetron. Anesthesiology 78/1: 15–20

Sear JW, Fischer A, Summerfield RJ (1987) Is alfentanil by infusion useful for sedation in the ICU? Eur J Anaesth [Suppl 1]: 55–61

Sebel PS, Bovill JG (1982) Cardiovascular effects of sufentanil anesthesia: A study in patients undergoing cardiac surgery. Anaesth Analg 61: 115–119

Sebel PS, Bovill JG, Wauquier A, Rog P (1981) Effects of high dose fentanyl anesthesia on the electroencephalogram. Anesthesiology 55: 203–211

Seferin W (1982) Indikationen zur Beatmung und Narkose im Rettungsdienst. In: Schildberg FW, de Pay AW (Hrsg) Atemstörungen im Rettungsdienst. Interdisziplinäre Aspekte. Perimed, Erlangen, S 153–158

Sefrin P (1986) Auswirkungen des Schmerzes als pathogenetischer Faktor in der Notfallmedizin am Beispiel des Polytraumatisierten. In: Sefrin P(Hrsg) Der Schmerz in der Notfallmedizin. Zuckschwerdt, München, S 11–20

Sefrin P, Blumenberg D (1988) Präklinische Analgesie bei internistischen Notfallpatienten. Notfallmedizin 32: 636–641

Sefrin P, Finkenzeller A (1991) Endobronchiale Medikamentapplikation bei Reanimation. Med Klin 86: 20–23

Sehrt U (1985) Fragwürdiger Analgetikamißbrauch. MMW 127: 825–826

Seymour D (1993) Double-blind, placebo-controlled efficacy study of Stadol®NS™ (transnasal butorphanol) and intramuscular methadone in the acute treatment of migraine. In: 7th World Congress of Pain. ISAP Publications, Paris, pp 2–4

Shaar CJ, Frederickson RCA, Dinninger NB, Jackson L (1977) Enkephalin analogues and naloxone modulate the release of growth hormone and prolactin. Evidence for regulation by an endogenous opioid peptide in brain. Life Sci 21: 853

Shafer A, White P, Schüttler J, Rosenthal MH (1983) Use of fentanyl infusion in the intensive care unit: Tolerance to its anesthetic effects? Anesthesiology 59: 245–248

Shafer SL, Varvel JR (1991) Pharmacokinetics, pharmacodynamics, and rational opioid selection. Anesthesiology 74/1: 53–63

Shaw WN, Mitch CH, Leander J.D, Mendelsohn LG, Zimmerman DM (1991) The effect of the opioid antagonist LY 255–582 on body weight of the obese Zucker rat. Int J Obes 15/6: 387–395

Shyu WC, Pittmann KS, Robinson D, Barbhairya RH (1993) Multiple-dose phase I study of transnasal butorphanol. Clin Pharmacol Ther 54: 34–41

Sicuteri F, Anselmi B, Curradi C, Michelacci S, Sassi A (1978 a) Morphine-like factors in CSF headache suffers. In: Costa E, Trabucchi M (eds) Advances in biochemical psychopharmacology. Raven Press, New York, pp 363–366

Sicuteri F, Fanciullacci M, Michelacci S (1978 b) Decentralisation supersensitivity in headache and central panalgesia. In: Friedman AP, Granger ME, Critchley M (eds) Clinical studies on headache. Karger, Basel, pp 19–33

Sicuteri F (1979) Headache as the most common disease of the antionociveptive system: analogies with morphine abstinence. In: Bonica JJ (ed) Advances in pain research and therapy. Raven Press, New York, pp 395–365

Sifton DW (1988) Drug interaction and side effects index™, 42th ed. Medical Economics Company, Oradell/NY

Simantov R, Snowman AM, Snyder SH (1976) A morphine-like factor „enkephalin" in rat brain: subcellular localization. Brain Res 107: 650–655

Sinclair ME, Sear JW, Summerfield RJ, Fisher A (1988) Alfentanil infusions on the intensive therapy unit. Intens Care Med 14: 55–59

Sircar R, Zukin SR (1983) Characterization of specific sigma opiate/phencyclidine (PCP)-binding sites in the human brain. Life Sci 33: 259–262

Skiendzielewski JJ (1982) Poisoning emergencies: One chance to make the right choice. Mod Med 50: 93–102

Skubella U, Hucke H (1989) Alfentanil-Kombinationsnarkose bei der Adeno-Tonsillektomie im Kindesalter – ein Vergleich mit der Enfluran-Inhalationsanästhesie. Anästh Intensivther Notfallmed 24: 362–367

Smith DJ, Bouchal RL (1981) Ketamine interacts with dysphoric sigma opiate receptors. Anesthesiology 55: A 234

Smith NT, Dec-Siilver H, Sanford TJ, Westover CJ, Quinn ML, Klein F, Davis DA (1984) EEGs during high-dose fentanyl, sufentanil-, or morphine-oxygen anesthesia. Anesth Analg 63: 386

Smith NT, Westover CJ, Qinn M, Benthuysen L, Silver DH, Sanford TJ (1985) An electroencephalographic comparison of alfentanil with other narcotics and with thiopental. J Clin Monit 1: 236–244

Smith NT (1979) Comparison of naloxone and naltrexone in man. Anesthesiology 51: S 573

Smith TW, Hughes J et al. (1976) Enkephalins: Isolation, distribution and function. Opiates and Endogenous Opioid Peptides. Elsevier, Amsterdam

Sofuoglu M, Portoghese PS, Takemori AE (1990) Differential antagonism of delta receptor antagonists by naltrindole and its benzufuran analog (NTB) in mice. Pharmacol Exp Ther 257: 676–680

Sokoll MD, Hoyt JL, Georgids SD (1972) Studies in mucular rigidity, nitrous oxide and narcotic analgesic agents. Anesth Analg 51: 16

Sorge J, Steffmann B, Lehmkuhl C, Pichlmayr I (1991) Opioidanalgetika bei „nichtmalig-nen" Schmerzen – Langzeitbehandlungsergebnisse bei Patienten mit rheumatischen Beschwerden. Schmerz 5: 60–66

Southam M, Gupta S, Knowles M, Hwang SS (1991) Transdermal fentanyl: an overview of pharmacokinetics, efficacy and safety. In: Lehmann KA, Zech D (eds) Transdermal Fentanyl. Springer, Berlin Heidelberg New York Tokyo, pp 107–116

Spence AA (1980) Postoperative pulmonary complications in general anesthesia. In: Gray TC, Nunn JF, Utting JE (eds) Butterworth, London, pp 591–608

Sperry RJ, Bailey PL, Reichman MV, Peterson JC, Peterson PB, Pace NL (1992) Fentanyl und sufentanil increase intracranial pressure in head trauma patients. Anesthesiology 77/3: 416–420

Spiegel TA, Stunkard AJ, Shrager WE, O'Brien CP, Morrison MF, Stellar E (1987) Effect of naltrexone on food intake, hunger, and satiety in obese men. Physiol Behav 40/2: 135–141

Spielvogel C, Caron I, Levron JC, Lienhart A (1997) Pharmacokinetics of sufentanil in the elderly. Anesthesiology 67: 3

Stahl KD, Simon EJ (1977) Receptor affinity and pharmacological potency of a series of narcotic analgesics, anti-diarrheal and neuroleptic drugs. Eur J Pharmacol 46: 199–205

Stanley TH (1982) Comparison of alfentanil with thiopental sodium for induction of anesthesia. Clin Res Rep, Janssen Pharmaceutika, Beerse/Belgium

Stanley TH, de Lange S (1988) Comparison of sufentanil-oxygen and fentanyl-oxygen anesthesia for mitral and aortic valvular surgery. J Cardiothoracic Anesth 2: 6–11

Stanski DR, Hug CC (1982) Alfentanil-a kinetically predictable narcotic analgesic. Anesthesiology 57: 435–438

Stark RD, Binks SM, Dutka VN, O'Connor KM, Armstein MJ.A, Glen JB (1985) A review of the safety and tolerance of propofol (Diprivan™). Postgrad Med J 61: 152–156

Stein C (1993) Periphere Opiatrezeptoren und ihre Bedeutung für die postoperative Schmerztherapie. Schmerz 7: 4–7

Stephan H, Gröger P, Weyland A, Hoeft A, Sonntag H (1991) Einfluß von Sufentanil auf Hirndurchblutung, Hirnstoffwechsel und die CO_2-Reaktivität der menschlichen Hirngefäße. Anaesthesist 40: 153–160

Stephan H, Sonntag H, Lange H, Lüpke K (1989) Die Wirkungen von Sufentanil in hohen Dosen auf die Hämodynamik und die elektroenzephalographische Aktivität von Koronarkranken. Anaesthesist 38: 510–518

Stimmel B, Hanburg R, Stuniano V, Korts D, Jackson G, Cohen M (1982) Alcoholism as a risk factor in methadone maintenance. Am J Med 73: 631–636

Stine SM, Kosten TR (1992) Use of drug combinations in treatment of opioid withdrawal. J Clin Psychopharmacol 12/3: 203–209

Stoeckel H, Hengstmann JH, Schüttler J (1979) Pharmacokinetics of fentanyl as a possible explanation for recurrence of respiratory depression. Br J Anaesth 51: 741

Stokes BT (1984) Improvement in injury-induced hypocalcemia by high dose naloxone intervention. Brain Res 290: 187

Strain EC, Preston KL, Liebson IA, Bigelow GE (1992) Acute effects of buprenorphine, hydromorphone and naloxone in methadone-maintained volunteers. J Pharmacol Exp Ther 261/3: 985–993

Strauer BE (1972) Contractile responses to morphine, piritramid and fentanyl: a comparative study of effects on the isolated myocardium. Anesthesiology 37: 304

Striebel HW, Koenigs D, Heil T (1993) Clonidin-Stellenwert in der Anästhesie. Anaesthesist 42: 131–141

Striebel HW, Papadopoulos G, Heinemeyer G, Link J (1989) Langzeitanalgosedierung mit Flunitrazepam, Fentanyl und Dehydrobenzperidol bei schwerstkranken Intensivpatienten: Pharmakokinetik-Pharmakodynamik. In: Link J, Eyrich K (Hrsg) Analgesie und Sedierung in der Intensivmedizin. Springer, Berlin Heidelberg New York Tokyo, S 135–148

Suttmann H, Doenicke A (1983) Interim report on dose-establishment with alfentanil. Clin Res Rep, Janssen Pharmaceutica, Beerse/Belgium

Suwatakul K, Weis OF, Alloza JL, Kelvie W, Weintrub K, Lasagna L (1983) Analysis of narcotic analgesic usage in the treatment of postoperative pain. JAMA 250: 926–929

Sweet WH (1976) Controlled thermocoagulation of trigeminal ganglion and rootlets for differential destruction of pain fibers. Facial pain other than trigeminal neuralgia. Clin Neurosurg 23: 96–102

Symons IE, Emons PC, Farman JV (1982) Endogenous opioid poisoning? Br Med J 284: 469–470

Taeger K (1981) Pharmakokinetik der Opiate Dolantin, Morphin und Fentanyl. Anästhesiol Intensivmed 22: 28–37

Takemori AE, Portoghese PS (1992) Selective naltrexone-derived opioid receptor antagonists. Annu Rev Pharmacol Toxicol 32: 239–269

Tamsen A, Hartwig P, Fagerlund C, Dahlstrom B, Bondessun U (1982) Patient-controlled analgesia therapy: clinical experience. Acta Anaesthesiol Scand 74: 157–160

Tanberg D, Abercrombie D (1982) Treatment of heroin overdose with endotracheal naloxone. Ann Emerg Med 11: 443–445

Tao PL, Chang LR, Law PY, Loh HH. (1988) Decrease in δ-opioid receptor density in rat brain after chronic (D-Ala2,D-Leu5) enkephalin treatment. Brain Res 462: 313–320

Tao PL, Chang LR, Law PY, Loh HH (1986) Decrease in delta und mu opioid receptor binding capacity oin rat brain after chronic treatment. J Pharmacol Exp Ther 240: 809–816

Taub A (1982) Opioid analgesics in the treatment of chronic intractable pain of non-neoplastic origin. In: Kitahata LM, Collins JG (eds) Narcotic Analgesics in Anesthesiology. Williams & Wilkins, Baltimore, pp 199–208

Tejwani GA, Rattan AK, Sribanditmongkol P, Sheu MJ, Zuniga J, McDonald JS (1993) Inhibition of morphine-induced tolerance and dependence by a benzodiazepine receptor agonist midazolam in the rat. Anesth Analg 76: 1052–1060

Tennant FS, Kelman GF (1983) Narcotic maintenance for chronc pain: medical and legal guidelines. Postgrad Med 73: 81–94

Terenius L (1972) Specific uptake of narcotic analgesics by subcellular fractions of the guinea pig ileum. Acta Pharmacol Toxicol 31: 50

Teschemacher H, Brantl V, Henschen A, Lottspeich F (1990) β-casomorphin – β-casein fragments with opioid activity: Detection and structure. In: Nyberg F, Brantl V (eds) β-casomorphin and related peptides. Fyris-Trych AB, Uppsala, pp 9–14

Thomas DW, Owen H (1988) Patient-controlled analgesia – the need for caution. Anaesthesia 43: 770–772

Thysman S, Préat V (1993) in vivo iontophoresis of fentanyl and sufentanil in rats: pharmacokinetics and acute antinociceptive effects. Anesth Analg 77: 61–66

Tolksdorf W, Schäfer E, Pfeiffer J, Mittelstaedt G von (1987) Adrenalin-, Noradrenalin-, Blutdruck- und Herzfrequenzverhalten während der Intubation in Abhängigkeit unterschiedlicher Fentanyldosen. Anästh Intensivther Notfallmed 22: 171–176

Tseng LF, Loh HH, Li CH (1976) β-endorphin: Cross tolerance and cross physical dependence on morphine. Proc Natl Acad Sci USA 73: 4187

Twycross RG (1984) Relief of pain. In: Saunders C (ed) The mangemement of terminal malignant disease. Arnold, London, pp 64–90

Twycross RG (1988) Opioid analgesics in cancer pain: current practice and controversies. Cancer Surv 7: 29–53

Twycross RG, Lack SA (1983) Symptom control in far-advanced cancer. Pain relief. Pittman, London

Uray E, Kosa CS (1969) Wirkung der bei Neuroleptanalgesie verwendeten Medikamente auf die Druckwerte der Gallenwege. Anaesthesist 18: 74–77

Urban MO, Smith DJ (1993) Role of neurotensin in the nucleus raphe magnus in opioid-induced antinociception from the periaqueductal gray. J Pharmacol Exp Ther 265: 580–586

Van Bever WFM, Niemegeers C, Janssen P, van Ree J (1978) N-4-substituted1-(2arylethyl)-4-piperidinyl-N-phenylpropanamides, a novel series of extremely potent analgesics with unusually high safety margin. Arzneimittelforschung 26: 1548–1551

Van Ree JM (1986) Role of pituitary and related neuropeptides in alcoholism and pharma-codependence. Prog Neuropsychopharmacol Biol Psychiatry 10: 219–228

Van Ree JM, Otte AP (1980) Effects of (Des-Tyr)-j-endorphin and β-endorphin as compared to haloperidol and amphetamine on nucleus accumbens self-stimulation. Neuropharmacology 19: 429–434

Vargish T, Beamer KC, Daly T, Head R (1987) Myocardial opiate receptor activity is stereospecific, independent of muscarinic receptor antagonism, and may play a role in depressing myocardial function. Surgery 102: 171–177

Varvel JR, Shafer SL, Hwang SS, Coen PA, Stanski DR (1989) Absorption characteristics of transdermally administered fentanyl. Anesthesiology 70: 928–934

Vatshinsky E, Haskel Y (1985) The effect of nalbuphine (nubain®) campared to morphine and fentanyl on common bile duct pressure. Curr Ther Res 37/1: 95:102

Vaught JL, Rothman RB, Westfall TC (1982) Mu and delta receptors: their role in analgesia and in the differential effects of opioid peptides on analgesia. Life Sci 30: 1443–1455

Ventafridda V, Tamburini M, Caraceni A, De Conno F, Naldi F (1987) A validation study of the WHO method of cancer pain relief. Cancer 59: 851–856

Verebey K, Volavka J, Mule SJ, Resnik RB (1976) Naltrexone: Disposition, metabolism and effects after acute and chronic dosing. Clin Pharmacol Ther 20: 315–328

Vertommen JD, Vandermeulen E, Van Aken H (1991) The effects of the addition of sufentanil to 0.125% bupivacaine on the quality of analgesia during labor and on the incidence of intrumental deliveries. Anesthesiology 74: 809–814

Volans GN, Henry JA (1983) Naloxon in der Notfallmedizin. Therapiewoche 33: 2095–2105

Volavka J, James B, Reker D, Mallya, Cho D, Pevnik J (1979) EEG and other effects of naltrexone and heroin in man. Pharmakopsychiat 12: 79–85

Volpicelli JR, Alterman AI, Hayashida M, O'Brien CP (1992) Naltrexone in the treatment of alcohol dependence. Arch Gen Psychiatry 49: 876–880

Volterra A, Restani P, Brunello N, Galli CL, Racagni G (1986) Interaction of β-casomorphins with multiple opioid receptors: In vitro and in vivo studies in the newborn rat brain. Dvelop Brain Res 30: 25–30

Von Cube B, Teschemacher HJ, Herz A, Hess R (1970 a) Permeation of morphine-like substances to their site of antinociceptive action in the brain after intravenous and intraventricular application and dependence on lipid solubility. Arch Pharmacol 265: 455–502

Von Cube B, Teschemacher HJ, Herz A, Hess R (1970) Permeation morphinartiger Substanzen an den Ort der antinociceptiven Wirkung im Gehirn in Abhängigkeit von ihrer Lipoidlöslichkeit nach intravenöser und nach intraventrikulärer Applikation. Naunyn-Schmiedebergs Arch Pharmacol 265: 455–473

Wahl C (1987) „Was Ihr wollt" -zur statistischen Einschätzung von Konsum, Mißbrauch und Abhängigkeit bei legalen und illegalen Drogen. In: Neß B, Wahl C, Ziegler H (Hrsg) Jahrbuch zur Frage der Suchtgefahren. Neuland, Hamburg, S 89

Waldmann C, Eason J, Rambohul E (1984) Serum morphine levels. A comparison between continuous subcutaneous and intravenous infusion in postoperative patients. Anaesthesia 39: 768–771

Wall PD (1988) The prevention of postoperative pain. Pain 33: 289–290

Wall PD, Woolf CJ (1986) The brief and prolonged facilatory effect of unmyelinated afferent input on the rat spinal cord are independently influenced by peripheral nerve section. Neuroscience 17: 1199–1120

Wang Z, Bilsky EJ, Porreca F, Sadée W (1994) Constitutive μ opioid receptor activation as a regulatory mechanism underlying narcotic tolerance and dependence. Life Sci 54: 339–350

Watson GS, Edmond P (1977) Analgesics and urethral function. In: Harcus AW, Smith R, Whittle B (Eds.) Pain. New Perspectives in Measurement and Management. Churchill Livingstone, Edinburgh London New York, pp 27–33

Watson SJ, Akil H et al. (1981) Dynorphin immunocytochemical localization in brain and peripheral nervous system: prelimary studies. Proc Natl Acad Sci USA 78: 1260–1263

Watson SJ, Khachaturian H et al. (1982) Comparison of the distribution of dynorphin system and enkephalin system in brain. Science 218: 1134–1136

Wei E, Loh HH (1976) Physical dependance on opiate-like peptides. Science 193: 1262

Weightman WM (1991) Respiratory arrest during epidural infusion of bupivacaine and fentanyl. Anaesth Int Care 19: 282–284

Weinger MB, Segal IS, Maze M (1991) Dexemedetomidine, acting through central alpha2-adrenoceptors, prevents opiate-induced muscle rigidity in the rat. Anesthesiology 71: 242–249

Weinstabl C, Mayer N, Richling B, Czech T, Spiss CK (1991) Effects of sufentanil on intracranial pressure in neurological patients. Anaesthesia 46: 837–840

Weissmann DE, Haddox JD (1989) Opioid pseudoaddiction – an iatrogenic syndrome. Pain 36: 363–366

Wermeling DP, Foster TS, Farrington EA et al. (1986) Patient-controlled analgesia using butorphanol for postoperative pain control: an open label study. In: Rosow CE (ed) Butorphanol tartrate: Research advances in multiple clinical settings. Karger, Basel New York, pp 31–39

Werner C (1992) Der Einfluß von Sufentanil auf die regionale und globale Hirndurchblutung und den zerebralen Sauerstoffverbrauch beim Hund. Anaesthesist 41: 34–38

Westerling D, Andersson KE (1984) Rectal administraion of morphine hydrogel: Absorption and bioavailability in women. Acta Anaesth Scand 28: 540–543

Westmoreland C, Hoke JF, Sebel PS, Hug Jr CC, Muir LT (1993 a) Pharmacokinetics of remifentanil (GI87084B). Anesthesiology 79/3 A: A 372

Westmoreland C, Sebel PS, Hug Jr CC, Hoke JF, Muir KT (1993 b) Histamine levels and hemodynamic responses following remifentanil. Anesthesiology 79/3 A: A 111

Wetchler BV, Alexander CD, Uhll MA (1992) Transnasal butorphanol tartrate for pain control following ambulatory surgery. Curr Ther Res 52/4: 571–580

White PF (1987) Mishaps with patient-controlled analgesia. Anesthesiology 66: 81–83

Wiklund L, Behzadi G, Kahlen P, Headley PM, Nicolopoulos LS (1988) Autoradiographic and electrophysiological evidence for exicitatory amino acid transmission in the periaqueductal gray projection to nucleus raphe magnus in the rat. Neurosci Lett 93: 158–163

Wilcox GL, Carlson GH, Joachim A, Jurna I (1987) Mutual potentiation of antinociceptive effects of morphine and clonidine on motor and sensory responses in rat spinal cord. Brain Res 405: 84–93

Williamson PS, Williamson ML (1983) Physiologic stress reduction by a local anesthetic during newborn circumcision. J Pediatr 71: 36–40

Willweber-Strumpf A, Zenz M et al. (1992) Medikamentenabhängigkeit bei der Therapie chronischer Schmerzen. Z gesamt Inn Med 47: 312–317

Winkler KR (1980) Zur Strafbarkeit des Arztes gemäß § 11 Abs. 1 Nr. 9 Betäubungsmittelgesetz. Suchtgefahren 26: 28–37

Woltmann M, Roth BL, Coscia CJ (1982) Differential postnatal development of mu and delta opiate receptores. Dev Brain Res 3: 679–684

Wood KM (1980) Reversal of narcotics. In: Aldrete JA, Stanley TH (eds) Trends in intravenous anesthesia. Symposium Specialists, Chicago, p 501

Wood PL (1982) Multiple opiate receptors: Support for unique mu, delta and kappa sites. Neuropharmacology 21: 487–497

Wood PL (1984) K Agonists Analgesics: Evidence for μ_2 and δ opioid receptor antagonism. Drug Dev Res 4: 429–435

Wood PL, Charlson SE, Laue D, Hudgin RL (1981) Multiple opiate receptors: Differential binding of µ, ϰ and δ agonists. Neuropharmacology 20: 1215–1220

Woods JH, France CP, Winger GD (1992) Behavioral pharmacology of buprenorphine issues relevant to its potential in treating drug abuse. NIDA Res Monogr 121: 12–27

Woolf CJ (1983) Evidence for a central component of post-injury hypersensitivity. Nature 306: 686–688

Woolf CJ, Chong MS (1993) Preemptive analgesia – Treating postoperative pain by preventing the establishment of central sensitization. Anesth Analg 77: 362–379

Wörz R, Berlin J (1989) Behandlung chronischer Schmerzsyndrome mit Antidepressiva. Schmerz 3: 1–7

Wybran J (1985) Enkephalins and endorphins as modifiers of the immune system: present and future. Fed Proc 44: 92–94

Xu T, Wang T, Han J (1992) Involvement of opioid receptors in nucleus tractus solitarii in modulating endotoxic hypotension in rats. Neurosci Lett 146/1: 72–74

Yaksh TL (1981) Spinal opiate analgesics. Characteristics and principles of action. Anesthesiology 11: 293–346

Yaksh TL (1983) In vivo studies on the spinal opiate receptor systems mediating antinociception. I. mu and delta receptor profiles in the primate. J Pharmacol Exp Ther 226: 303–316

Yaksh TL, Howe JR (1982) Opiate receptors and their definition by antagonists. Anesthesiology 56: 246–249

Yanagita T (1978) Drug dependence potential of 1-(m-methoxyphenyl)-2-(-dimethylaminomethyl-cyclohexan-1)-hydrochlorid (tramadol) tested in monkeys. Drug Res 28/1: 159–163

Yeadon M, Kitchen I (1990) Multiple opioid receptors mediate the respiratory depressant effect of fentanyl-like drugs in the rat. Gen Pharmac 21: 655–664

Yeager MY, Yu CT, Campbell AS, Moschella M, Guyre PM (1992) Effect of morphin and β-endorphin on human Fc receptor-dependant and natural killer cell functions. Clin Immunol Immunpathol 62/3: 336–343

Young RF, Brechner T (1986) Electrical stimulation of the brain for relief of intractable pain due to cancer. Cancer 57: 1266–1272

Young WL, Prohovnik I, Carrell JW, Ornstein E (1988) The effect of sufentanil on cerebral hemodyamics during carotid endarterectomy. Anesthesiology 69: A 591

Zech DFJ (1991) Leserbrief zu dem Editorial von M. Zimmermann : Opioide für nicht tumorbedingte chronische Schmerzen? Schmerz 5: 89–90

Zech DFJ, Grond SUA, Lynch J, Dauer HG, Stollwerk B, Lehmann KA (1992) Transdermal fentanyl and initial dose-finding with patient-controlled analgesia in cancer pain. A pilot study with 20 terminally ill cancer patients. Pain 50: 293–301

Zenz M, Piepenbrock S, Tryba M (1985) Epidural opiates: Long-term experiences in cancer pain. Klin Wochenschr 63: 225–229

Zenz M, Strumpf M, Willweber-Strumpf A (1990) Orale Opiattherapie bei Patienten mit „nicht-malignen" Schmerzen. Schmerz 4: 14–21

Zenz M, Strumpf M, Willweber-Strumpf A (1991) Erwiederungen zu den vorstehenden Leserbriefen von D. Zech, Ch. Maier und J. Hildebrandt. Schmerz 5: 91–94

Zhang AZ, Pasternak GW (1981) Ontogeny of opioid pharmacology and receptors: high and low affinity site differences. Eur J Pharmacol 73: 2940

Zimmermann M (1979) Neurophysiology of nociception, pain and pain therapy. In: Bonica JJ, Ventafridda V (eds) Advances in pain research. Raven Press, New York, pp 13–23

Zimmermann M, Handwerker HO (1984) Schmerz, Konzepte und ärztliches Handeln. Springer, Berlin Heidelberg New York Tokyo

Zola EM, MacLeod DC (1983) Comparative effects and analgesic efficacy of the agonist-antagonist opioids. Drug Intell Clin Pharm 17: 411–417

Sachverzeichnis

Druck: Druckerei Zechner, Speyer
Verarbeitung: Buchbinderei IVB, Heppenheim